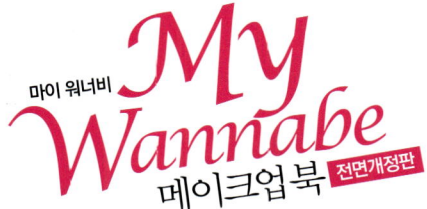

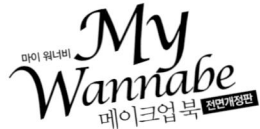

마이 워너비
My Wannabe
메이크업 북 전면개정판

초판 1쇄 발행 2015년 3월 10일
초판 2쇄 발행 2018년 3월 14일

글 · 사진 변혜옥
발행 (주)조선뉴스프레스
발행인 김창기
편집인 우태영
기획편집 김화(팀장), 박영빈
판매 방경록(부장), 최종현
디자인 올디자인
교정 · 교열 김현지

편집문의 724-6726, 6729
구입문의 724-6796, 6797
등록 제301-2001-037호
등록일자 2001년 1월 9일
주소 서울특별시 마포구 상암산로 34 DMC디지털큐브 13층 (주)조선뉴스프레스 (121-904)

값 15,000원
979-11-5578-047-3   13590

삶을 아름답고 풍요롭게 만드는 도서를 출판하는 조선앤북에서는
예비 작가분들의 소중한 원고를 기다립니다.
블로그 blog.naver.com/chosunnbook
이메일 chosunnbook@naver.com

마이 워너비

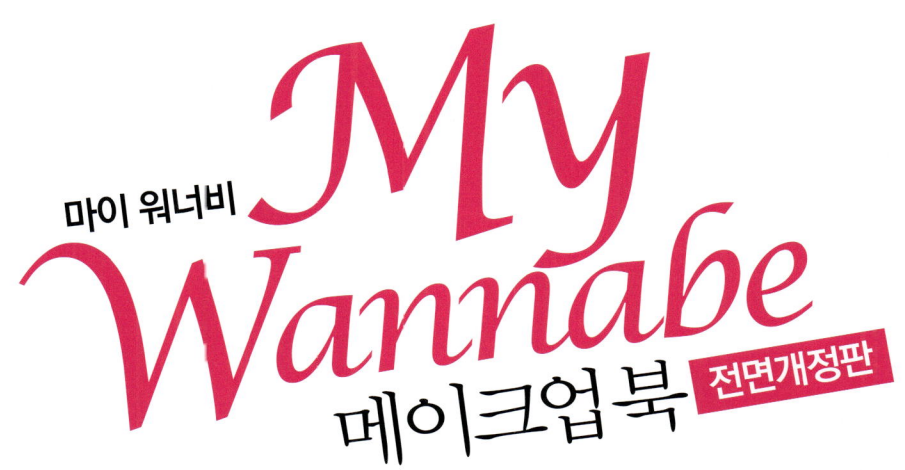

My Wannabe 메이크업 북 **전면개정판**

변혜옥 지음

조선앤북

내 자신을 더 사랑할 수 있는
메이크업을 해보아요

안녕하세요, 『마이 워너비 메이크업 북 전면개정판』으로 오랜만에 인사 드리는 일본아줌마입니다.

패션에 유행이 있듯이 메이크업도 유행도 바뀌고 화장품도 많이 진화하면서 몇 년 사이에 트렌드가 많이 바뀌었어요. 2008년에 출간한 『마이 워너비 메이크업 북』을 요즘 다시 보면 그 때는 나름 세련된 화장법이라고 소개했던 것들이 어찌나 손발을 오그라들게 만드는지… 민망해서 한동안 깊이 봉인해뒀었거든요. 그런데 이번에 좋은 기회로 개정판을 낼 수 있게 되어 개인적으로 참 다행스럽고 기쁘게 생각합니다.

보통 사람들의 피부라면 가리고 싶은 부분이 다 있을 거라 생각해요. 저 같은 경우 여드름 자국도 있고 나이가 들면서 기미와 잡티도 슬슬 생기고 있고요. 하지만 조금만 메이크업에 관심을 가지고 신경을 쓰면 큰 돈 들이지 않고도 충분히 단점을 커버하며 깔끔한 인상의 얼굴을 만들 수 있어요.

『마이 워너비 메이크업 북 1』은 색조 위주, 『마이 워너비 메이크업 북 2』는 기초적인 화장 방법 위주로 설명을 했다면 이번 개정판은 기본과 테크닉을 모두 포함하여 한 권으로 메이크업의 기초부터 색조까지 다 파악할 수 있도록 정리했어요. 그러면서도 너무 잡다하다 싶은 내용들은 싹 걷어내고 정말 당장 메이크업을 하려고 할 때 필요한 내용들로만 구성했습니다. (여러분의 시간은 소중하니까요~) 또 무엇보다 누구나 일상 생활에서 출근할 때, 학교 갈 때, 친구 만날 때, 남친이나 남편과 외출할 때 바로 따라 해볼 수 있는 실용적인 메이크업 위주로 골랐습니다. 가끔은 파격도 필요하지만 그래도 자주 하게 되는 화장은 정해져 있으니까요. 하지만 그러면서도 내 얼굴의 단점을 커버하고 장점을 부각시킬 수 있는 테크닉을 알려드리려고 노력했어요. 사용한 화장품은 많은 분들이 궁금해해서 어떤 제품을 사용했는지 브랜드를 적긴 했지만 꼭 그 제품이 아니어도 전혀 상관 없답니다. 그냥 집에 있는 비슷한 색상을 활용하셔도 충분해요.

피부가 워낙 안 좋아서 시작하게 된 화장인데 이렇게 세 권의 메이크업 책을 내게 되다니 생각할 때마다 감개무량합니다. 아직도 책을 내는 게 꿈만 같은 제가 남편에게 가끔 "내가 피부가 안 좋아서 이렇게 책을 내게 됐네. 피부 안 좋길 잘했구먼~"이라고 하면 남편은 제가 상처 받을까 봐 혼잣말로 "피부가 좋은 채로 책을 내면 얼마나 좋아?"라고 다 들리게 크게(?) 말하곤 해요. -_-;

정말 예쁜 사람들은 화장을 안 해도 충분히 예쁘지만 세상은 그렇게 쉽지 않죠.(정신차려 이 각박한 세상 속에!! ㅋ) 외모보다는 마음이 중요하다고 하지만 외모로 인해 자신감이 떨어지면 내적인 아름다움도 완성되지 못하는 요즘인 듯해요. 내적인 아름다움에 외적인 아름다움이 함께 어우러져야 내 스스로 만족할 수 있는 모습이 만들어지는 것 같고요. 화장의 힘을 10퍼센트 더해 자신의 모습을 더욱 더 사랑하고 자신감을 갖는 여러분이 되었으면 좋겠어요. 그렇게 되는데에 이 책이 조금이나마 도움이 되길 바랍니다.

이번 책도 잘 부탁드리겠습니다. 여자의 특권인 화장으로 우리 모두 예뻐져 보아요!

변혜옥

Contents

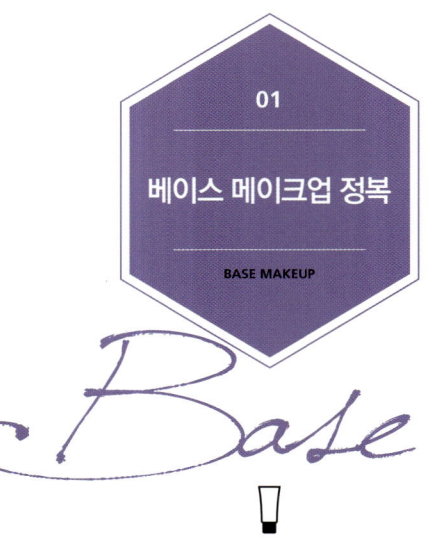

01

베이스 메이크업 정복

BASE MAKEUP

Base

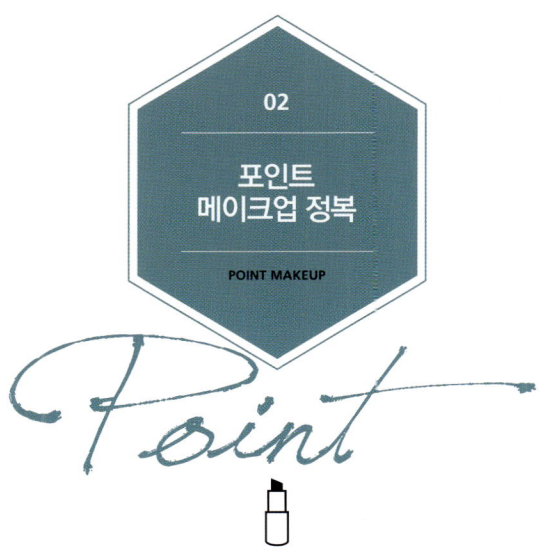

02

포인트
메이크업 정복

POINT MAKEUP

Point

03

메이크업 도구 정복 &
메이크업 실수 수정법

MAKEUP TOOLS & RETOUCH

Tools, Retouch

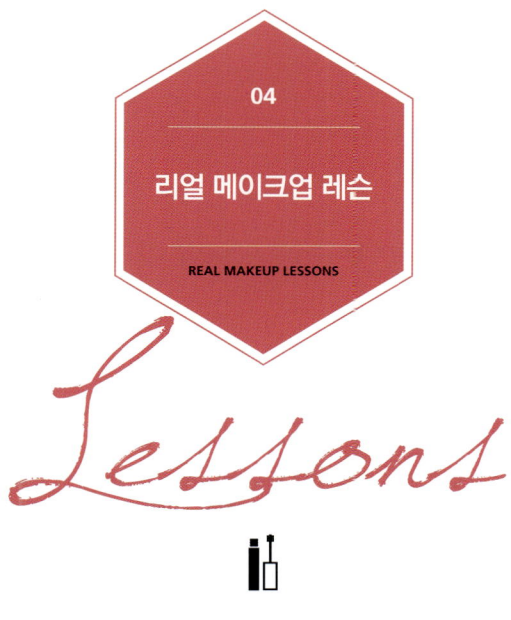

04

리얼 메이크업 레슨

REAL MAKEUP LESSONS

Lessons

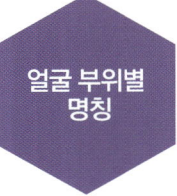

눈썹, 코, 광대뼈 등 얼굴 부위를 지칭하는 명사는 있지만
메이크업에 자주 사용되는 부위를 지칭하는 한국어 명칭은 없더라고요.
혹시 헷갈려할지 모를 메이크업 초보들을 위해
앞으로 자주 나올 부위별 명칭과 특징을 간단하게 정리하고 시작하겠습니다.

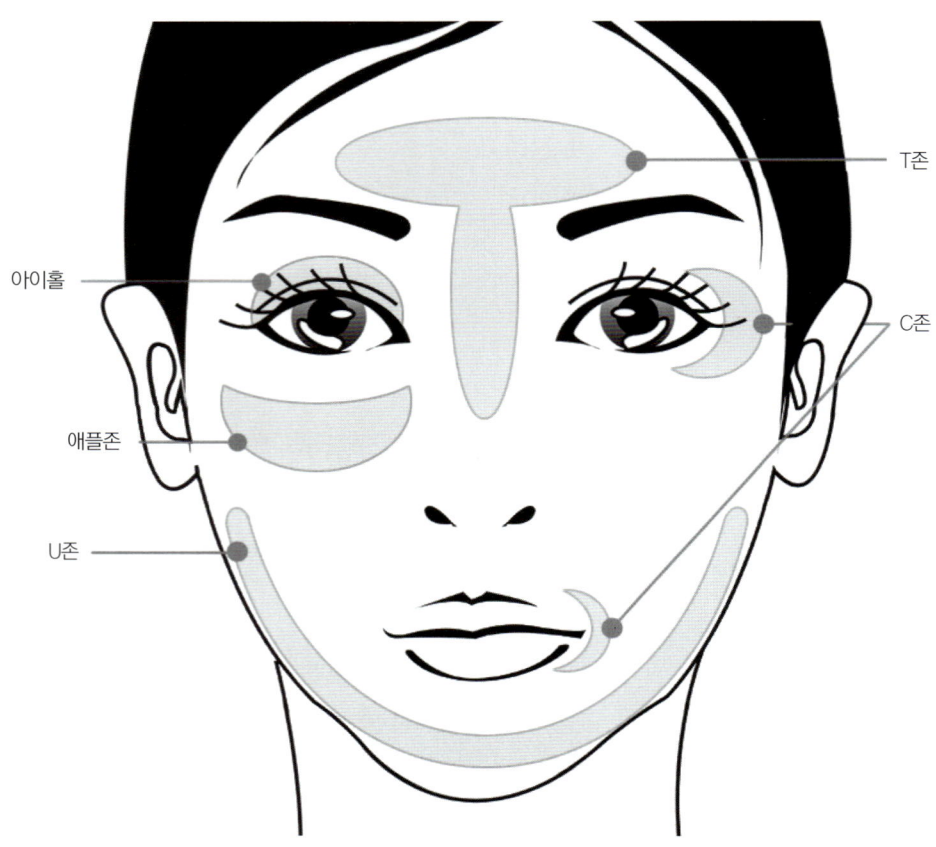

T존

아이홀

C존

애플존

U존

T존
이마부터 콧등까지 이어지는 T자 모양 부위로
피지 분비량이 많아 번들거리기 쉬워 파우더를 바르거나 세안할 때
제일 먼저 터치해 유분을 잡아줍니다.

C존
눈과 입의 가장자리인 C자 모양 부위로
피부 표면이 얇아 주름이 생기기 쉽기 때문에
파우더나 파운데이션을 소량만 발라야 해요.

애플존
눈가와 광대뼈 전체 부위를 지칭하지만 너무 광범위해서
이 책에선 웃을 때 가장 볼록하게 올라오는 광대뼈 부위로 한정해서 말할게요.
여기에 블러셔나 하이라이터를 사용하면 광대 승천 효과를 볼 수 있어요.

U존
양 볼과 턱을 연결하는 U자 모양 부위로
수분과 탄력을 잃기 쉬워 꾸준한 관리가 필요해요.
건조한 부위이기 대문에 파운데이션은 소량을 발라줍니다.

아이홀
눈두덩을 눌렀을 대 안구 모양에 따라 푹 들어가는 부위예요.
여기에 섀도로 명암을 주어 눈을 깊게 만들 수도 있고 볼륨을 줄 수도 있어요.

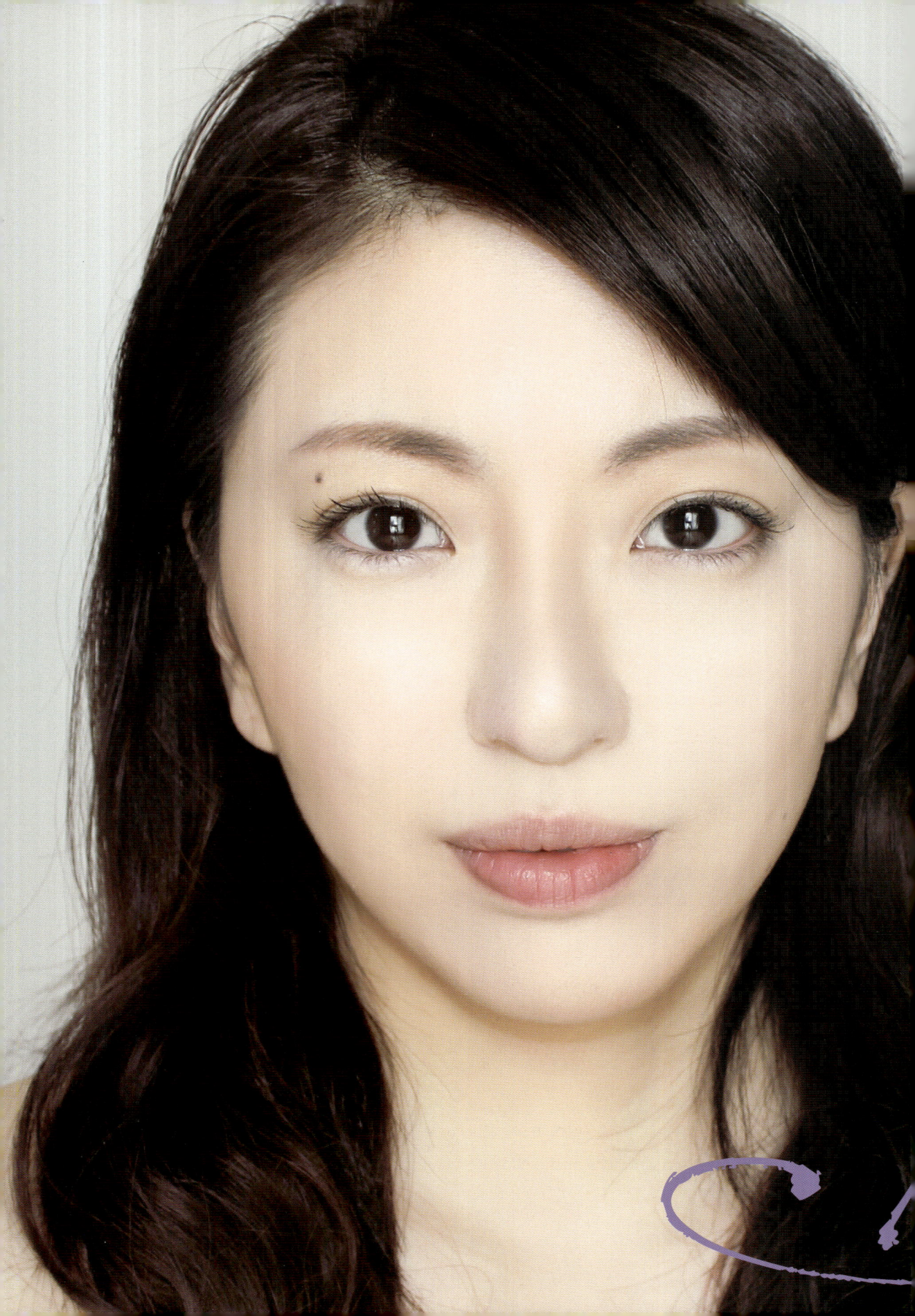

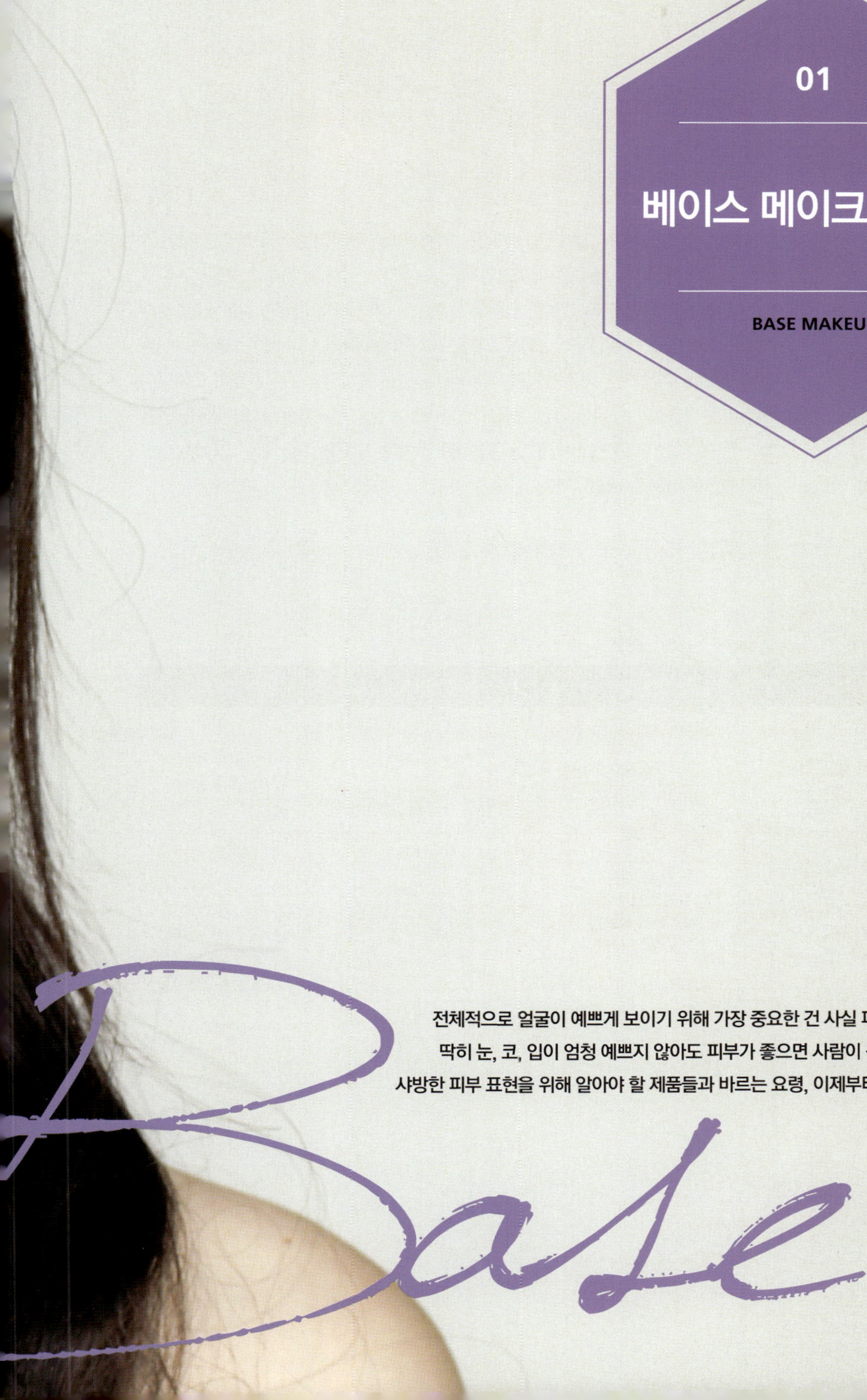

베이스 메이크업 정복

BASE MAKEUP

전체적으로 얼굴이 예쁘게 보이기 위해 가장 중요한 건 사실 피부 표현인 것 같아요.
딱히 눈, 코, 입이 엄청 예쁘지 않아도 피부가 좋으면 사람이 귀티가 나 보이잖아요.
샤방한 피부 표현을 위해 알아야 할 제품들과 바르는 요령, 이제부터 하나씩 알아볼까요?

Base

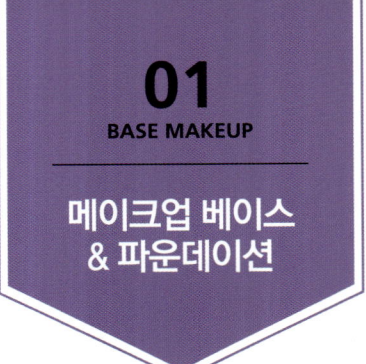

01
BASE MAKEUP

메이크업 베이스
& 파운데이션

**메이크업 베이스
종류와 특징**

일단 베이스 메이크업은 메이크업 베이스, 파운데이션, 파우더 순서로 바르는 것이 기본입니다. 가장 먼저 사용하는 메이크업 베이스는 자외선 차단, 피부색 보정, 유분 조절 등 원하는 기능에 따라 고르면 되는데 요즘에는 여러 가지 기능을 갖고 있는 멀티 메이크업 베이스가 많이 나와 있어요. 저는 요철 커버를 위해 시머 베이스를 사용하는데 이 제품에도 자외선 차단 기능과 피부색을 균일하게 보정해주는 기능이 포함되어 있답니다. 필요한 기능이 없다면 메이크업 베이스는 생략하고 바로(기초 제품을 바른 피부 위에) 파운데이션을 발라도 상관없어요. 특별한 도구는 필요하지 않아요. 손으로도 충분히 바를 수 있습니다.

종류	선크림	프라이머	컬러 베이스	시머 베이스
기능	자외선 차단 기능	유분 조절과 모공 커버	피부색 보정 붉은 기 커버 → 그린, 옐로 혈색 → 핑크 투명감 → 화이트, 블루	광택 있는 피부 연출과 난반사로 요철 커버
주의점	선크림의 기능을 제대로 발휘하기 위해선 3시간에 한 번씩 선크림을 덧발라줘야 하지만 화장했을 땐 불가능	큰 모공은 완벽하게 커버가 안 되고 많은 양을 바르면 밀리기 쉬움	투명하게 색상이 표현되기 때문에 완벽한 색상 보정은 불가능	펄 입자가 크면 피부가 기름져 보이므로 미세한 펄 선택해야 함

파운데이션 종류와 특징

파운데이션은 크림, 리퀴드, 파우더, 고체 등 제형에 따라 구분됩니다. 제품을 고를 때는 피부 타입(건성, 지성, 복합성)에 따라 제형을 고르지 말고 유수분 함유량을 따져보고 밀착력과 지속력이 강하면서 두껍지 않게 표현되는 파운데이션을 선택하는 것이 중요해요. 요새는 파운데이션을 머금은 쿠션 제품, 커버력이 높은 BB크림, BB의 칙칙함을 없애고 화사하게 피부 표현을 하는 CC크림도 나와 있어요. 이런 제품들도 결국 파운데이션과 같은 기능을 하니까 그 위에 또 파운데이션을 덧바를 필요는 없어요. 이름만 다를 뿐 그놈이 그놈입니다요. 피부가 좋다면 파운데이션도 생략하고 선크림만 발라도 되고요.

종류	크림 파운데이션	리퀴드 파운데이션	파우더 파운데이션	고체 파운데이션	쿠션 파운데이션	BB크림	CC크림
특징	발림성이 좋아 손으로 바를 수 있고 각질 부각 없이 촉촉함	밀착력이 좋고 얇게 펴 바르기 쉬움	보송보송하게 마무리되어 파우더 생략 가능	균일하고 얇게 발림	소량씩 묻어 나와 화장이 두꺼워지지 않고 밀착력이 좋아 화장이 금방 끝남	발림성이 좋고 촉촉함	피부를 맑고 윤기 있게 표현
주의점	유분이 많을 수 있고 지속력이 리퀴드에 비해 낮음	손으로 바르면 각질이 뜨기 쉬워서 도구 이용해야 함	지속력은 좋지만 화장이 답답해 보이고 주름 부각	발림성을 위해 유분이 많은 편이고 펴 바를 때 피부에 자극이 갈 수 있음	유분에 따라 지속력의 차이가 있음	색상이 칙칙하고 발림성을 위해 유분이 많아 다크닝이 생기기 쉬움	커버력이 없는 제품이 많음

베이스 메이크업 제품
바르는 방법

파운데이션을 얼굴에 얹는 양

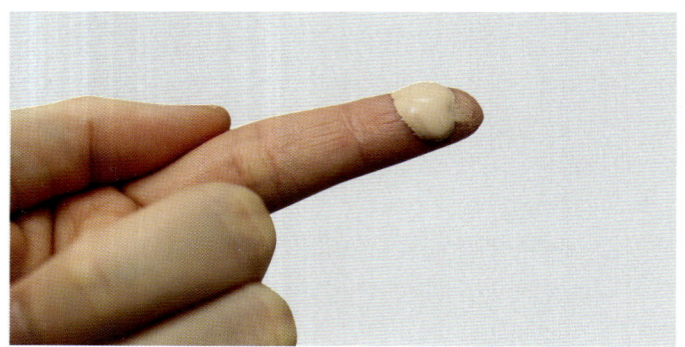

메이크업 베이스나 파운데이션은 많이 바르면 화장이 두꺼워지고 무너지기 쉽습니다. 펌핑형의 경우 보통 1푸시 또는 손가락 한 마디의 1/3에 얹어지는 양(진주알 크기) 정도만 덜어 사용하면 적당해요.

파운데이션 바르는 순서

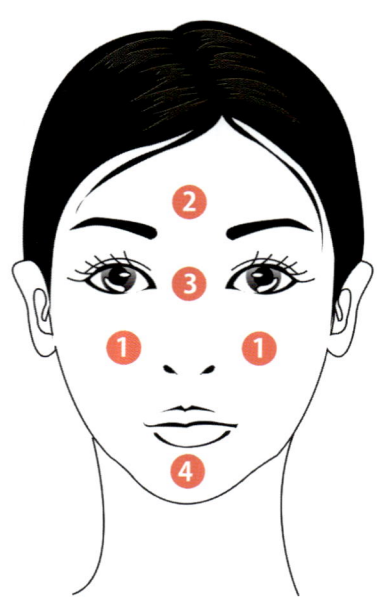

1 〉 2 〉 3 〉 4
그림의 순서대로 파운데이션(또는 메이크업 베이스)을 얹어주는데 바르는 순서에 따라 바르는 양도 점점 줄여주세요.

파운데이션 밀착시키는 정도

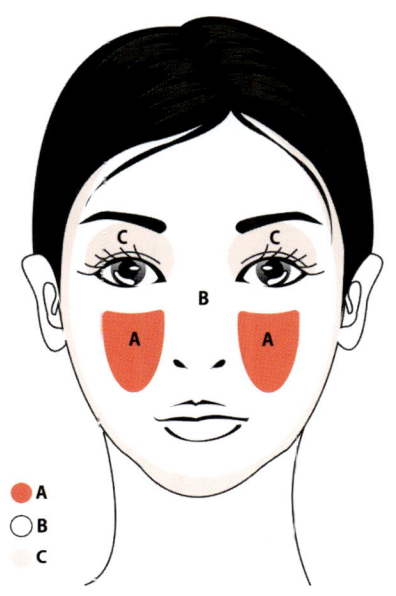

● A
○ B
◌ C

A > B > C

A 부위(볼)
피부 표면이 도톰하고 파운데이션이 잘 흡수되므르 위아래로 톡톡 두드려 바르면 OK.

B 부위(T존, C존, U존)
피부 표면이 얇아 두껍게 발라도 흡수가 안 되므로 안에서 바깥으로 펴 발라 얇게 마무리하세요.

C 부위(눈두덩, 얼굴 가장자리)
A, B부위에 바르고 난 뒤 손이나 도구에 남은 제품을 이용해 가장 얇게 펴 발라주세요.

파운데이션 바르는 방향

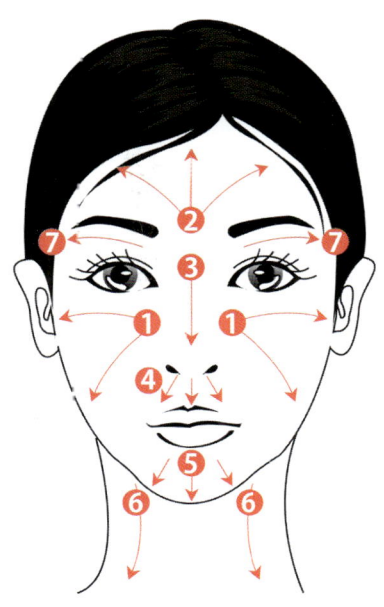

파운데이션 바르는 양을 생각하면서 도구(스펀지, 브러시)나 손을 이용해 피부 결에 따라 순서대로 발라주세요. 가치 컴퓨터 뒷면의 복잡한 전기선을 보는 것 같지만 몇 번 해봐서 손에 익히면 순서를 외우지 않아도 자연스럽게 쓱쓱 펴 바를 수 있어요.

제품 바르는 도구별 장단점 &
스펀지 사용법

도구	손	파운데이션 브러시	라운드 브러시	스펀지(또는 퍼프)
장점	손의 열기로 파운데이션이 잘 발리고 흡수되는 양이 거의 없어 소량으로도 사용 가능	파운데이션이 얇고 균일하게 발리고 피부에 윤기 부여	파운데이션 브러시의 단점을 없애고 장점은 그대로 살린 제품이라 따로 테크닉이 필요 없음	뭉침 없이 고르게 발리고 바르는 방법에 따라 커버와 내추럴한 표현 가능
단점	각질이 뜨기 쉽고 균일하게 바르기 어려우며 양 조절 실패 시 화장이 두꺼워지기 쉬움	밀착력이 떨어지고 브러시 자국이 생기기 쉬워서 바르는 테크닉이 필요함	모가 촘촘하기 때문에 세척 후 말리는 데 많은 시간이 소요됨	파운데이션 흡수량이 많음
적합한 파운데이션	크리미한 크림, BB크림	묽은 리퀴드, CC크림	모든 파운데이션에 적합	모든 파운데이션에 적합

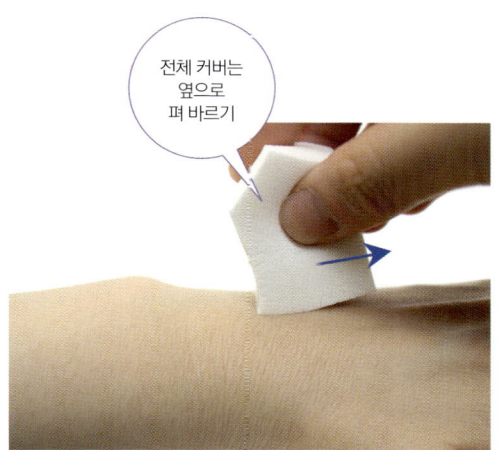

전체 커버는
옆으로
펴 바르기

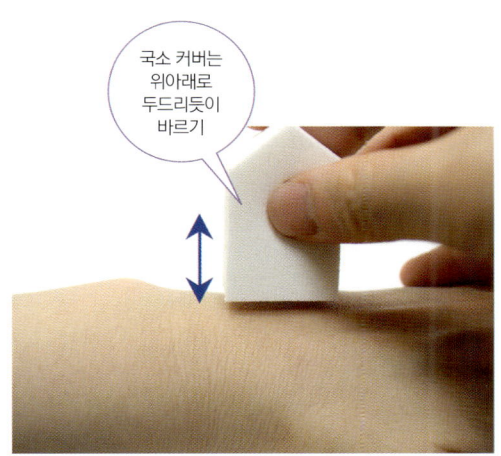

국소 커버는
위아래로
두드리듯이
바르기

어떤 도구로 파운데이션을 바르든 위아래로 톡톡 두드려 바르면 겹겹이 층이 쌓여서 커버가 가능하지간 화장이 두껍게 된다는 단점이 있고, 좌우로 펴 발라주면 파운데이션의 얇은 막이 씌워져 화장을 자연스럽게 마무리할 수 있지만 커버력은 낮다는 것이 문제죠. 이 둘의 단점을 보완하기 위해서 먼저 얼굴 전체에 파운데이션을 좌우로 펴 바른 뒤 커버할 부위에만 톡톡 두드르 면서 발라주세요. 이렇게 하면 문제 부위는 커버하면서도 화장이 무거워지지 않는답니다. (스펀지는 매끈한 면이 아닌 약간 거친 스펀지의 질감이 살아있는 면에 제품을 발라 사용합니다.)

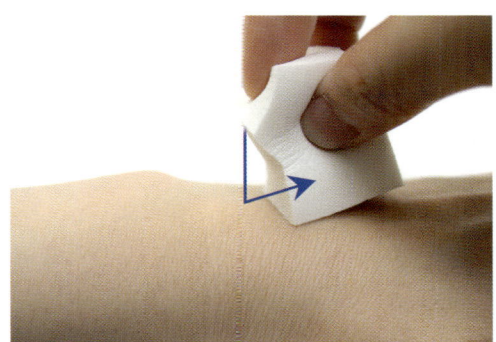

스펀지를 이용할 때 가장 좋은 테크닉은 위에서 아래로 눌러준 뒤 펴 바르는 동작을 빠르게 반복하는 것입니다. 이렇게 하면 커버는 되면서 전체적으로 화장이 두껍지 않게 되어 내츄럴하게 표현되고 모공 커버도 가능해요. 피부 전체를 커버할 때는 이 방법이 최고랍니다.

파운데이션의 광택을 살리는 라운드 브러시 사용법

몇 년 전 처음 파운데이션 브러시가 나왔을 땐 사용하는 사람들이 적었지만 지금은 화장대에 하나씩은 있을 만큼 많은 사람들이 사용하고 있더라고요. 하지만 파운데이션 브러시는 테크닉이 필요하고 브러시 자국이 남기 십상이라 저는 처음에 몇 번 쓰곤 쭉 안 썼는데 밑면이 평평한 라운드형 파운데이션 브러시를 접하고는 유레카를 외쳤어요! 라운드 브러시는 결이 생기지 않아 별다른 테크닉이 필요 없으면서도 다른 도구보다 파운데이션의 광택을 살리는 데 탁월한 브러시로 파운데이션의 매력을 살리는 브러시계의 구원투수라 할 만해요.

추천 제품

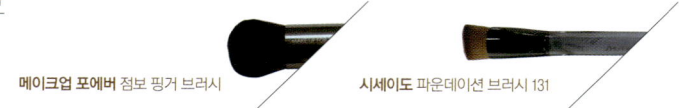

메이크업 포에버 정보 핑거 브러시　　　시세이도 파운데이션 브러시 131

1

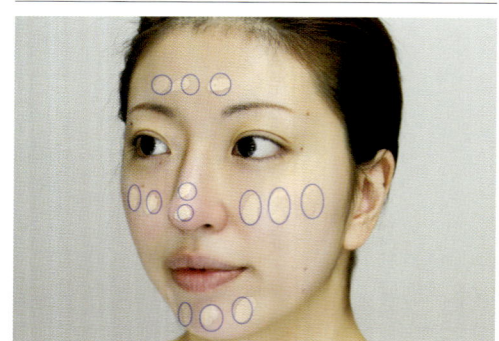

먼저 원하는 파운데이션을 얼굴에 찍어주세요. 라운드 브러시는 어떤 제형의 파운데이션에도 사용이 가능한, 편식하지 않는 아이라 평소 사용하던 제품 아무거나 써도 됩니다.

2

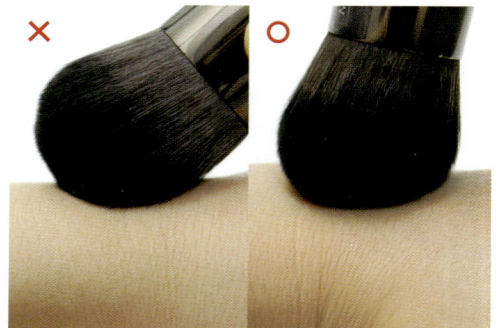

라운드 브러시는 옆으로 뉘어서 사용하지 않고 반드시 바짝 세운 채로 사용합니다. 내추럴한 마무리엔 펴 발라주고, 커버를 원할 땐 톡톡 두드려주세요.

3

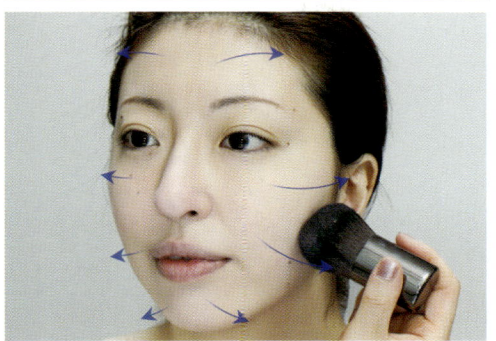

처음부터 두드려 커버하려고 하지 말고 얼굴 안쪽에서 바깥쪽으로 브러시를 세워 펴 발라주세요. 그런 다음 잡티가 많아 커버하고 싶은 부위만 톡톡 두드립니다.

4

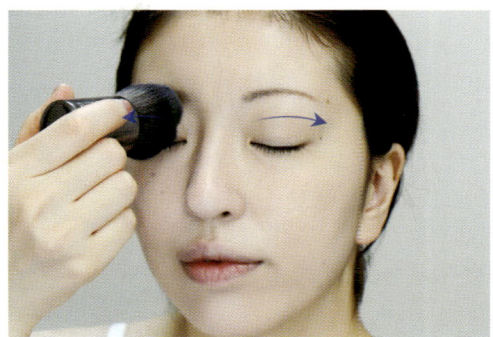

브러시에 남은 파운데이션으로 눈두덩도 발라주고,

5

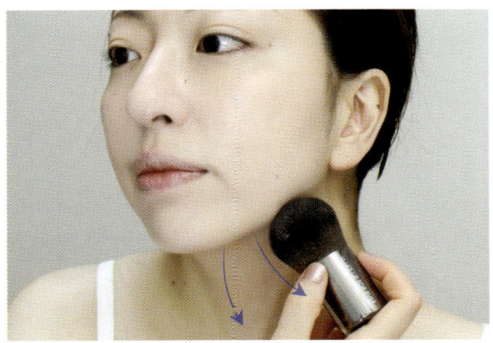

파운데이션이 경계 지지 않도록 턱에서 목까지 펴 바르면 끝! 라운드 브러시를 사용하면 결이 안 생기고 균일하게 발리기 때문에 여러 번 덧바를 필요가 없어 스피디한 화장이 가능해요. 일반 파운데이션 브러시가 만족스럽지 않다면 라운드 브러시를 써보세요. 분명 여러분도 유레카를 외치게 될 거예요!

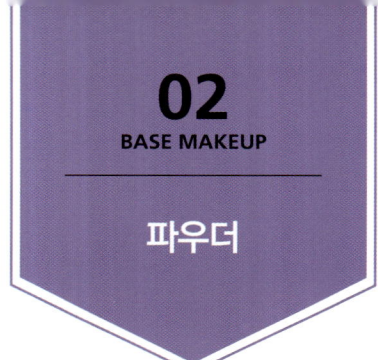

파우더 종류와 특징

파우더는 커버력은 거의 없지만 파운데이션의 유분을 잡아주기 때문에 지속력을 높여주는 효과가 있어요. 하지만 너무 많이 바르면 주름이 부각되고 화장이 들뜨기 쉬우며 피부에서 나오는 유분에 의해(지성 피부의 경우 피부가 건조해지면 유분이 나오거든요) 오히려 지저분하게 화장이 무너지는 원인이 될 수 있으므로 파운데이션의 유분만 잡아줄 정도의 소량만 사용하세요.

종류	루스 파우더	프레스트 파우더	피지 컨트롤 파우더	펄 파우더
특징	미세한 파우더로 얼굴 전체의 유분을 잡아주지만 휴대가 불편	루스 파우더를 압축한 파우더 팩트라서 기능은 같으면서 휴대가 용이	색상 구분이 없고 투명하게 발색되며 피지 분비를 줄여줌	미세한 펄이 함유된 파우더로 광택을 줄 수 있지만 펄이 크면 지저분해 보임

파우더 바르는 방법

파우더는 브러시나 퍼프를 이용해 바르는데 파운데이션의 유분만 잡으면 되므로 많은 양이 필요 없어요. 루스 파우더는 브러시에 살짝만 묻어나는 정도, 프레스트 파우더는 한 번만 쓸어준 양을 사용하는데 이때 브러시나 퍼프의 전면에 고르게 제품을 묻히는 것이 중요합니다.

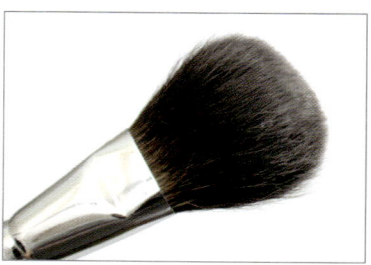
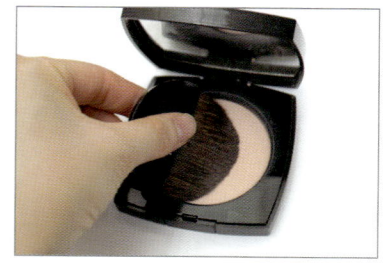

파우더 바르는 방향

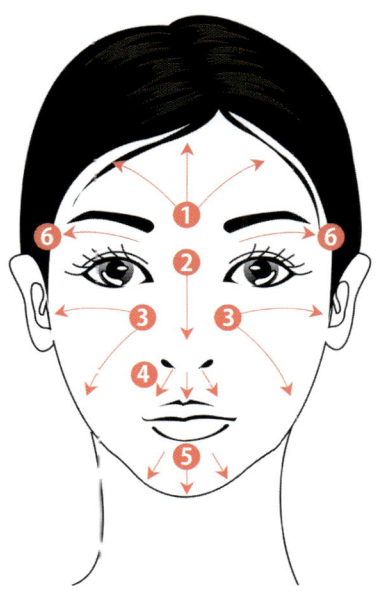

파우더는 피지 분비량이 많은 T 존을 시작으로 피부 결대로 안에서 바깥으로 발라주견 됩니다. 퍼프로 바를 때는 살짝 누르듯 바르고, 브러시의 경우 피부 결대로 쓸어주세요.

피부 타입별 파우더 바르는 부위

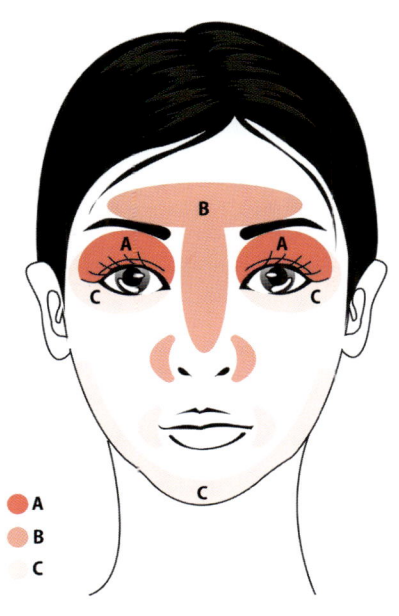

파우더는 유분을 잡아주지만 건조한 부위에 쓰면 주름이 도드라져 보이기 때문에 피부 타입에 따라 바르는 부위를 정하는 것이 필요합니다.

건성 = A
아이섀도가 뭉치기 쉬운 A 부위만 퍼프로 눌러서 유분을 없애주세요. 파우더 단계를 생략해도 무방합니다.

복합성 = A + B
유분이 많은 B 부위(T존과 콧방울 주위)는 파우더를 바르고 피부가 얇고 건조한 C 부위(U존과 C존)는 생략하세요.

지성 = A + B + C + 나머지 부분
얼굴 전체에 파우더를 발라주세요.

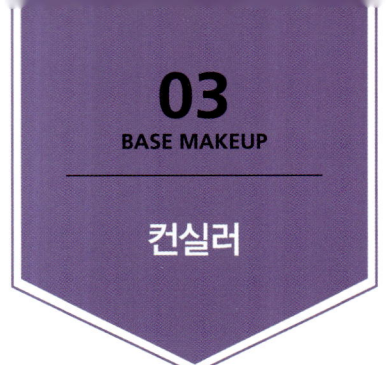

컨실러의 종류와 특징

파운데이션이 커버하지 못한 곳을 가려주는 컨실러는 다크서클, 붉은 기, 점, 기미 등은 비교적 쉽게 커버가 가능하지만 올록볼록한 점이나 흉터는 커버해도 그림자 때문에 뽀록나기 쉬워요. 한마디로 만능이 아니라는 거지만 그래도 얼굴의 많은 단점을 가려주는 고마운 제품이죠. 컨실러 바르는 순서에 따라 피부 표현 방법도 바꿀 수 있습니다.

커버를 원한다면 = 파운데이션 → 컨실러
내추럴한 표현을 원한다면 = 컨실러 → 파운데이션
저처럼 커버할 곳이 많다면 = 컨실러 → 파운데이션 → 컨실러
(커버가 필요한 넓은 부위를 대충 컨실러로 가린 뒤, 파운데이션을 얇게 발라주세요. 그런 다음 파운데이션이 커버하지 못한 국소 부위(여드름 자국, 점)를 커버하면 화장이 두꺼워지지 않아요.)

종류	리퀴드 컨실러	고체(스틱) 컨실러	크림 컨실러
특징	묽기 때문에 넓은 부위를 펴 바르기 쉽고 피부가 얇은 눈가 주위에 자극 없이 바를 수 있음	매트한 제형이라 펴 바르기 어렵지만 한 번의 터치로 커버가 가능해 국소 부위에 적당	리퀴드의 부드러운 발림성과 고체의 높은 커버력을 가지고 있어서 다용도로 사용 가능
바르는 부위	눈두덩, 다크서클	점, 여드름 자국	눈두덩, 다크서클, 점, 여드름 자국

컨실러로
커버하는 부위

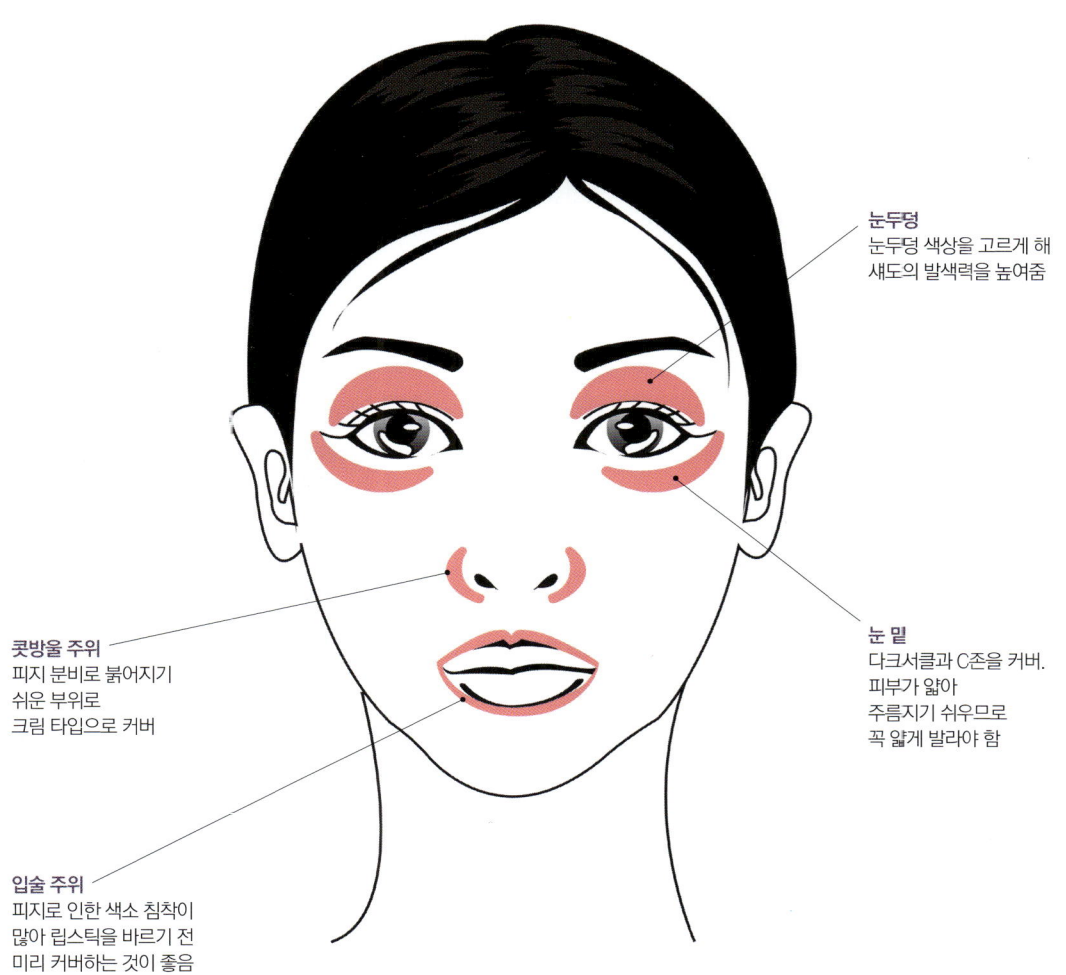

눈두덩
눈두덩 색상을 고르게 해
섀도의 발색력을 높여줌

콧방울 주위
피지 분비로 붉어지기
쉬운 부위로
크림 타입으로 커버

눈 밑
다크서클과 C존을 커버.
피부가 얇아
주름지기 쉬우므로
꼭 얇게 발라야 함

입술 주위
피지로 인한 색소 침착이
많아 립스틱을 바르기 전
미리 커버하는 것이 좋음

컨실러 바르는 방법

다크서클 커버

눈가에 바짝 붙여 컨실러를 바르면 주름이 부각되기 쉬워요. 눈에서 1cm 정도 떨어뜨려 리퀴드 컨실러를 얇게 바른 뒤 손가락으로 가볍게 톡톡 두드려 커버하세요.

1

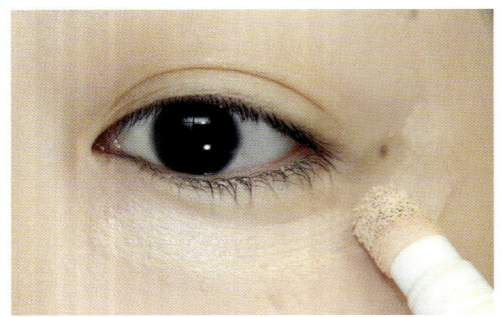

2

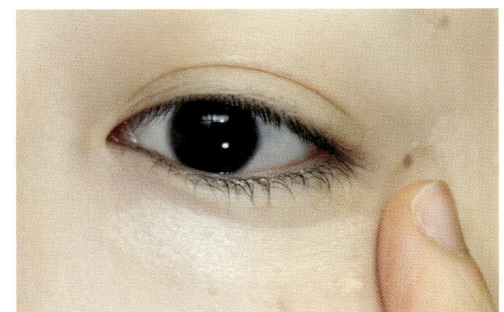

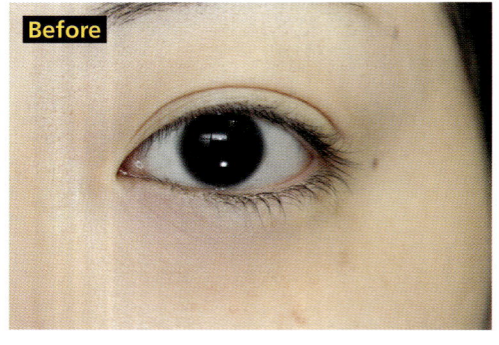

Before

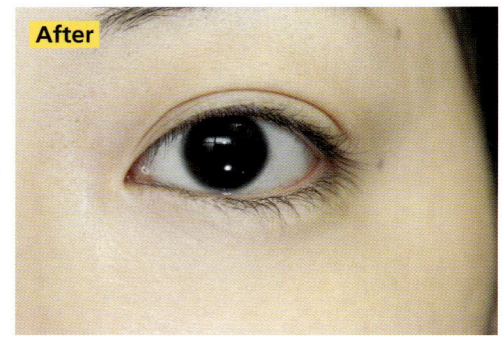

After

점, 기미 커버

브러시에 컨실러를 묻힌 뒤 브러시 끝으로 얇게, 커버할 부위보다 약간 넓게 펴 바르세요. 그런 다음 손가락으로 컨실러의 경계 부분만 톡톡 두드린 뒤, 파우더를 묻힌 퍼프를 이용해 살짝 눌러 유분을 없애주면 지속됩니다.

샘플로 눈썹 옆의 점을 가려볼게요.

1

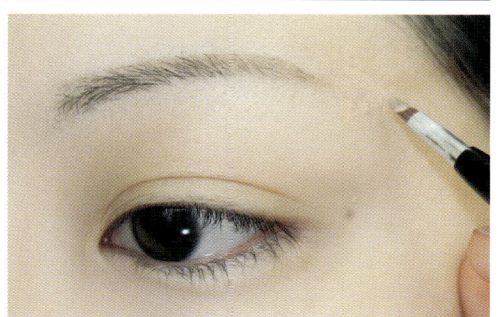

2

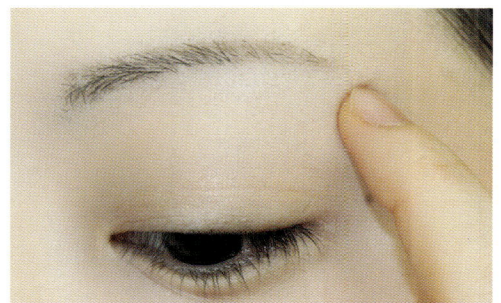

3

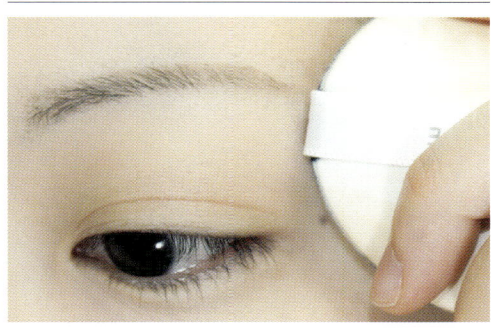

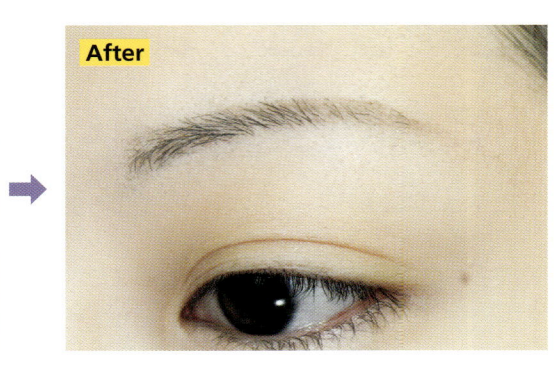

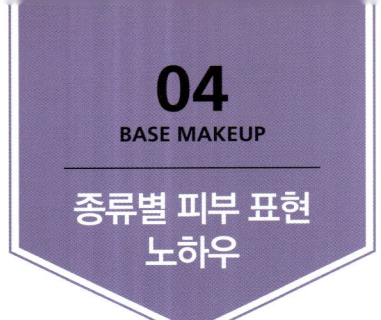
Cover

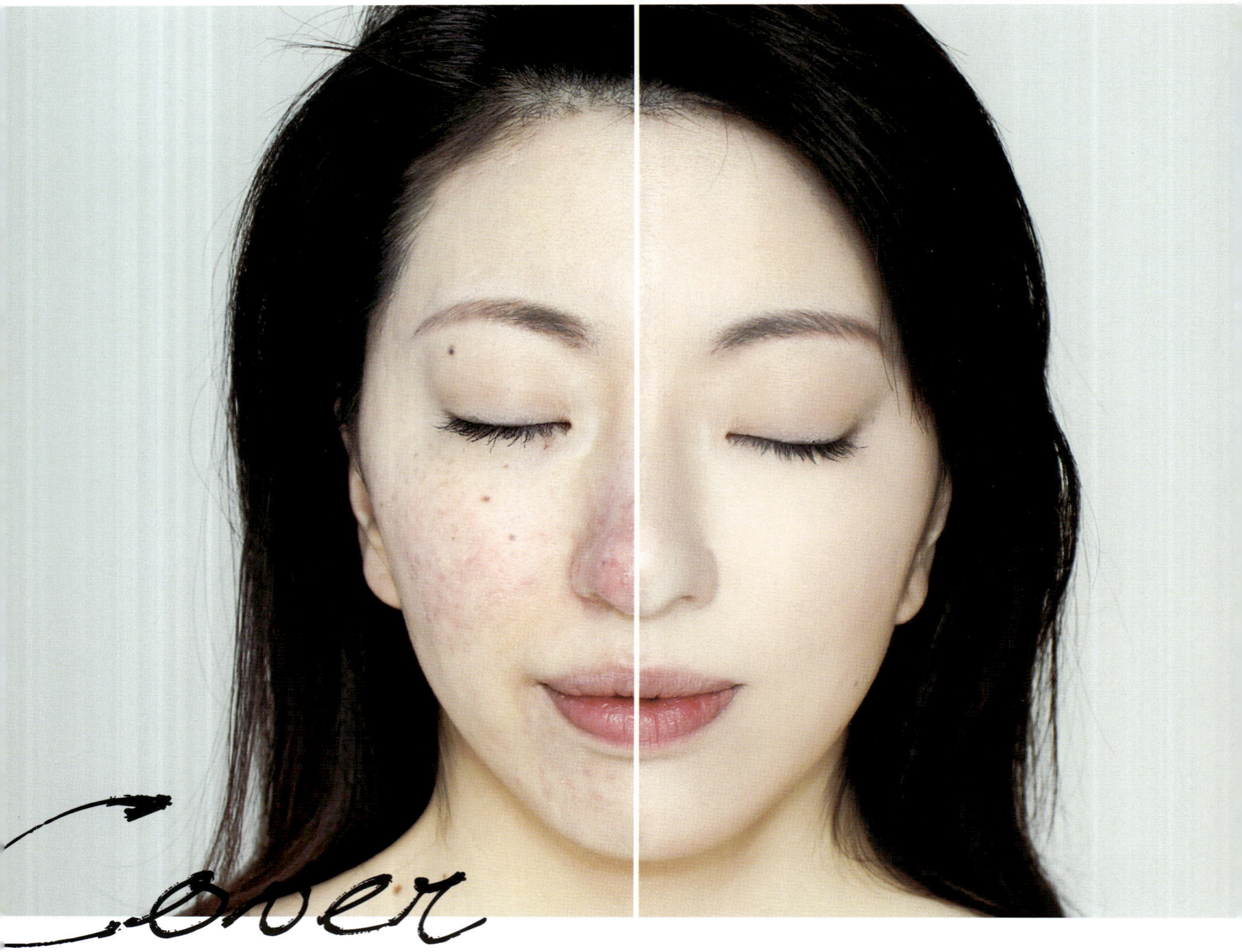

커버 메이크업 < for 여드름, 기미 피부

책에는 처음 생얼을 들이대는 거라 부끄러움이 반으로 줄어들까 하고
반쪽만 올려봤는데 역시 부끄러움은 줄지 않아!!!!
쥐어짜서 생긴 여드름 자국과 기미, 다크서클을 감추는 커버 메이크업을 해볼게요.
예전엔 '여드름 자국은 있지만 그래도 기미랑 다크서클 없는 게 어디야?'라며 안심했는데
지금은 기미랑 다크서클도 있어요!
아무튼, 커버 메이크업의 가장 중요한 포인트는 화장품은 소량 사용,
그리고 80%만 가리겠다는 마음가짐, 이 두 가지입니다.
100% 커버하려고 하면 화장이 두꺼워져요.

1

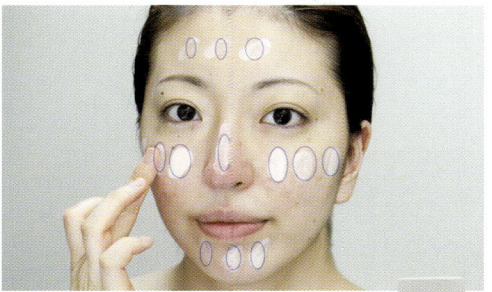

원하는 기능의 메이크업 베이스를 진주알만큼 짜서 볼 → 이마 → 코 → 턱 순서로 양을 줄여 가며 찍은 뒤 손가락을 이용해 피부 결대로 펴 발라 피부의 색을 균일하게 만들어요.

샤넬
르 블랑 메이크업 베이스
로제

2

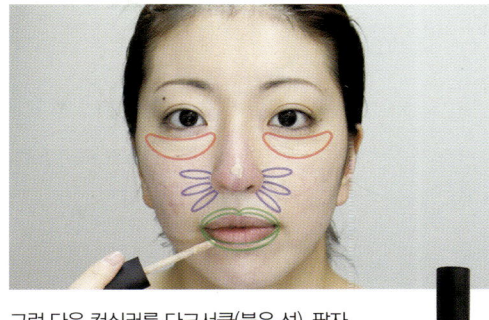

그런 다음 컨실러를 다크서클(붉은 선), 팔자 주름(파란 선), 립 라인(초록 선), 그 외 붉은 기가 심한 곳 등 커버하고 싶은 부위에 얇게 바르고 손가락으로 톡톡 두드려주세요. 보통 파운데이션을 바르고 컨실러를 바르지만 이런 식으로 미리 컨실러를 발라 30% 정도 커버를 해주면 파운데이션 사용량이 줄어서 화장이 두꺼워지는 것을 막을 수 있어요.

마리끌레르
롱 웨어
리퀴드 컨실러

3

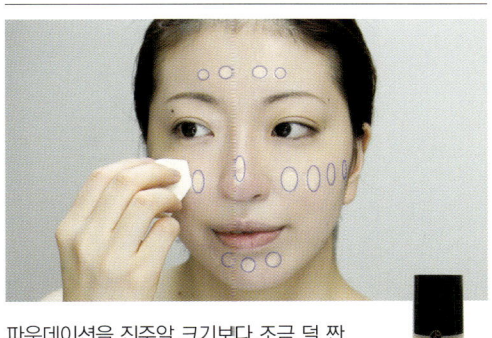

파운데이션을 진주알 크기보다 조금 덜 짠 뒤 볼 → 이마 → 코 → 턱 순서로 찍어 바릅니다. 그런 다음 스펀지를 이용해 누르면서 펴 바르는 동작을 반복하며 얼굴 안에서 바깥 방향으로 발라주세요.(19쪽 참조)

조르지오 아르마니
래스팅 실크
UV 파운데이션

4

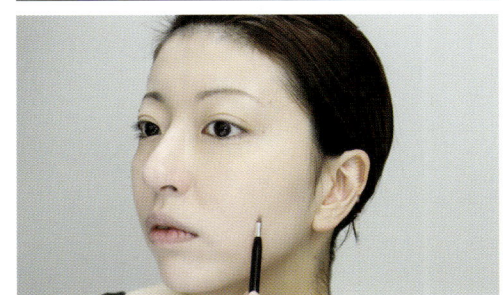

컨실러와 파운데이션으로 거의 커버가 되었지만 진한 붉은 기처럼 커버가 좀 덜 된 부분이 보인다면 컨실러 브러시를 세운 채로 얇게 컨실러를 발라주세요.

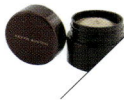

케빈 어코인
더 센슈얼 스킨 인핸서

5

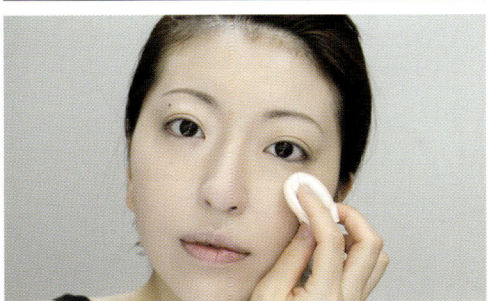

마지막으로 파우더를 바를 때 피부 결대로 쓸어주는 동작은 절대 금지! 소량의 파우더를 퍼프에 묻힌 뒤 퍼프를 비벼서 파우더가 퍼프 전면에 묻도록 만든 다음 지긋이 눌러주면서 파운데이션과 함께 밀착시킵니다.

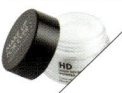

메이크업 포에버
HD 파우더

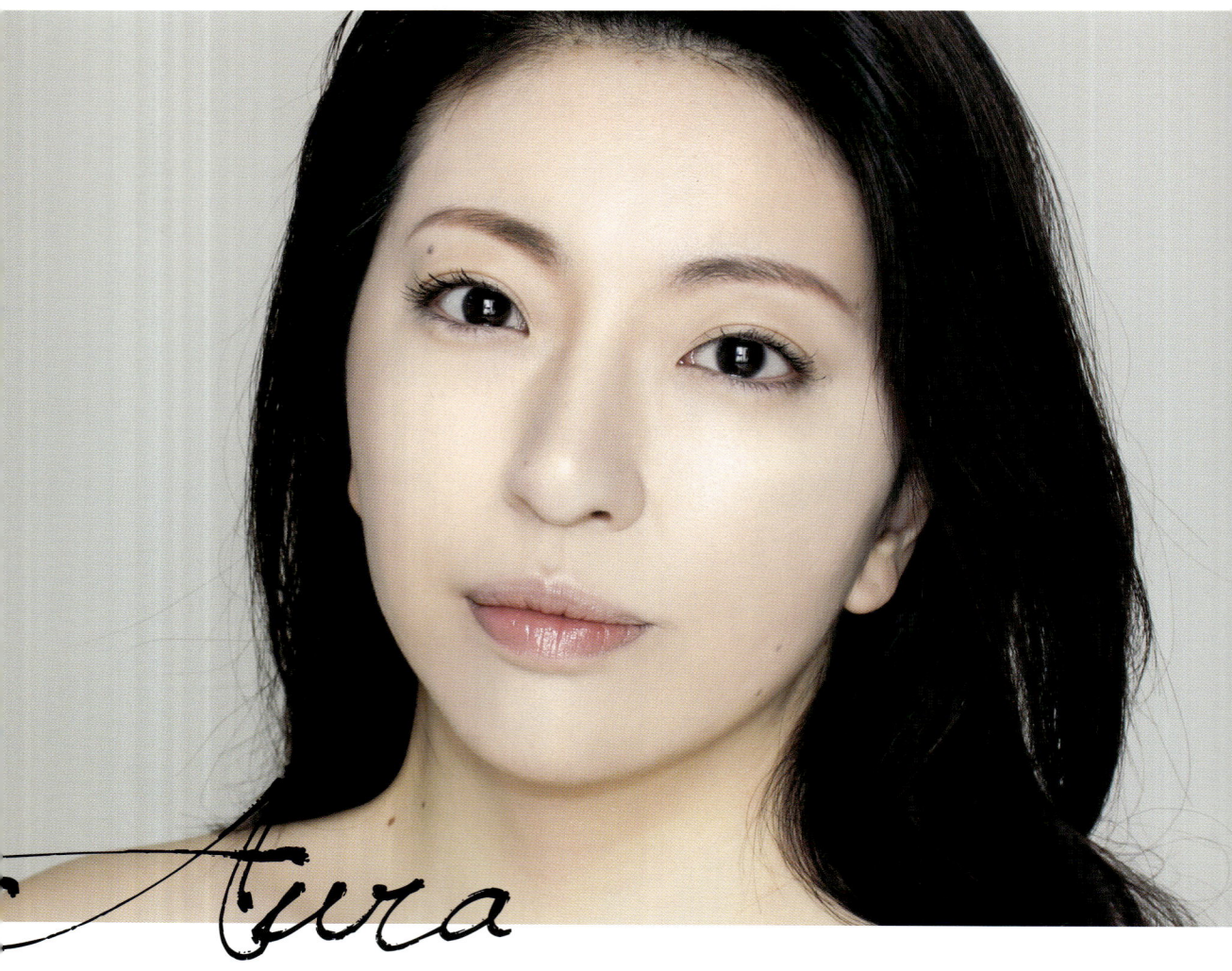

Aura

윤광 메이크업 < for 지성 피부

윤광, 물광, 꿀광, 빛광 등 여러 가지 이름의 광 메이크업이 있지만
이름만 다를 뿐 다 얼굴에 광채가 흐르는 메이크업을 말해요.
보통은 수분과 유분이 많은 파운데이션을 사용해
얼굴 전체에 촉촉함과 광을 표현하지만 지성 피부에겐 그림의 떡!
난 분명 촉촉한 파운데이션을 발랐는데 시간이 지나면 개기름 파운데이션으로 바뀌거든요.
그래서 지성 피부 28년, 복합성 피부 6년 차의 내공을 담아
매트한 파운데이션을 이용해 글로시한 광 메이크업을 완성해보겠습니다.

1

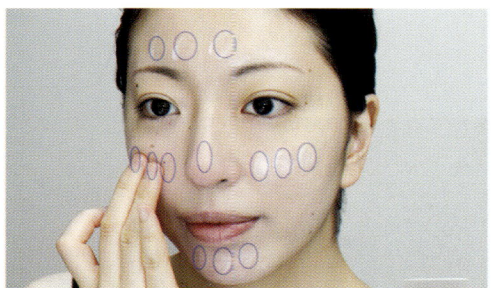

먼저 펼감이 은은하게 도는 베이스 제품을 진주알 크기로 짜서 볼 → 이마 → 코 → 턱 순서로 양을 점점 줄여가며 바른 뒤, 안에서 바깥으로 손가락을 이용해 고르게 펴 발라주세요.

샤넬
르 블랑 메이크업 베이스 # 로제

2

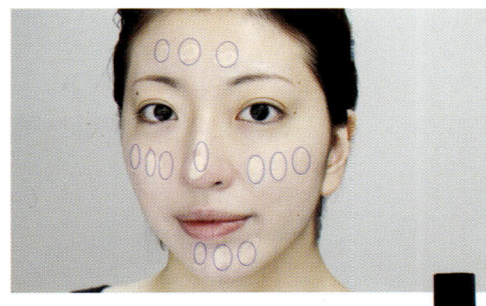

평소에 사용하는 매트한 파운데이션도 진주알 만큼 손등에 짠 뒤, 볼 → 이마 → 코 → 턱 순으로 양을 점점 줄여가며 발라요.

메이크업 포에버
HD 파운데이션 115

3

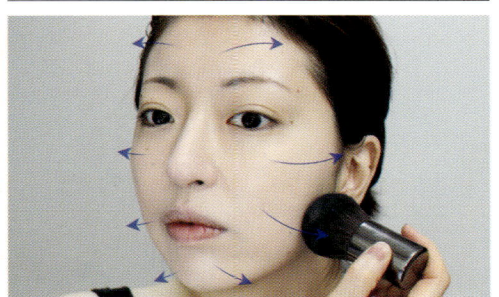

가장 중요한 도구! 파운데이션 브러시를 이용해 피부 결에 따라(안에서 바깥 방향으로) 부드럽게 쓸어주세요. 일반 파운데이션 브러시는 매트한 파운데이션을 펴 바르기엔 힘이 약해요. 밑면이 동그란 라운드 브러시로 발라주세요.

4

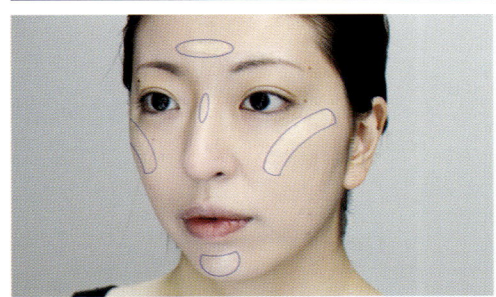

파운데이션만으로도 은은한 광이 전체적으로 나긴 하지만 더 촉촉하고 빛나는 피부를 만들기 위해 크림(또는 리퀴드) 하이라이터를 이마, 코, 턱, 광대뼈에 발라주세요.(얼굴의 톡 튀어 나온 부위가 반짝여야 해요)

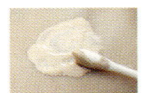 하이라이터 대신 화이트 펄 섀도와 사용한 파운데이션을 1:2로 섞어서 바르면 먼저 바른 파운데이션이 들뜨지 않으면서 펄 섀도가 자연스레 빛을 내줘요.

5

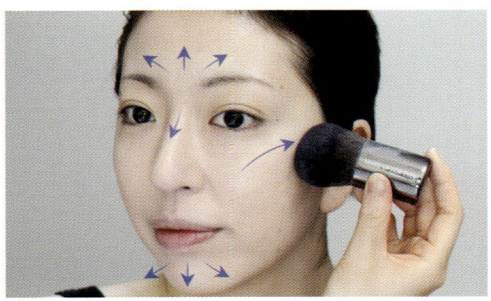

하이라이터도 파운데이션 브러시로 얼굴 안에서 바깥으로 부드럽게 펴 발라주세요. 얼굴이 기름져 보이는 원인인 코, 콧방울, 팔자주름을 피해 하이라이터를 바르면 오일리함은 사요나라~ 촉촉함은 곤니치와!

6

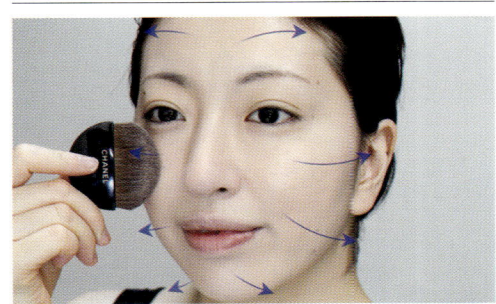

파우더를 안 바르면 화장이 쉽게 무너지기 때문에 마지막으로 시머가 함유된 압축 파우더를 브러시에 발라 가볍게 피부 결대로 쓸어주세요. 이때 피부가 보송보송할 정도로 많이 바르지 말고 파운데이션의 유분감만 없애는 정도로 소량을 발라줍니다.

샤넬
레 베쥬 헬시
글로우 쉬어
파우더 10

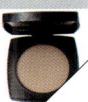

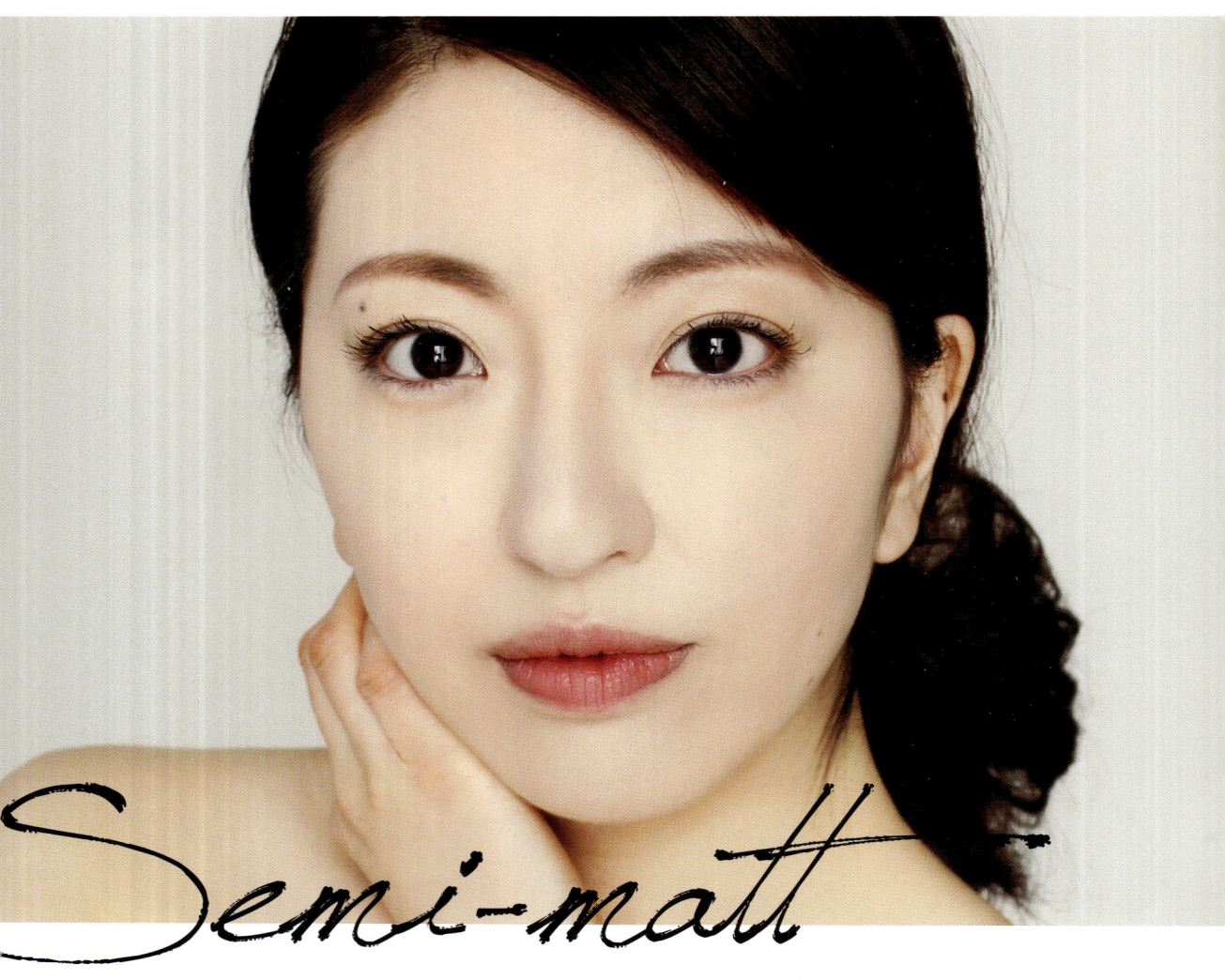

Semi-matt

세미매트 메이크업 < for 건성 피부

전 복합성 피부지만 식구들이 다 건성이라 건성의 고민을 잘 알고 있어요.
건조해질까 봐 파우더를 안 바르는 경우가 많지만 사실 건조함을 좌우하는 건
기초(스킨, 로션, 크림 등) 단계입니다.
기초로 피부를 충분히 촉촉하게 만들면 건성 피부도 파우더를 발라도 괜찮아요.

1

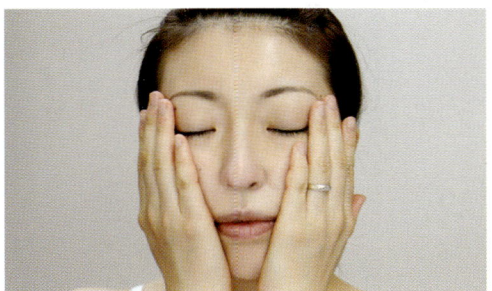

건성인 경우 기초 제품을 바를 때 피부가 흡수할 시간을 2~3분 정도 꼭 주세요. 특히 여러 가지 화장품을 사용할 때 빨리 바르려고 하면 흡수가 되지 않고 겉돌기 쉬워요. 하나씩 제품을 바르고 난 뒤 손바닥으로 얼굴을 감싸 손의 온기로 화장품의 흡수율을 높여주세요.

2

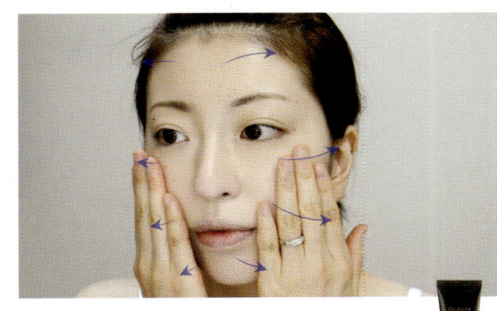

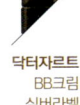

건조함이 덜한 크림 타입 파운데이션(또는 BB크림)을 손바닥에 진주알 크기로 덜어낸 다음 손바닥 전체로 문질러주세요. 크림 파운데이션은 발림성이 좋아 손으로 얇게 펴 바를 수 있어요. 손가락에 힘을 뺀 채로 볼을 감싸 안에서 바깥으로 펴 바르고 이마 → 코 → 턱 → 목 순서로 손에 묻은 파운데이션을 펴 바른 뒤 다시 한 번 손가락을 이용해 두드리듯 펴 발라 피부에 흡수시켜 주세요.

닥터자르트
BB크림
실버라벨

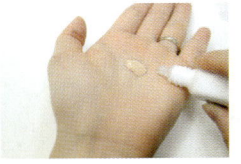
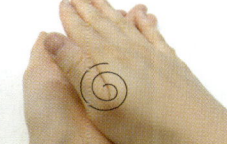

3

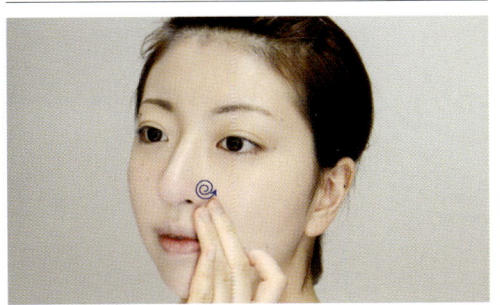

콧방울은 모공이 도드라지기 쉬운 부위예요. 손가락 끝으로 굴려서 모공 사이에 파운데이션을 끼워 넣듯이 커버해주세요.

4

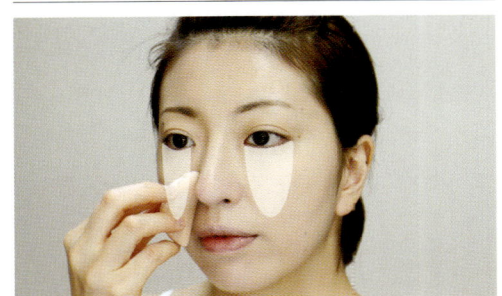

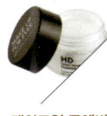

세미매트의 가장 중요한 단계인 파우더. 파우더 브러시도 괜찮지만 매트한 피부 표현을 위해서는 퍼프를 이용하는 것이 좋습니다. 파우더를 소량 묻혀서 퍼프를 비벼준 다음 건조해지기 쉬운 눈 밑과 볼(흰색 표시 부분)을 제외한 부위를 가볍게 누르며 파운데이션의 우분기를 없애주세요.

메이크업 포에버
HD 파우더

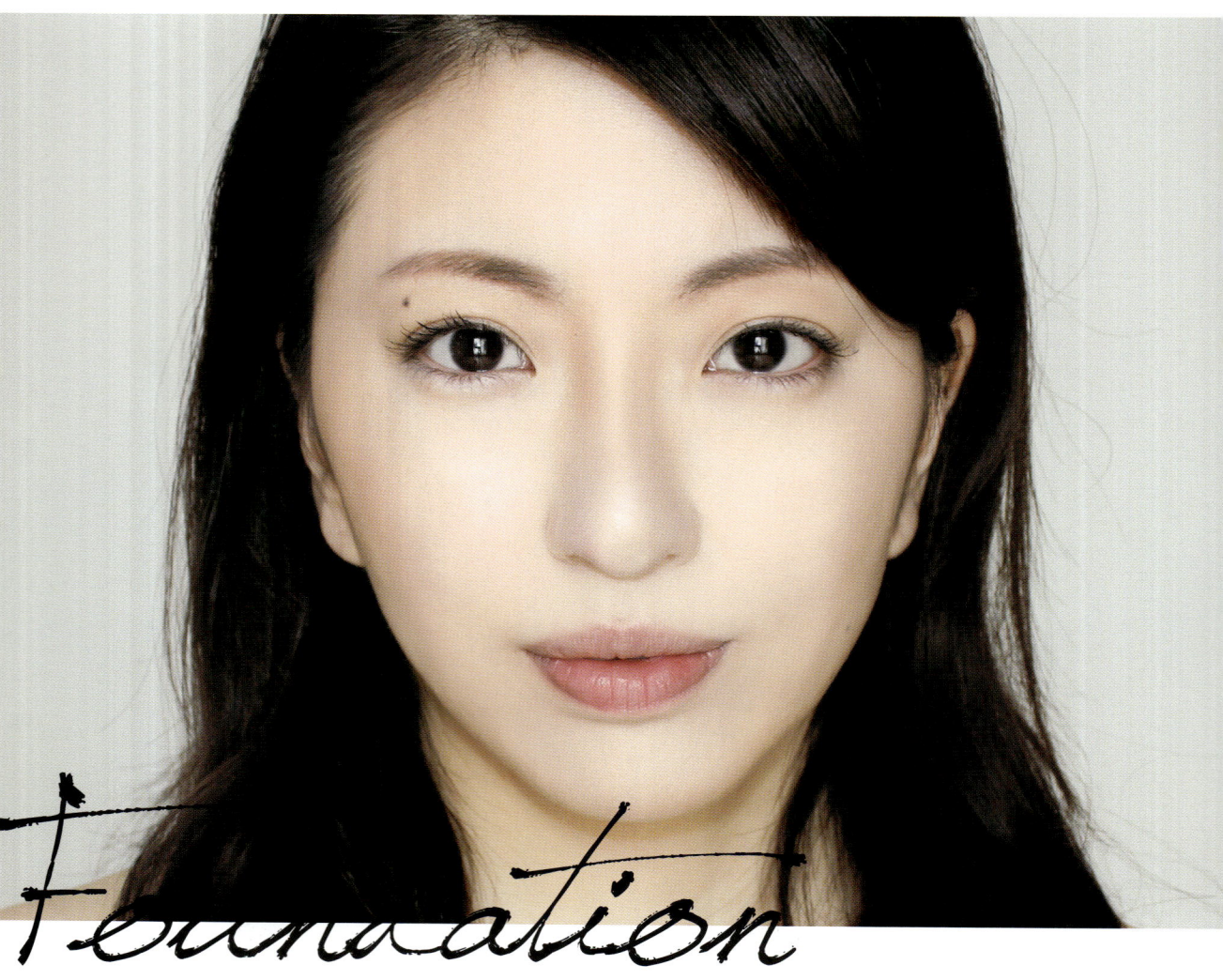

Foundation

작고 입체적인 얼굴로 만드는
파운데이션 테크닉

어두운 톤의 파운데이션을 이용해 그림자를 만들어주면
얼굴이 입체적이면서 작아 보이는 효과를 얻을 수 있어요.
평소 사용하는 파운데이션보다 좀 어두운 컬러와
밝은 컬러, 두 가지 파운데이션을 사용합니다.

1

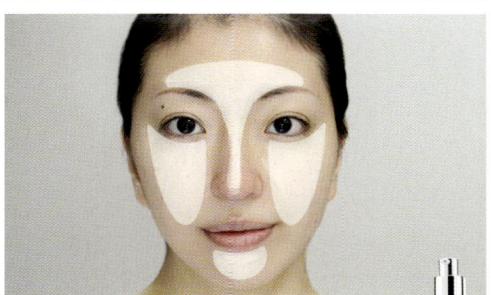

먼저 밝은 색의 파운데이션을 얼굴의 솟아오
른 부분인 이마, 코, 볼, 턱(흰색 표시 부분)에
발라주세요. 스틱 파운데이션을 이용하면 뭉
치지 않고 균일하게 바를 수 있어 편리해요.

디올
스킨 누드 파운데이션
010 아이보리

2

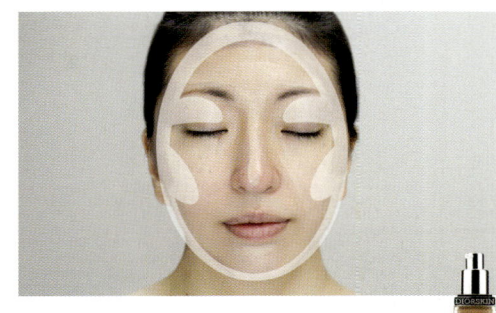

어두운 색 파운데이션을 얼굴 가장자리와 광
대뼈(흰색 표시 부분)에 바릅니다. 눈이 튀어
나온 저는 눈두덩에도 발랐어요. 코를 좀 더
높아 보이게 만들고 싶다면 콧대 옆에도 발라
주세요.

디올
스킨 누드 파운데이션
030 미디엄베이지

3

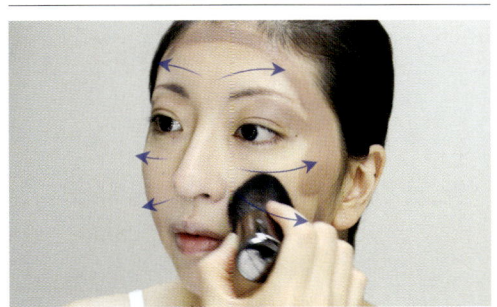

라운드 브러시를 이용해 먼저 밝은 색 파운데이션을 안에서
바깥으로 펴 바릅니다.

4

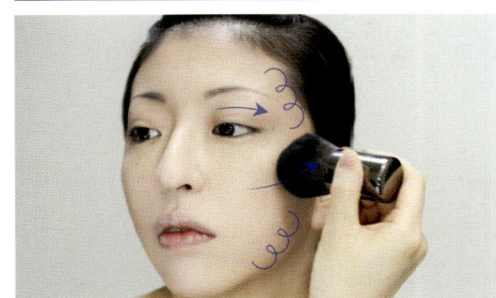

얼굴 가장자리에 바른 어두운 색 파운데이션은 라운드 브러
시를 굴려서 색상의 뭉침을 풀어주고 눈두덩과 광대뼈 부분
은 안에서 바깥으로 여러 번 펴 발라 색상을 번지게 해주세요.
처음엔 어색해 보일 수 있지만 색조 메이크업까지 끝내면 어
색함은 바이 짜이찌엔이니 걱정 마세요!

하이라이터

하이라이터의 종류와 특징

하이라이터를 바르면 그 부분이 다른 부위보다 볼록해 보여서 얼굴에 입체감이 생기고 화사해 보이지만 잘못 바르면 피부가 기름져 보일 수 있으므로 펄의 입자가 곱고 은은하게 발색되는 제품을 고르는 것이 중요해요.

종류	파우더 하이라이터	리퀴드 하이라이터	크림 하이라이터
특징	발색이 은은한 편이라 기름져 보이지 않지만 펄이 날아가기 쉽고 텁텁해 보일 수 있으니 파우더를 생략하고 사용하는 것이 좋음	펄의 밀착력이 좋지만 광택이 과하기 쉽고 파운데이션 바른 뒤 바르면 밀릴 수 있어서 파운데이션과 섞어 바르면 GOOD	리퀴드처럼 밀착력이 좋으면서도 파우더의 텁텁함 없이 보송하게 마무리되어 펄이 뭉치지 않고 고르게 발색

하이라이터 바르는 부위와 효과

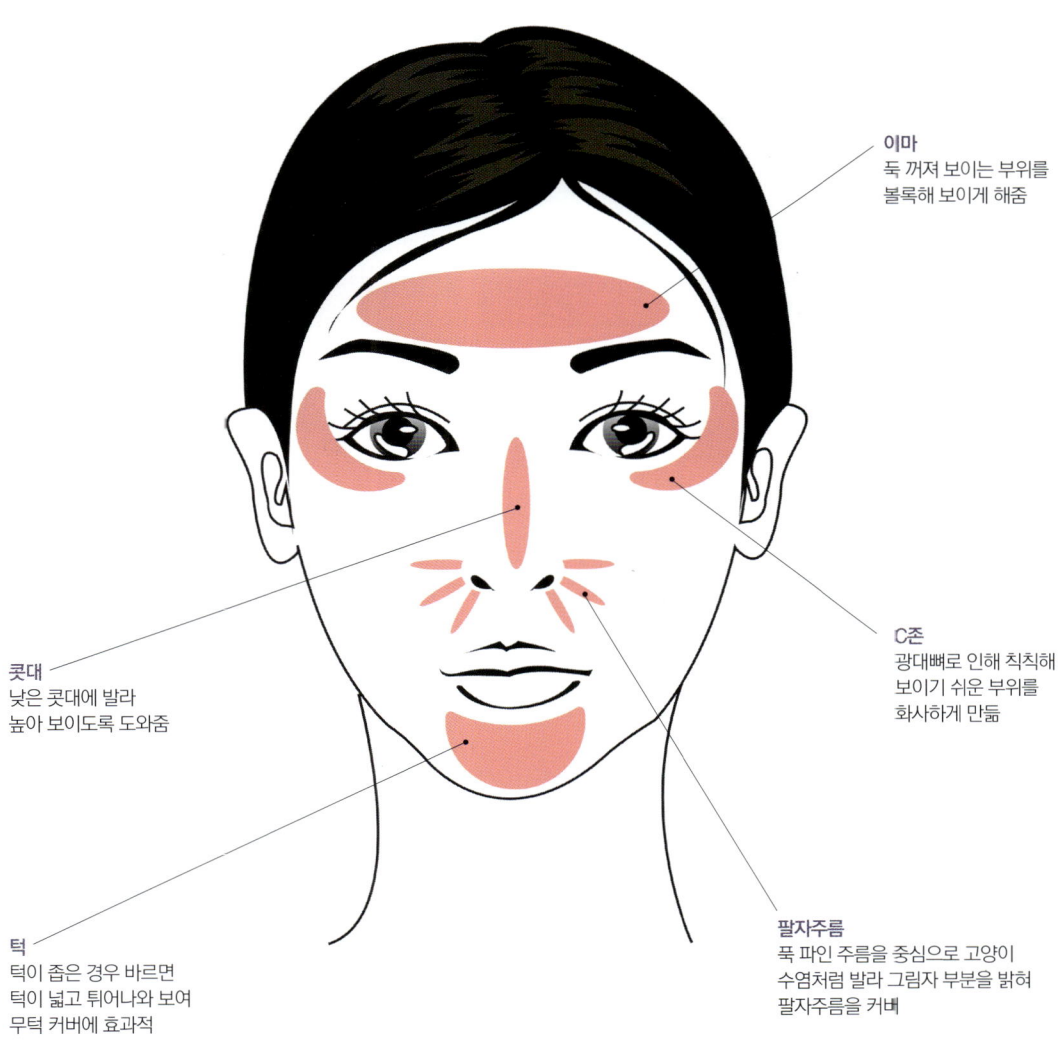

이마
푹 꺼져 보이는 부위를
볼록해 보이게 해줌

C존
광대뼈로 인해 칙칙해
보이기 쉬운 부위를
화사하게 만듦

콧대
낮은 콧대에 발라
높아 보이도록 도와줌

턱
턱이 좁은 경우 바르면
턱이 넓고 튀어나와 보여
무턱 커버에 효과적

팔자주름
푹 파인 주름을 중심으로 고양이
수염처럼 발라 그림자 부분을 밝혀
팔자주름을 커버

셰이딩 제품

**셰이딩 제품
종류와 특징**

셰이딩은 얼굴에 음영을 주어 얼굴을 작고 입체적으로 보이게 만들어주지만 잘못 바르면 색상의 경계선이 생기기 쉽고 지저분해 보일 수 있어요.

제품은 내 피부보다 한 톤 낮은 컬러로 은은하게 발색되는 펄 없는 제품을 고르고 셰이딩의 경계가 흐려지도록 브러시로 여러 번 터치하는 것이 좋습니다. 보통 아이 메이크업을 생략하면 얼굴이 넙데데해 보여 곤란한데 셰이딩을 했더니 얼굴의 여백을 줄여줘 요새 저는 아이 메이크업은 생략하고 셰이딩, 블러셔, 립 메이크업만 하고 다닌답니다.

종류	셰이딩 파우더	셰이딩 크림
특징	발색이 은은해서 자연스러운 발색이 가능하고 넓은 부위를 감싸기에 쉬움	파우더보다 진한 발색으로 윤곽을 확실하게 잡을 수 있고 좁은 부위에도 바르기 쉽지만 초보자에겐 어려워서 파운데이션 브러시를 이용해 파운데이션과 동시에 펴 바르는 것이 좋음
사용 순서	파운데이션 → 파우더 → 셰이딩 파우더	파운데이션 → 셰이딩 크림 → 파우더

셰이딩 하는 부위와 효과

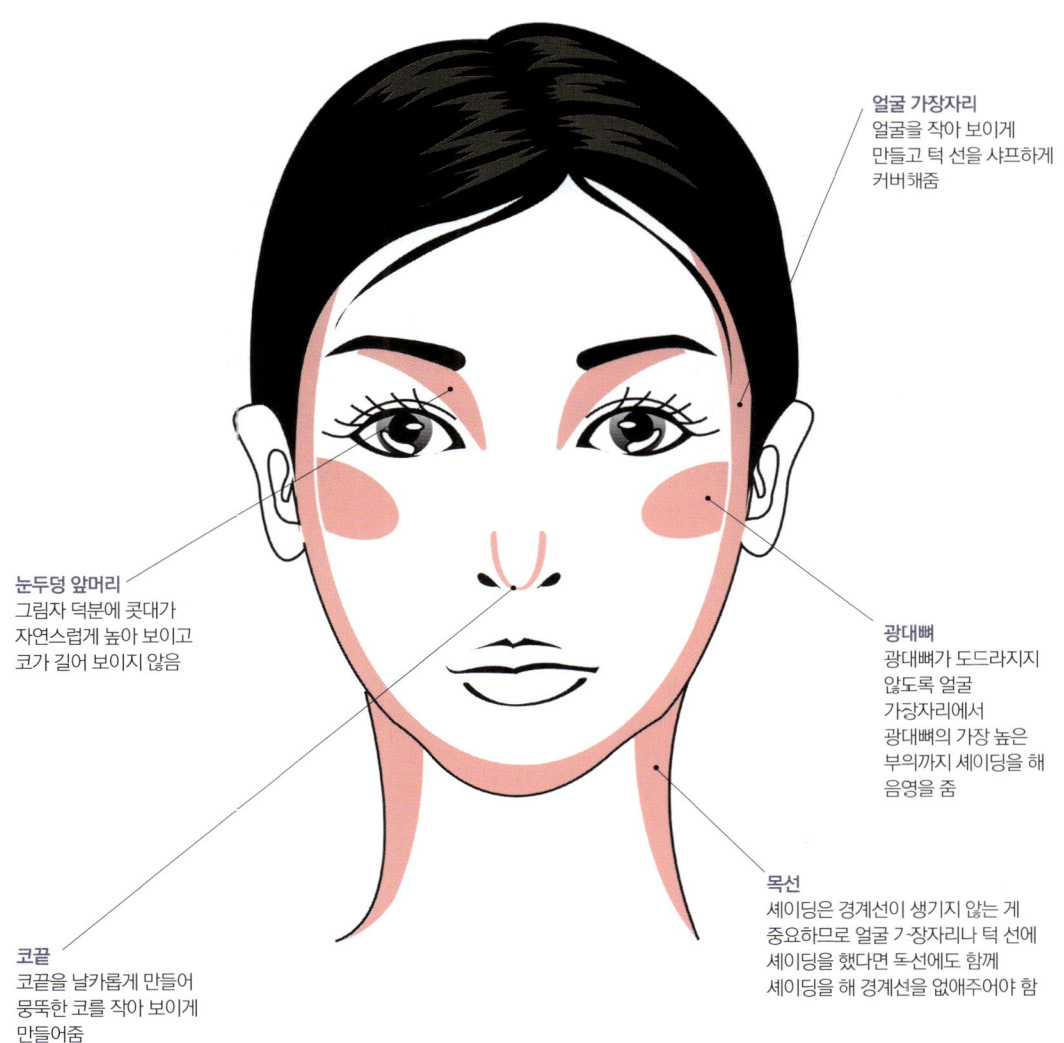

얼굴 가장자리
얼굴을 작아 보이게
만들고 턱 선을 샤프하게
커버해줌

눈두덩 앞머리
그림자 덕분에 콧대가
자연스럽게 높아 보이고
코가 길어 보이지 않음

광대뼈
광대뼈가 도드라지지
않도록 얼굴
가장자리에서
광대뼈의 가장 높은
부위까지 셰이딩을 해
음영을 줌

코끝
코끝을 날카롭게 만들어
뭉뚝한 코를 작아 보이게
만들어줌

목선
셰이딩은 경계선이 생기지 않는 게
중요하므로 얼굴 가장자리나 턱 선에
셰이딩을 했다면 목선에도 함께
셰이딩을 해 경계선을 없애주어야 함

셰이딩 하는 방법

셰이딩이 어렵게 느껴져서 저도 처음엔 잘 안 했는데 몇 가지만 신경 쓰면 셰이딩을 이용해 쉽고 티 안 나게 작고 입체적인 얼굴을 만들 수 있어요. 다음 몇 가지만 주의해 주세요.

- 진하거나 경계선이 생기지 않도록 발색시킵니다.
- 소량으로 여러 번 터치하세요.
- 소프트한 페이스 브러시보다 밑면이 넓고 힘 주기 좋은 단모 브러시를 이용하세요.

1

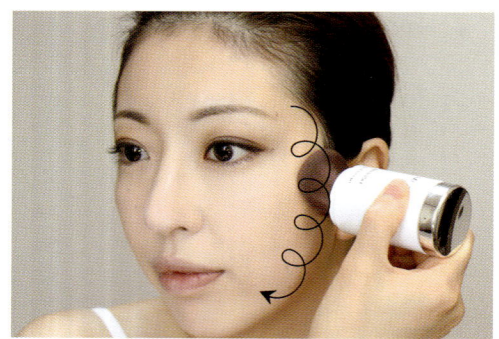

광대뼈를 시작으로 얼굴 가장자리에 브러시를 굴리면서 셰이딩 파우더를 발라 은은하게 발색시키고 경계선이 생기지 않도록 해주세요.

2

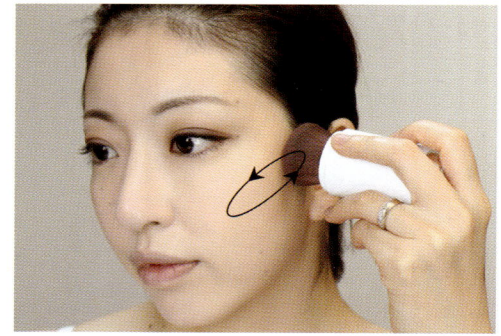

광대뼈 부분을 터치할 땐 사선으로 브러시를 움직여 셰이딩을 번지게 합니다.

3

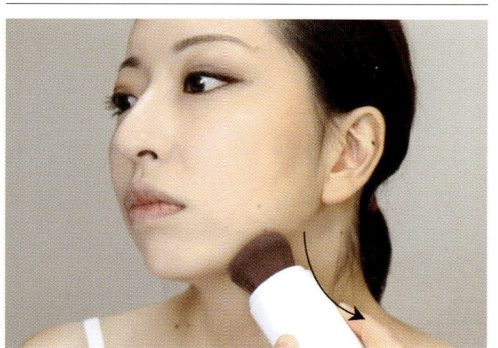

턱 선도 브러시를 굴리면서 바른 다음 브러시에 남은 양으로
목선까지 내려 발라주세요. 이렇게 하면 음영이 어색하지 않
아요.

4

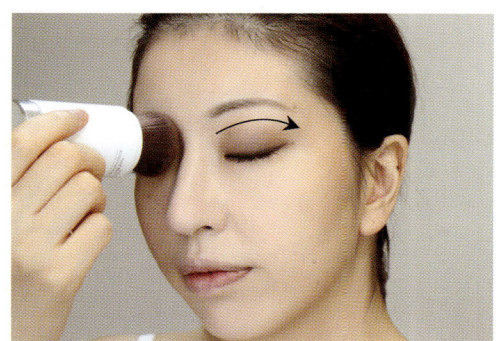

얼굴 가장자리 이외에도 눈 화장 전에 눈두덩에 셰이딩 제품
을 발라주면 깊은 눈매를 만들 수 있습니다.

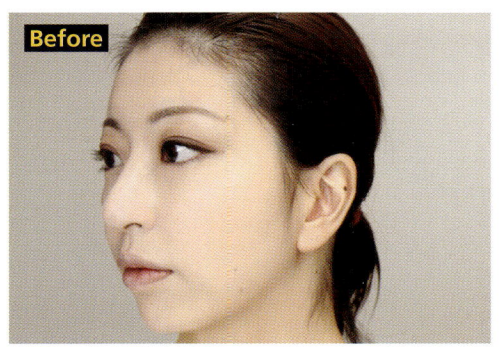

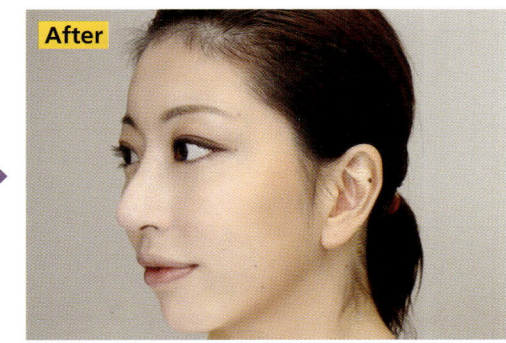

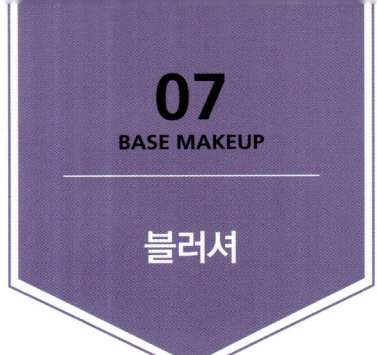

블러셔 종류와 특징

은은한 발색으로 얼굴에 생기를 부여하는 블러셔. 요새 메이크업 책이나 블로그를 보면 피부를 웜 톤, 쿨 톤으로 구분하여 그에 맞는 색상을 고르라고 하죠? but 내 피부가 웜 톤인지 쿨 톤인지 구분하는 기준이 애매모호한 관계로 이 책에선 웜 톤, 쿨 톤 따윈 쿨워터 향 나게 무시하겠세요.

대표적인 블러셔 색상으로는 핑크(사랑스럽고 귀여운 컬러), 오렌지(세련되고 건강한 컬러), 코럴(부드럽고 여성스러운 컬러)을 꼽을 수 있는데 흰색이 많이 들어간 뽀샤시한 블러셔는 하얗거나 밝은 피부에만 어울리고, 흰색 기운 없이 맑고 선명한 컬러를 가진 블러셔는 하얀 피부는 물론 검은 피부나 노란 피부에도 다 잘 어울립니다. 블러셔의 흰색 기운만 신경 쓴다면 피부색을 신경 쓰지 않고 어울리는 색상을 고를 수 있어요.

종류	리퀴드 블러셔	파우더 블러셔	크림 블러셔
특징	색상이 맑고 원래 피부색처럼 자연스러운 발색이 가능하지만 재빨리 펴 바르지 않으면 뭉치기 쉬움	색상이 은은하여 초보자도 사용이 편리하지만 색상이 날아가기 쉽고 텁텁할 수 있음	색상이 맑고 리퀴드 타입보다 펴 바르기 쉬우면서 보송하게 마무리됨
사용 순서	파운데이션 이전, 이후 모두 사용 가능	파우더 후 사용	파운데이션 후 사용

블러셔 바르는 부위와 효과

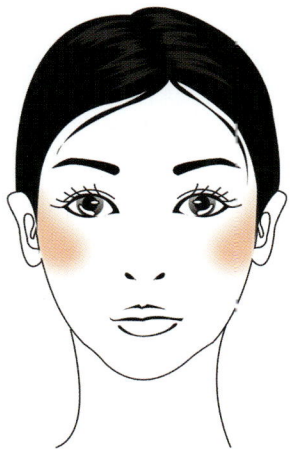

관자놀이부터 광대뼈를 따라 곡선으로
어른스럽고 건강해 보임

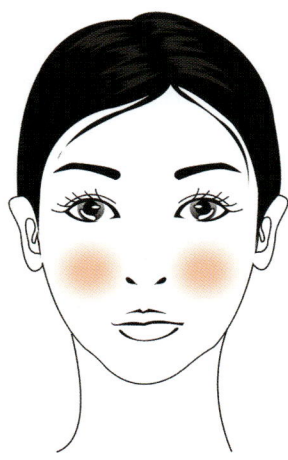

**눈 가운데를 중심선으로 잡고
아래 볼을 동그랗게**
소녀 같고 어려 보임

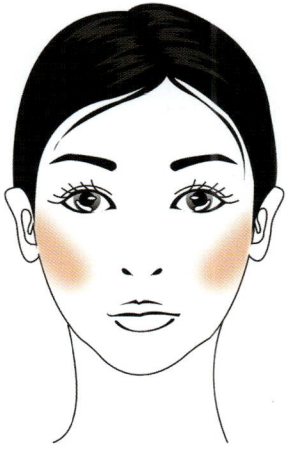

광대뼈를 따라 사선으로
세련되고 턱 선이 날렵해
어른스러워 보임

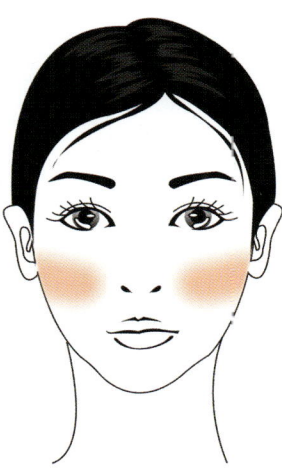

얼굴 가장자리에서 평행선으로
긴 얼굴형을 커버하여 어려 보임

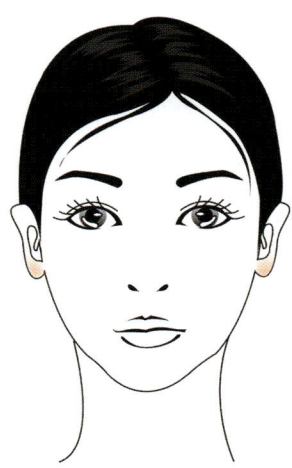

귓볼에만
수줍은 소녀 느낌을 연출할 때 좋음

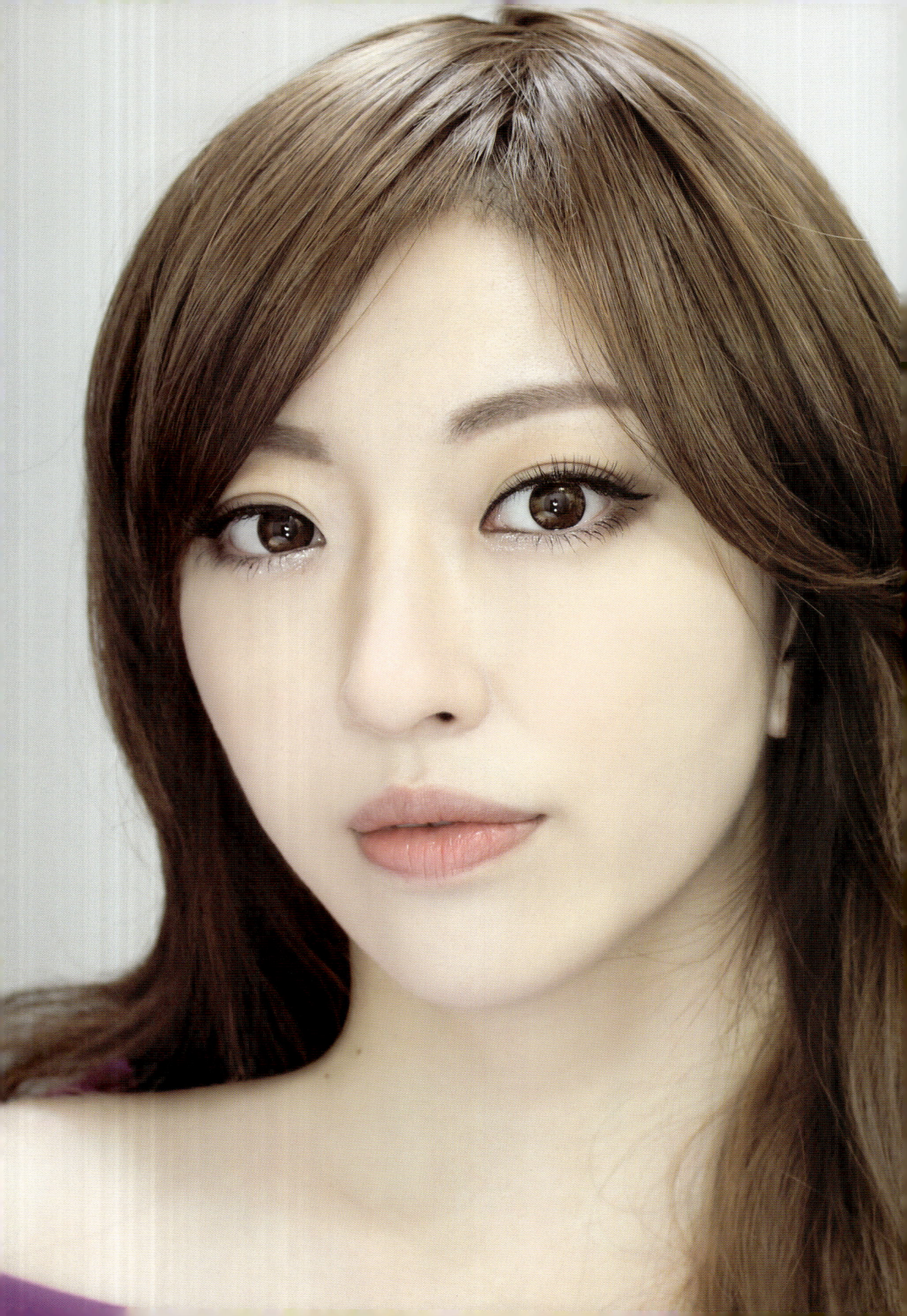

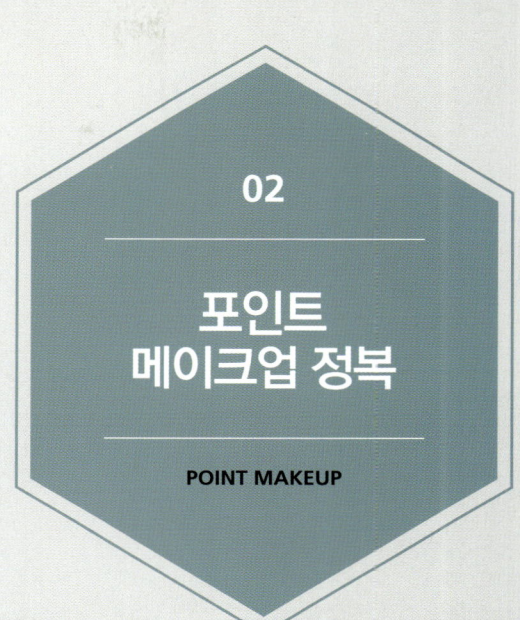

02

포인트
메이크업 정복

POINT MAKEUP

피부가 정리되었으면 이제 이목구비를 듣보이게 할 차례!
수많은 메이크업 스킬 중에서 내가 필요한, 그리고 내게 어울리는 건 따로 있습니다.
아이라인만 잘 그려도 눈이 배는 커 보이고 눈썹 그리는 스타일만 바꿔도 인상이 확 바뀌잖아요.
평소 많은 분들이 궁금해 하던 깨알 같은 포인트 메이크업 테크닉을 한자리에 모았습니다.

Point

**아이브로
종류와 특징**

눈썹 모양에 따라 얼굴 분위기가 달라질 만큼 눈썹은 중요한 부위예요.
자연스럽고 뭉침 없이 발색되는 제품으로 머리 색보다 한 톤 어두운 색상을 골라 사용
하면 좋아요.

종류	아이브로 펜슬	아이브로 케익	리퀴드 아이브로	아이브로 마스카라
특징	색상이 진하지 않고 눈썹 결대로 그리기 쉬워서 빠른 화장이 가능	뭉침이 없고 부드럽게 표현되지만 지속력이 낮음	선명하게 발색되면서 오래가고 아이브로 마스카라로도 사용 가능	눈썹 모만 색상을 입혀 밝은 색으로 표현 가능. 털이 듬성듬성 있다면 피부 표면에 색을 먼저 입힌 다음 마스카라 사용
바르는 곳	피부 표면	피부 표면	피부 표면과 눈썹 모	눈썹 모

아이브로
바르는 순서

1

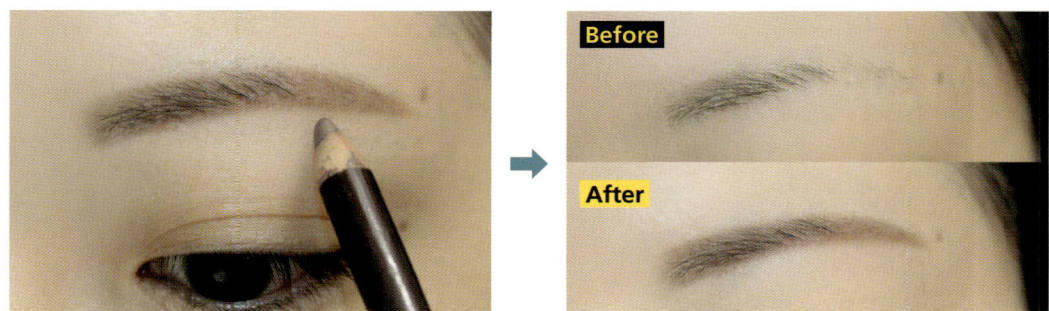

눈썹 앞머리는 연하게, 꼬리는 진하게 눈썹 결대로 피부 표면에 아이브로 펜슬, 케이크, 리퀴드 등으로 색상을 입히세요.
특히 털이 듬성듬성 나 있는 부분을 꼼꼼히 발라줍니다.

2

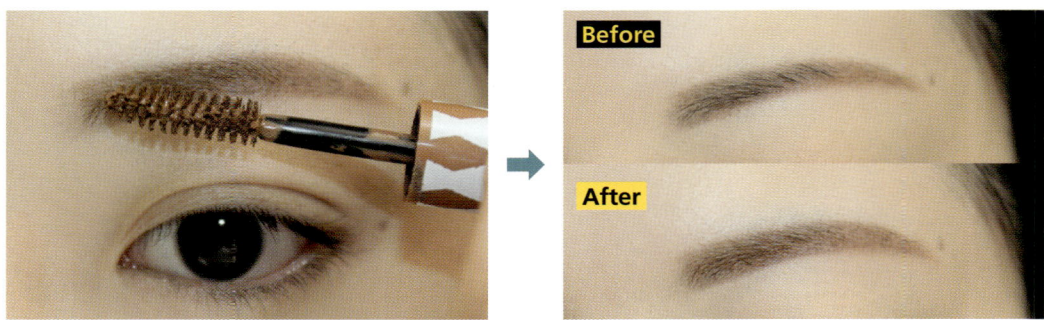

머리 색과 눈썹 색의 차이가 있다면 아이브로 마스카라 또는 리퀴드 아이브로를 이용해 눈썹 모에 머리 색과 비슷한 컬러를 입혀주세요.
1번 과정에서 피부 표면에 바르는 아이브로 색상은 이때 사용하는 아이브로 마스카라 색상과 비슷한 걸로 골라 사용하세요.

적당한 눈썹 길이

콧방울 – 눈꼬리 – 눈썹꼬리 잇는 선까지

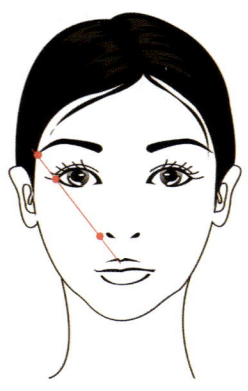

콧방울과 눈꼬리를 잇는 일직선에 맞춰 눈썹꼬리를 그리면 눈썹이 길어져서 성숙한 느낌을 줍니다.
섀도를 많이 사용한 아이 메이크업이나 어른스러운 스타일에 잘 어울려요.

입술 꼬리 – 눈 꼬리 – 눈썹꼬리 잇는 선까지

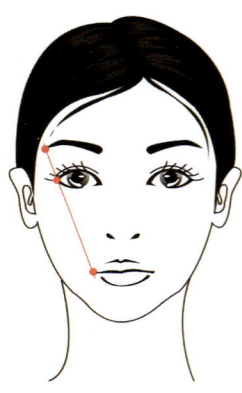

입꼬리와 눈꼬리를 잇는 일직선에 맞춰 눈썹꼬리를 그리면 가장 무난한 눈썹 길이를 만들 수 있어서 어떤 눈썹 모양에도 잘 어울립니다.

눈꼬리 – 눈썹 꼬리 잇는 선까지

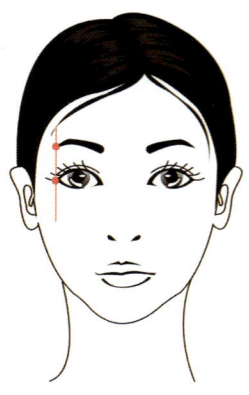

눈꼬리를 일직선으로 맞춰 눈썹 꼬리를 그리면 짧은 눈썹 덕분에 어려 보여요. 도톰한 눈썹을 그릴 때 좋습니다.

눈썹 모양별 특징

눈썹 산을 살린 눈썹

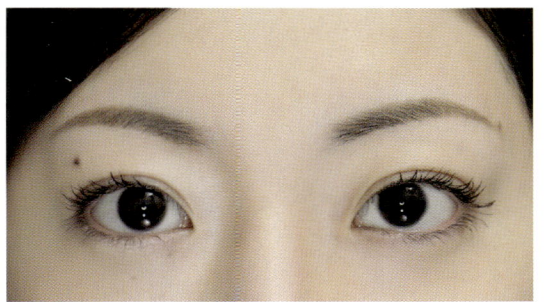

지적이고 세련된 느낌이 납니다. 눈썹 산을 올리면서 도톰하게 그리거나 눈썹의 길이를 짧게 하면 부드러운 분위기가 더해져요.

일자 눈썹

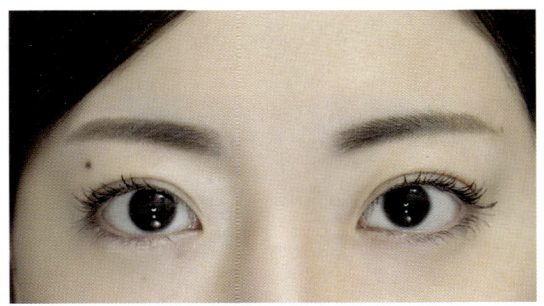

어려 보이지만 약간 남성스러운 느낌이 날 수 있기 때문에 눈썹 길이를 짧게 하고 아이브로 마스카라를 이용해 색을 밝게 연출하는 것이 좋습니다.

아치형 눈썹

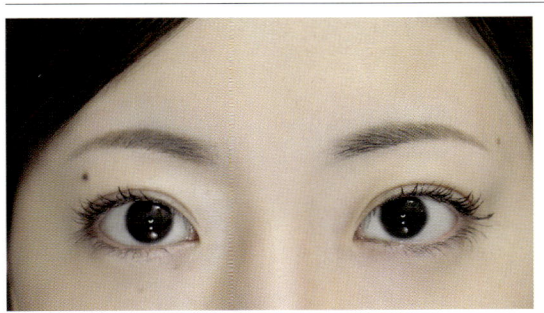

여성스럽고 우아한 느낌이 납니다. 눈썹 길이와 두께에 따라 어려 보이기도 하고 성숙해 보이기도 해요.

아이라이너

아이라이너 종류와 특징

선명한 눈매를 만들어 눈이 커 보이게 해주는 아이라이너는 눈에 자극이 없도록 부드럽게 발리면서 번짐이 덜한 제품을 고르는 것이 중요해요.
아이라인은 한 번에 그리려고 하지 말고 점과 점을 이어가듯 천천히 그려야 합니다. 점막 부분은 눈물 때문에 지워지기 쉬우므로 점막을 채우는 스모키 메이크업을 할 때는 수정 화장을 자주 해줘야 합니다.(아직도 안 번지는 아이라이너 찾아 삼만 리 중)

종류	리퀴드 아이라이너	펜슬 아이라이너	젤 아이라이너
특징	샤프하고 깔끔한 라인을 그릴 수 있지만 스머징이 불가능하고 점막에 사용이 안 됨	스머징이 가능해 자연스럽고 점막에도 사용 가능하지만 잘 번짐	리퀴드의 선명함과 펜슬의 스머징 표현 둘 다 가능하지만 아이라이너 브러시를 따로 준비해야 해서 귀찮음
주의점	덧바를 때 뭉쳐서 벗겨지지 않도록 마스카라액이 스며드는 브러시 끝이 섬세한 붓펜 타입 추천	너무 무르면 뭉치기 쉽고 딱딱하면 눈에 자극이 되므로 손등 테스트해서 뭉침 없이 부드럽게 발리는 제품을 고를 것. 깎을 필요 없고 얇아서 그리기 편한 오토 펜슬 추천	빠르게 굳는 제품은 가루가 떨어지므로 피해야 함

아이라이너 바르는 순서에 따른 느낌 차이

아이섀도 → 아이라이너

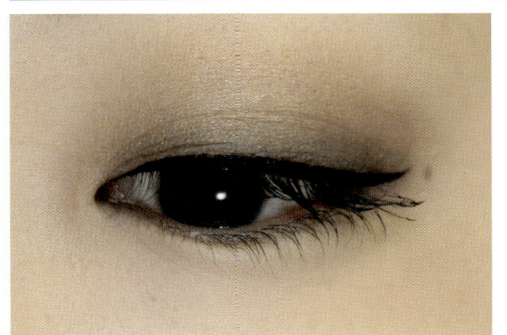

눈매가 또렷한 아이 메이크업을 할 수 있습니다.

아이라이너 → 아이섀도

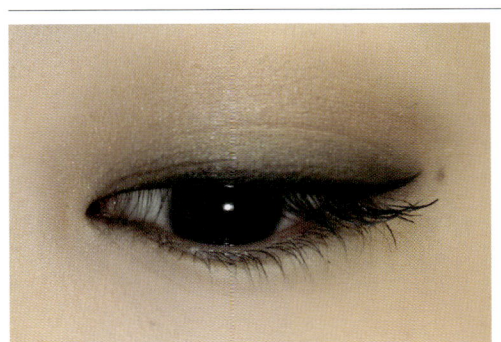

아이라인이 붕 뜨지 않아 피부에 밀착된 느낌의 자연스러운 아이 메이크업을 하고 싶을 때 좋아요.

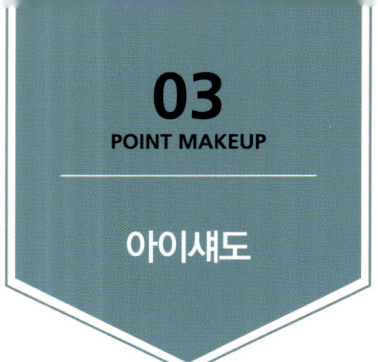

아이섀도 특징과 바르는 도구

처음 화장을 시작할 때 아이라이너나 마스카라에 비해 아이섀도는 왠지 손이 잘 안 갔었어요. 하지만 한번 사용하면 빠져나올 수 없는 개미지옥 같은 존재랍니다. 자연스럽게 눈을 크게 만들고 깊이감을 주는 섀도는 파우더(프레스트)와 크림 타입이 있는데 뭉침 없이 발색되면서 가루 날림이 적은 제품을 골라야 해요. 섀도 바르기 전에는 먼저 눈두덩의 유분을 없애고 한 번에 진한 발색을 기대하지 말고 여러 번 터치해 색상의 짙고 연함을 컨트롤하는 것이 필요합니다.

도구	손가락, 팁	모가 짧은 브러시	모가 풍성하고 긴 브러시
특징	발색이 선명하고 가루 날림이 적지만 세밀한 터치가 어려움	모에 힘이 있어 진한 발색이 가능하고 좁은 부위에 바르기 좋음	은은하게 발색되고 뭉침이 거의 없으며 스머징이 쉽지만 펄 표현이 어려움
적합한 제형	파우더, 크림, 펄 섀도	파우더, 펄 섀도	파우더 섀도

아이섀도 바르는 방법

기본 방법

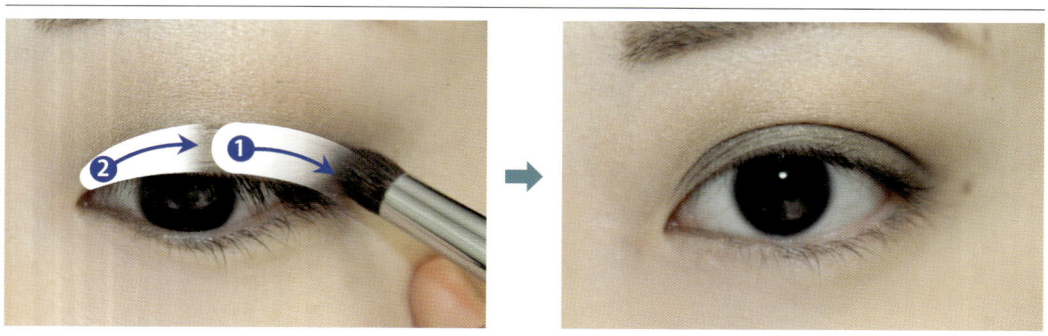

눈두덩에 바를 때 얼룩이 생기지 않도록 하는 것이 중요해요.
눈 중간부터 눈꼬리로 점을 찍듯 발라주고(❶), 그 다음 눈 앞머리에서 눈 중간까지 바르면(❷) 색상이 균일하게 발립니다.

눈꼬리 강조

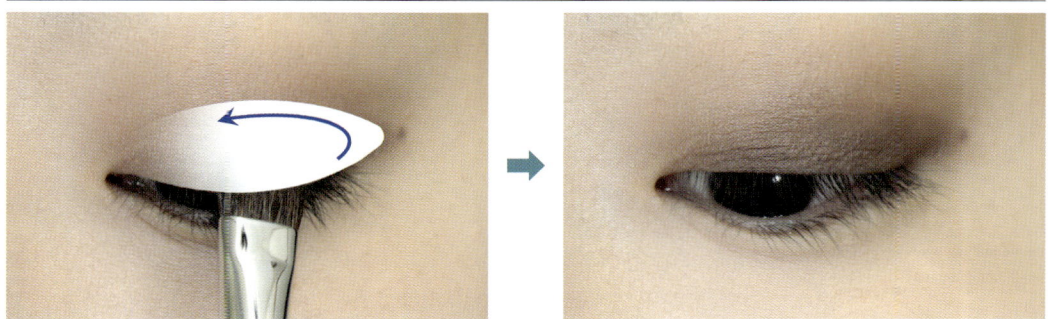

눈꼬리를 강조할 때는 바르는 방향을 바꿔주세요. 진하게 발색할 꼬리 부분에서부터 브러시를 터치해
연하게 발색할 앞머리 쪽까지 발라줍니다.

섀도 경계선 없애기

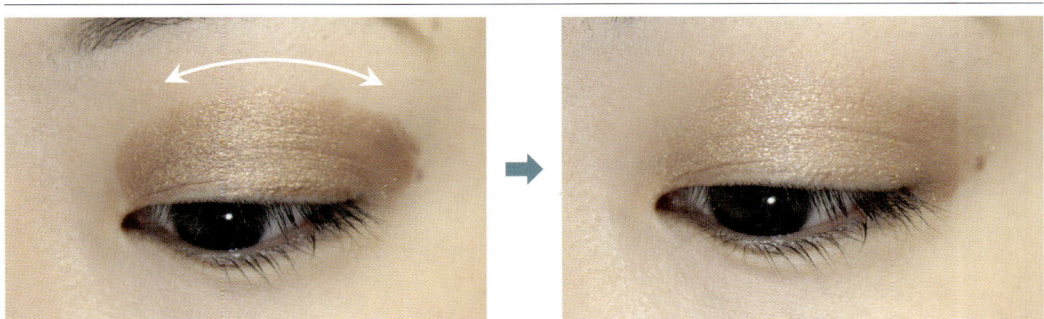

섀도를 바른 뒤 손가락이나 블렌딩 브러시를 이용해 섀도의 가장자리를 문질러 펴주면 경계선이 사라져요.

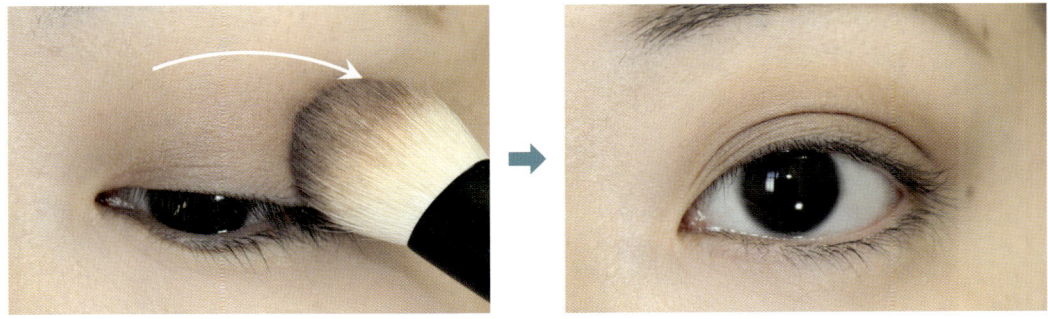

또는 털북숭이 브러시를 이용해 섀도를 한번에 발라주면 섀도의 경계선이 또렷하지 않아 자연스러운 발색이 가능해요.

마스카라 특징

마스카라는 렝스닝(속눈썹을 길게), 컬링(뷰러를 한 듯한 컬), 볼륨(속눈썹을 풍성하게) 등의 기능을 가진 제품들이 있지만 무엇보다 중요한 포인트는 마스카라액이 속눈썹에 뭉침 없이 고르게 묻고, 마른 후 가루 날림이 없는 제품을 골라야 한다는 점이에요.

마스카라 바르는 방법

바를 때 속눈썹 뿌리부터 발라줘야 마스카라 효과를 볼 수 있습니다. 거울을 밑에 두고 내려다 보면서 바르면 좀 더 쉽게 바를 수 있어요. 수전증을 즐기듯 마스카라를 좌우로 흔들면서 위로 올려주면 뭉침 없이 깔끔하게 발리고, 마스카라 끝 부분을 이용해 속눈썹에 마스카라액을 듬뿍 묻힌 뒤 마스카라 전체로 다시 한 번 쓸어 뭉침을 풀어주면 풍성한 속눈썹을 만들 수 있어요. 아래 속눈썹의 경우 먼저 마스카라 끝을 좌우로 움직여 마스카라 액을 묻혀준 뒤 결대로 쓸어 뭉침을 풀어주세요.

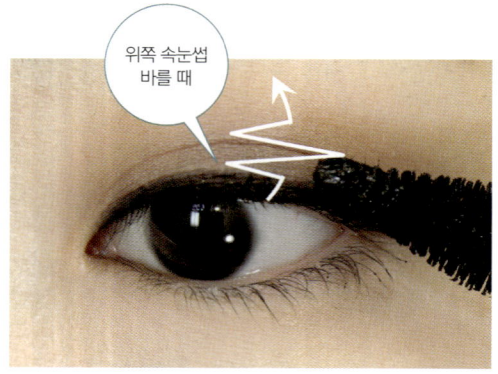

위쪽 속눈썹 바를 때

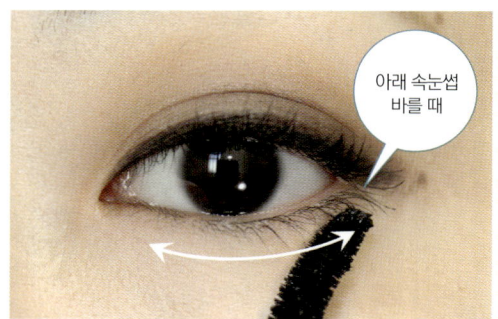

아래 속눈썹 바를 때

속눈썹 모양에 따른 분위기 변화

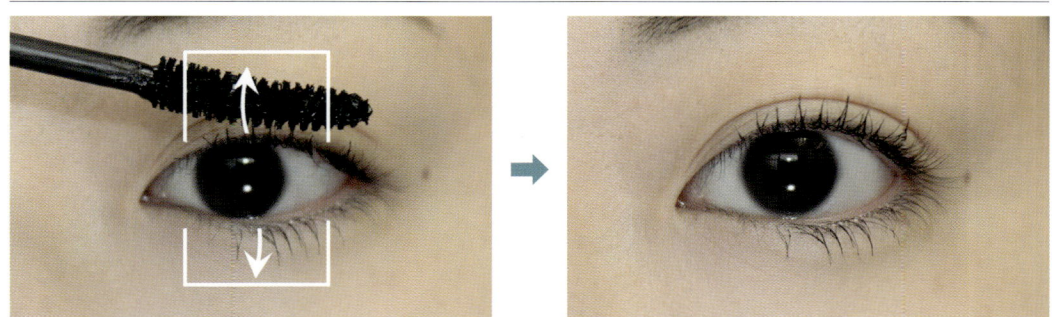

뷰러 후 마스카라로 눈 가운데 부분을 강조해 발라주면 눈을 번쩍 뜬 듯한 동그란 눈이 완성됩니다.

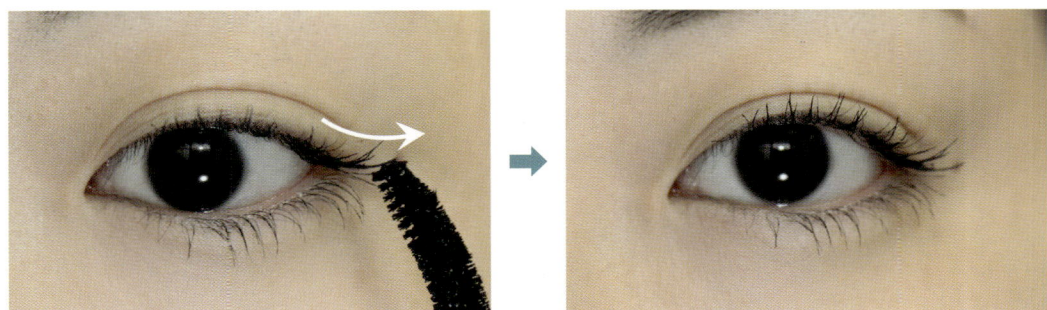

뷰러 후 마스카라를 발라준 뒤 마지막에 눈꼬리 부분을 마스카라 끝으로 터칭하면 눈이 길어 보이는 효과를 얻을 수 있어요.

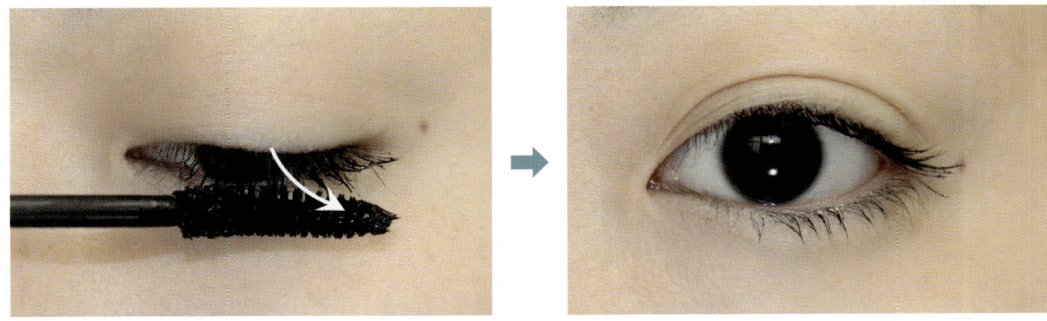

뷰러 생략하고 마스카라를 위에서 아래로 축축 처지게 바르면 소눈처럼 분위기 있는 눈이 완성됩니다.

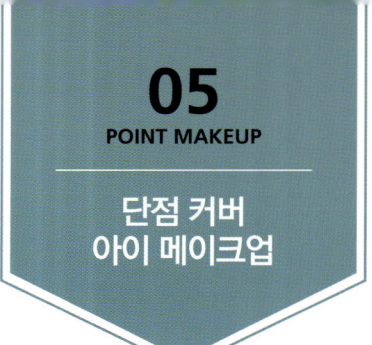
눈이 커 보이는 메이크업

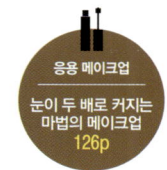

응용 메이크업
눈이 두 배로 커지는
마법의 메이크업
126p

제가 화장을 지우고 나서 거울을 안 보는 이유는 화장했을 때와 안 했을 때의 차이가 너무 크기 때문이에요.
그럼 거울을 보기 위해 눈이 커 보이는 아이 메이크업을 해보겠습니다.

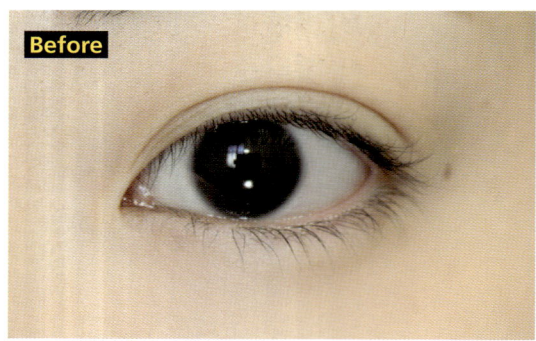

Before

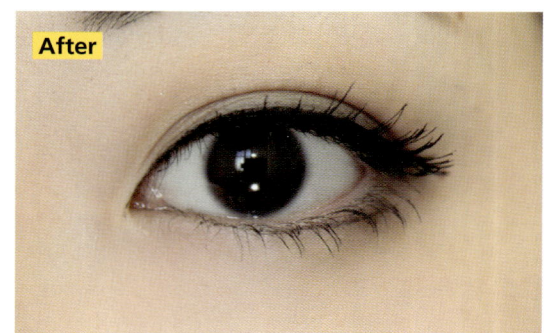

After

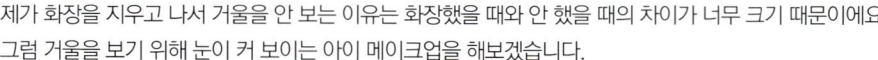

HOW TO MAKE

1

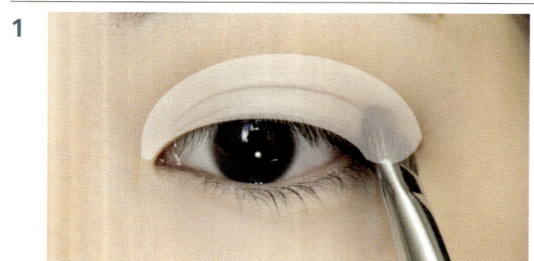

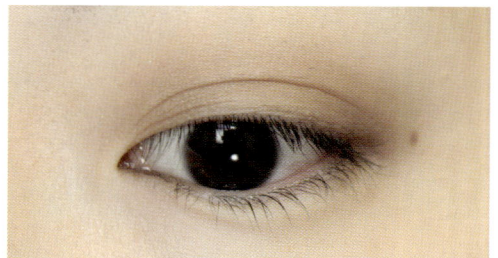

브라운 섀도를 경계선이 생기지 않도록 주의하며 눈두덩에 바릅니다.
눈 길이보다 좀 더 길고 넓게 펴 발라주세요.

2

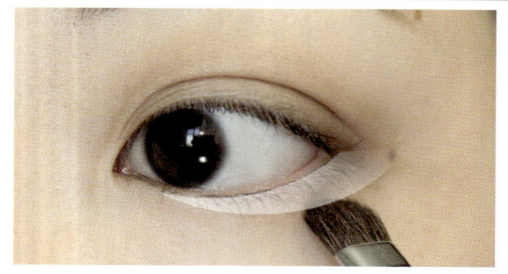

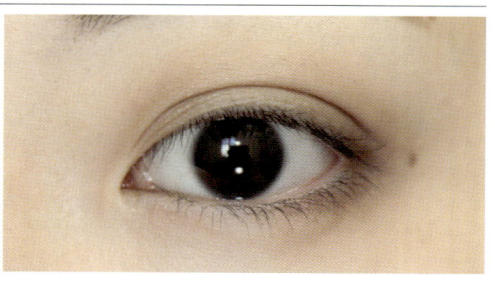

눈 밑에도 위에 바른 것과 같은 브라운 섀도를 발라주면 음영이 생겨 눈이 더 커 보이는 효과를 줄 수 있어요.

3

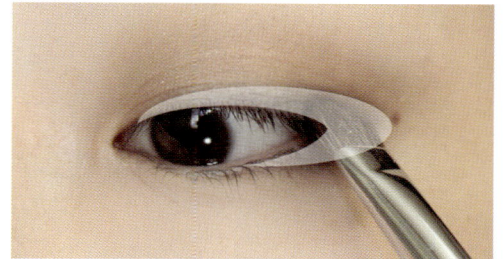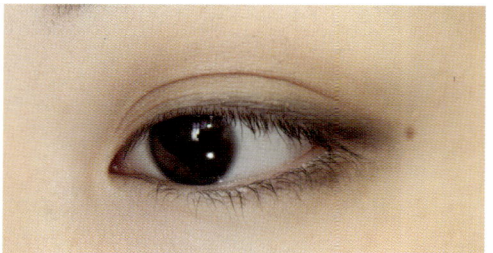

블랙 섀도를 표시 부분에 발라 눈꼬리를 강조하고,

4

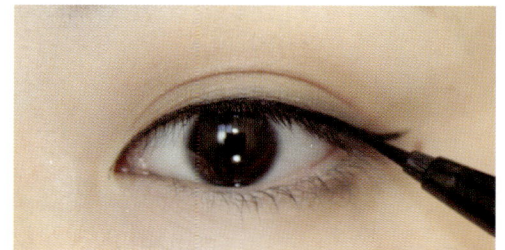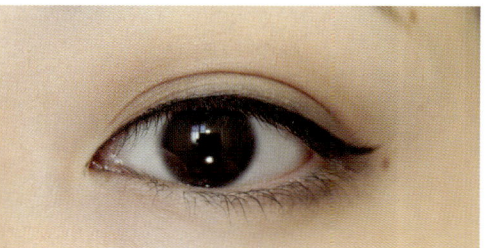

리퀴드 아이라이너를 이용해 블랙 섀도를 바른 부위까지 아이라인을 길게 빼 그려주세요.

5

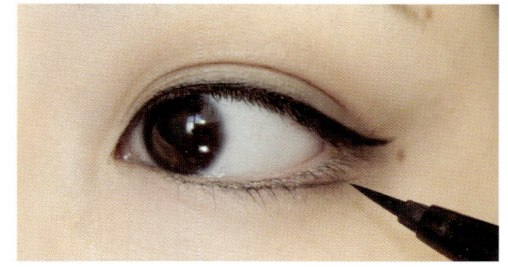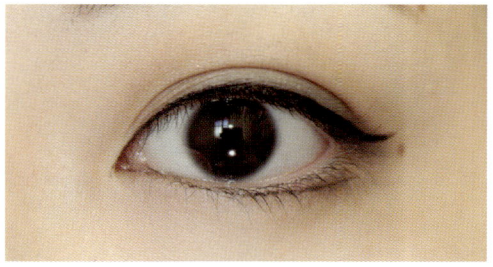

눈 밑은 중간부터 원래 눈 모양보다 더 아래로 라인을 그리기 시작해 꼬리 부분을 띄어서 라인을 마무리합니다.
이렇게 하면 흰자 부분이 좀 더 넓어 보여 눈이 커 보이는 효과가 있어요.

6

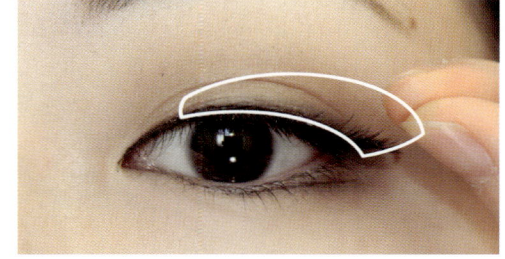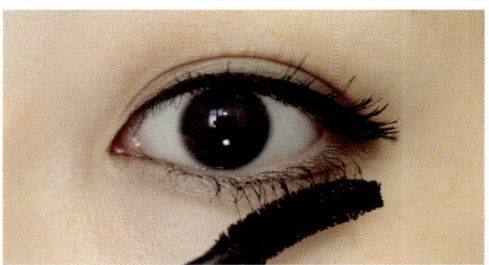

마지막으로 인조 속눈썹을 아이라이너의 꼬리 부분에 맞춰 붙인 다음 마스카라를 발라주세요.

사나운 눈매를
착하게 만들어주는 메이크업

코 찔찔 초딩 시절, 해맑게 뛰댕기다가 날아다니는
날라리와 눈이 마주치자마자 들은 한마디.
"뭘 꼬나봐?"
안… 안 꼬나봤지만 내 싸납데기 눈매를 탓하기로 하며
순둥순둥해 보이는 메이크업을 해보겠습니다.
(비포, 애프터 사진 둘 다 손가락으로 눈꼬리를 올린 채로 촬영해서
원래 제 눈보다 약간 올라간 상태랍니다.)

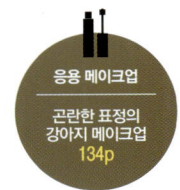

응용 메이크업
곤란한 표정의
강아지 메이크업
134p

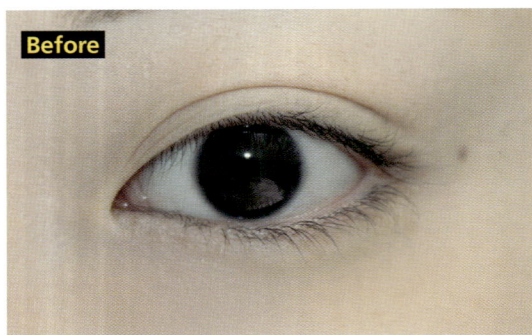

Before

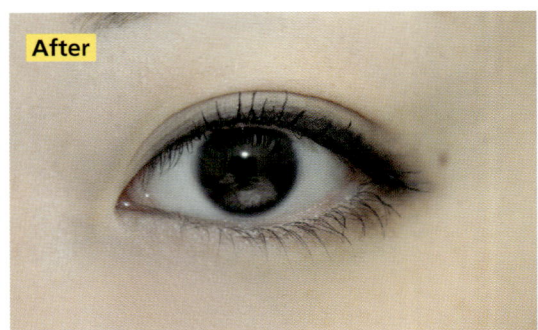

After

HOW TO MAKE

1

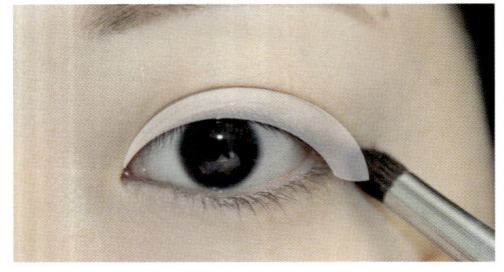

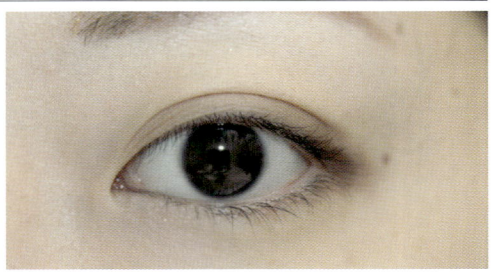

먼저 브라운 섀도를 쌍커풀 부위에 바릅니다. 눈꼬리 부분이 아래로 향하게 발라주세요.

2

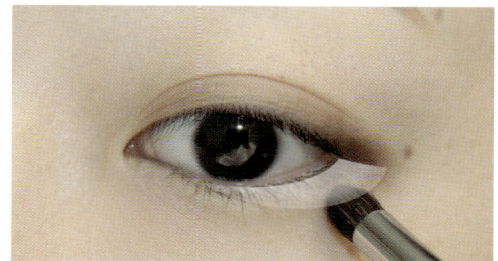 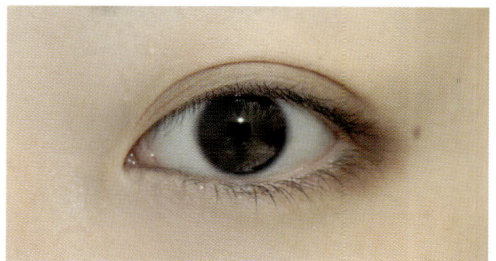

눈꼬리에 바른 섀도가 눈 앞부분으로 이어지도록 브라운 섀도로 눈 아래 가운데까지 쓸어주세요.

3

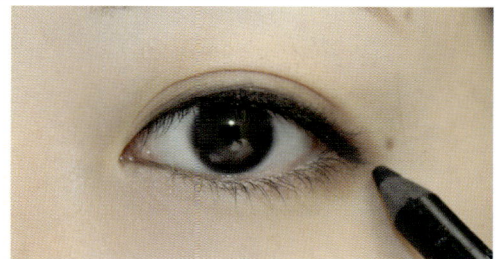 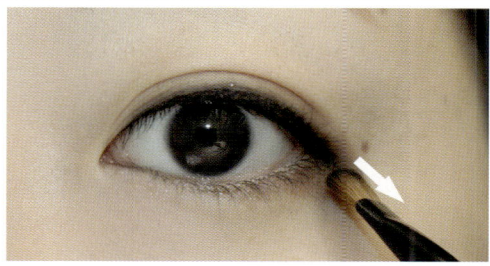

펜슬 아이라이너를 이용해 처지는 느낌으로 눈꼬리를 그린 뒤,
자연스러운 마무리를 우해 브러시(또는 면봉)로 라인 끝을 문질러주세요.

4

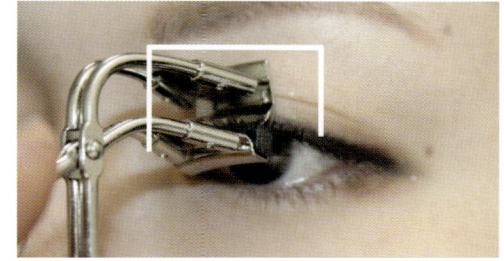 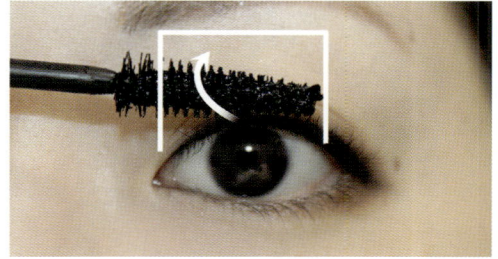

부분 뷰러를 이용해 눈의 2/3 정도 폭만 속눈썹을 집어준 다음 마스카라를 이용해 속눈썹을 위로 올려주세요.

5

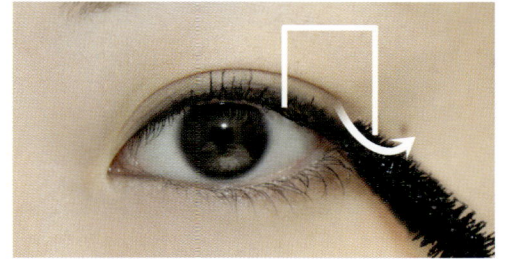 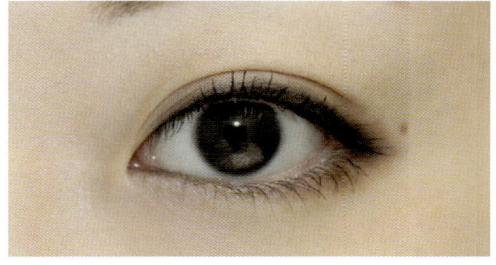

뷰러로 집지 않은 나머지 뒷부분 속눈썹은 아래로 처지도록 마스카라를 발라주면 완성입니다.
이렇게 마스카라 바르는 게 귀찮다면 평상시대로 발라도 괜찮아요.

순둥이를 고양이 상으로
만들어주는 메이크업

눈이 선하면 상대방에게 좋은 첫인상을 남기죠.
하지만 그러다 갑자기 "인상이 참 좋으시네요~"라고 접근하는 사람한테 걸려
길에서 10분이고 20분이고 설교 듣고 기도하러 가게 될지도 모르니
눈꼬리를 확 올려서 싸납데기 스멜을 풀풀 풍겨보겠습니다.
(비포, 애프터 사진 둘 다 손가락으로 눈꼬리를 처지게 만든 채로 촬영을 했어요!)

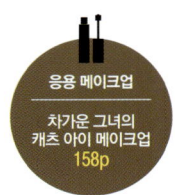

응용 메이크업

차가운 그녀의
캐츠 아이 메이크업
158p

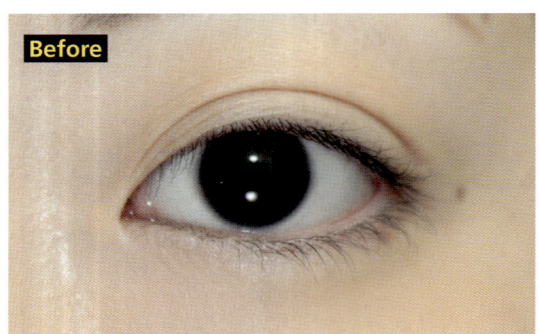

Before

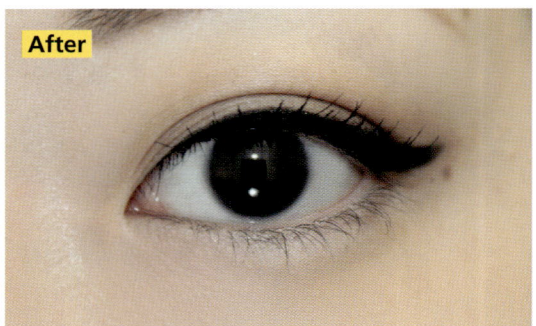

After

HOW TO MAKE

1

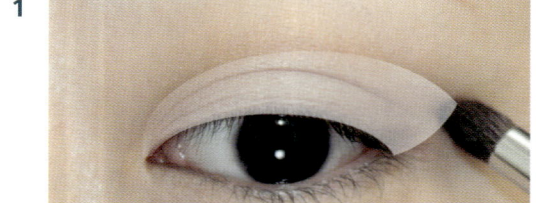

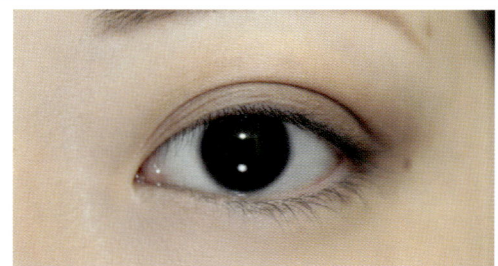

브라운 섀도를 눈두덩이에 바릅니다. 이때 눈꼬리 쪽으로 갈수록 넓어지는 느낌으로 발라주세요.

2

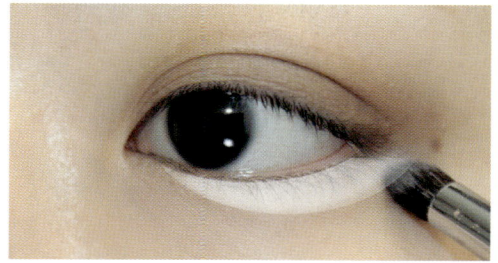 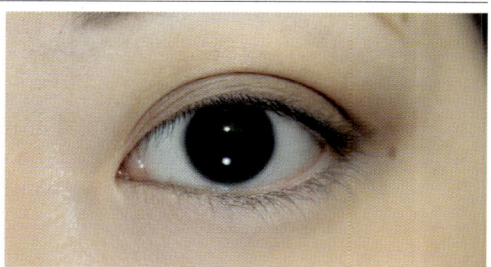

화이트 섀도를 언더라인 뒷부분에 발라주면 눈이 올라가 보이는 착시 효과가 생깁니다.

3

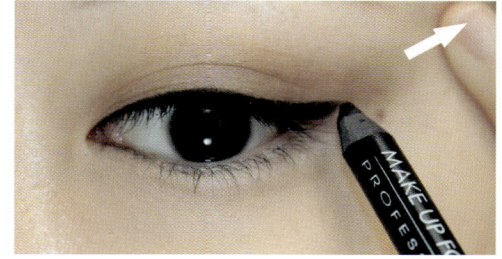 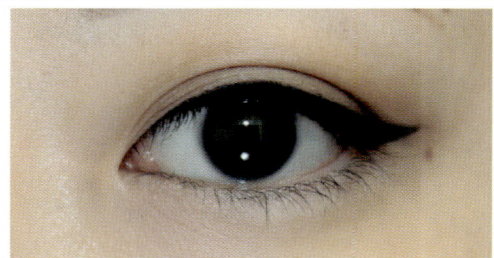

블랙 아이라이너를 이용해 아이라인을 그립니다. 손가락으로 눈꼬리 부분을 올린 채로 아이라인을 그리면
손쉽게 눈꼬리가 올라간 캐츠 아이를 만들 수 있어요.

4

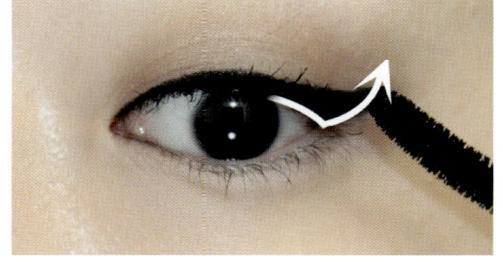 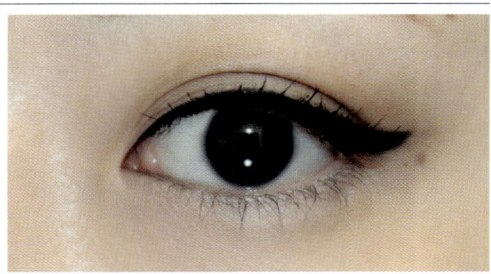

마지막으로 눈꼬리 부분을 강조해서 마스카라를 발라주면 완성입니다.

몰려 있는 눈
떨어뜨리는 메이크업

두 눈이 서로 친한 건 좋지만 눈이 몰려 보여서 얼굴 주인은 슬퍼… 또르르.
하지만 눈꼬리를 강조해서 메이크업을 하면 눈 사이가 멀어 보이는 효과를 줄 수 있어요.
단, 눈 사이가 가깝지 않은데 이 메이크업을 하면 거울을 볼 때마다
생선 얼굴을 만날 수 있으니 주의하세요.

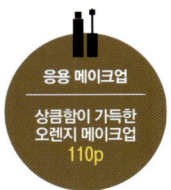

응용 메이크업
상큼함이 가득한
오렌지 메이크업
110p

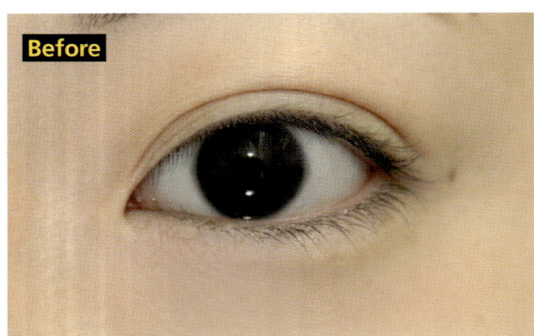

Before

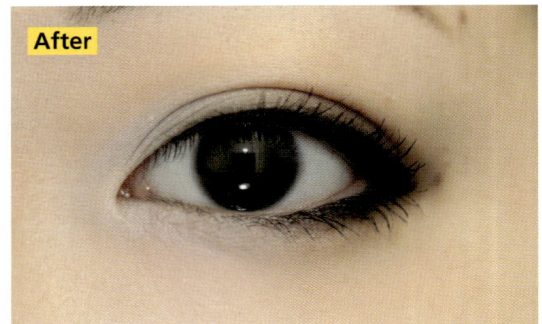

After

HOW TO MAKE

1

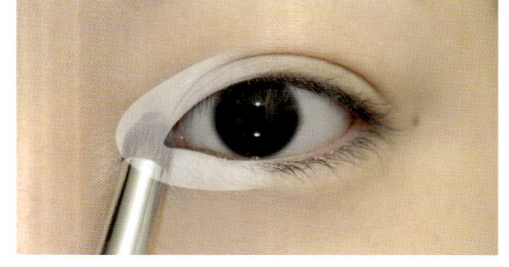

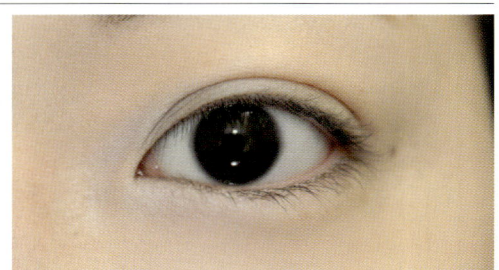

밝은 색 섀도를 이용해 눈 앞머리를 채워서 눈 사이 공간이 좀 더 넓어 보이도록 해주세요.

2

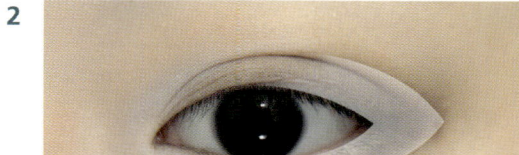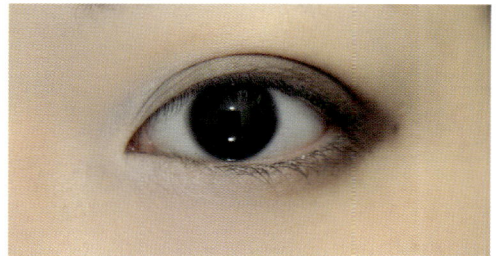

진한 섀도를 이용해 눈꼬리 부분을 감싸면서 눈 위아래 중간 부분까지 섀도를 펴 발라주세요.

3

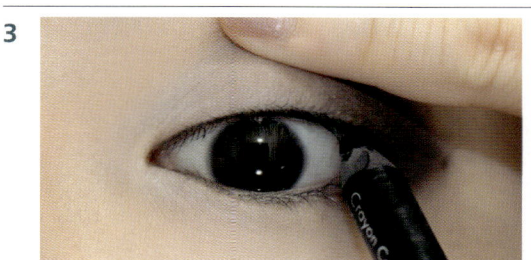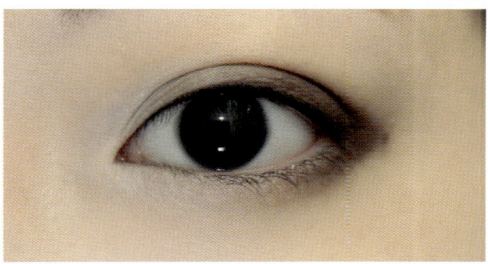

눈두덩을 살짝 올린 채로 펜슬 아이라이너를 이용해 속눈썹 사이를 채우고,

4

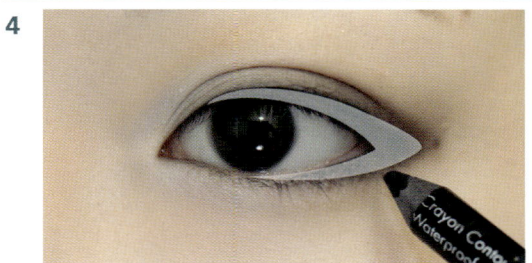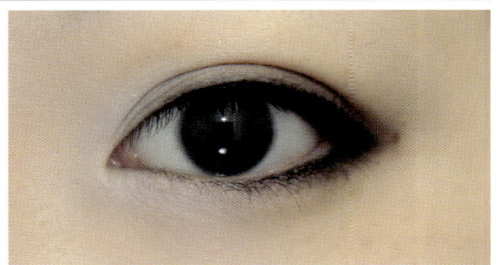

눈꼬리 쪽으로 갈수록 0·이라인이 두꺼워지도록 그려줍니다.
이때 특히 눈 밑 아이라인은 눈 중간을 넘어가지 않도록 해서 꼬리 쪽을 강조해줘야 해요.

5

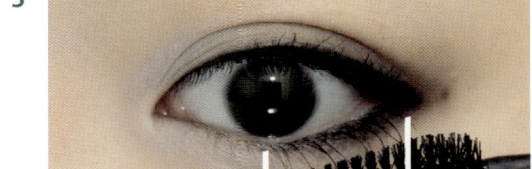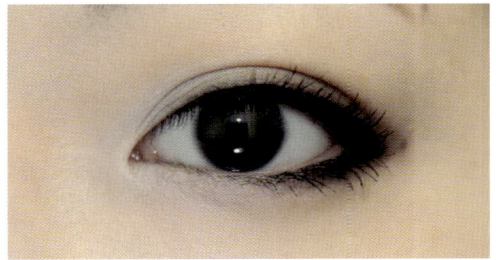

마지막으로 마스카라를 바르는데 아이라인에 맞춰 뒤쪽 반만 바르도록 합니다.

눈 사이 간격 좁혀주는
오작교 메이크업

눈 사이가 멀 경우 아이섀도와 아이라이너로 약간만 눈 길이를 더해주면 눈이 아주 가까워져요.
고로 이 메이크업은 오작교 같은 화장법이랄까?
화장하면 눈과 눈이 만나지만 지우면 바로 헤어짐!

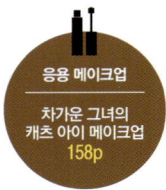

응용 메이크업

차가운 그녀의
캐츠 아이 메이크업
158p

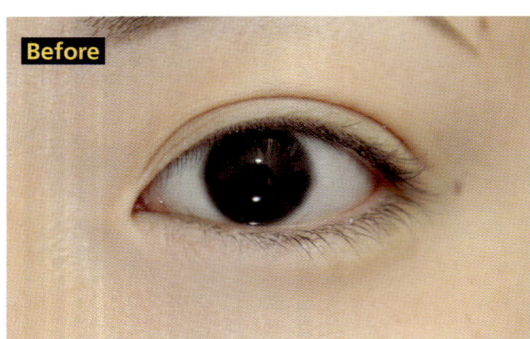

Before

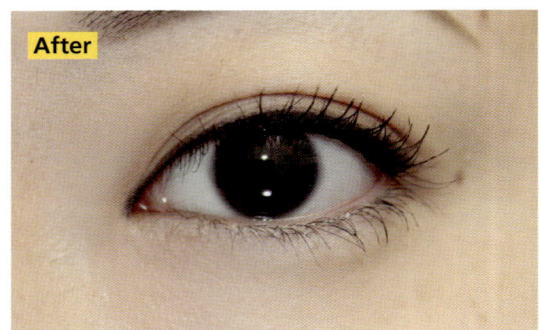

After

HOW TO MAKE

1

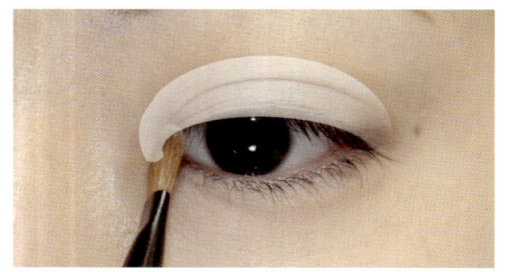

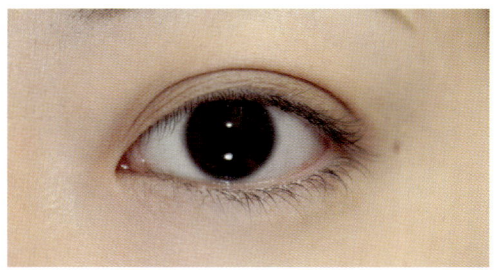

눈꼬리와 달리 눈 앞머리는 조금만 화장해도 효과가 크기 때문에 과하지 않게 제품을 사용하세요.
먼저 브라운 섀도를 이용해 눈꺼풀에 음영을 넣습니다. 이때 앞머리는 은은하고 얇게 발라주세요.

2

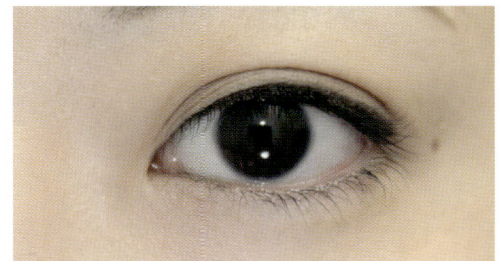 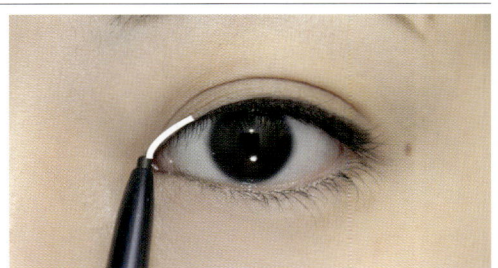

평소에 그리는 스타일대로 아이라인을 그립니다. 그런 다음 눈을 뜬 채로 눈 앞머리에 아이라인을 얇게 그려주세요.

3

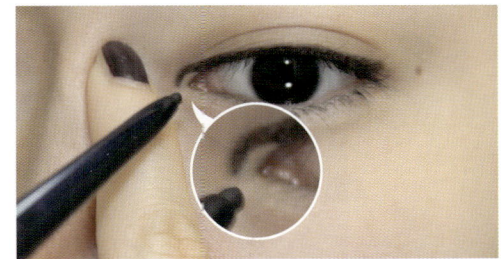 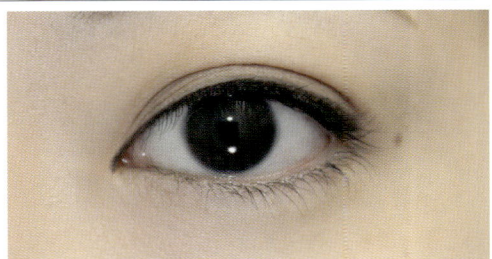

눈 앞머리를 살짝 당겨서 비어 있는 부분을 아이라이너로 채워주세요.
이때 점막에 너무 가까우면 번질 수 있으므로 눈을 떴을 때 보이는 부분에만 채우면 됩니다.

4

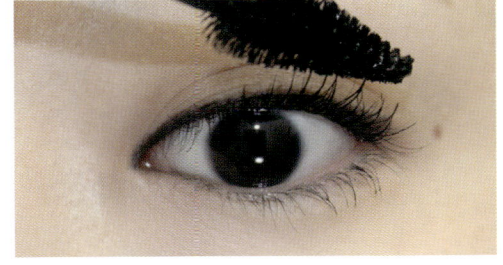 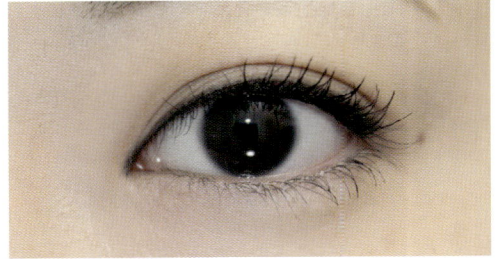

마스카라는 딱히 테크닉이 필요하지 않아요. 원하는 스타일로 마스카라를 발라주면 끝입니다.

눈두덩 부기
가려주는 메이크업

평소에 눈이 톡 튀어나와 있거나 눈두덩 살이 많은 사람은
야참으로 라면 먹으면 그 다음 날 개구리 왕눈이가 요기 잉네! 합니다.
그나마 부기라면 차가운 팩으로 가라앉힐 수 있지만
원래 눈톡튀이거나 눈두덩 살이 포동포동하다면 차가운 팩 따윈 도움이 되지 않죠.
그럴 때 화장으로 가라앉히는 방법 소개하겠습니다.

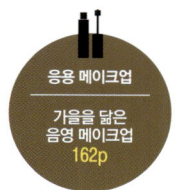

응용 메이크업

가을을 닮은
음영 메이크업
162p

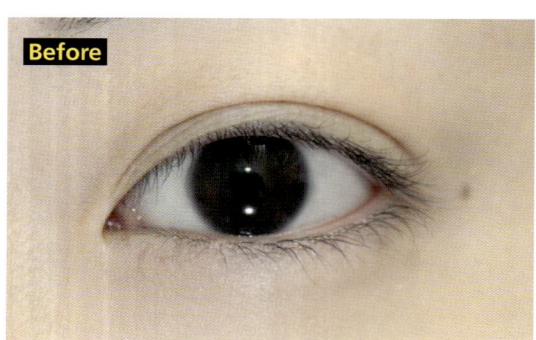

Before

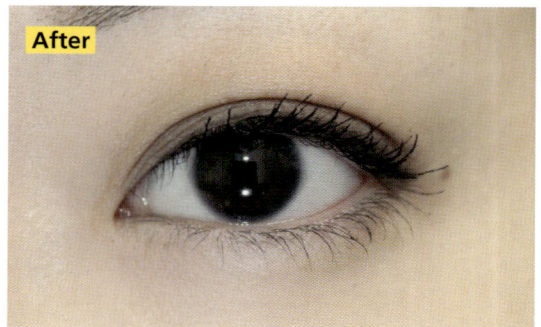

After

HOW TO MAKE

1

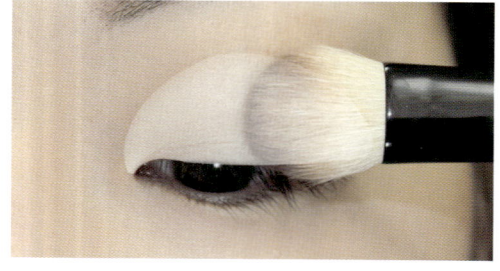

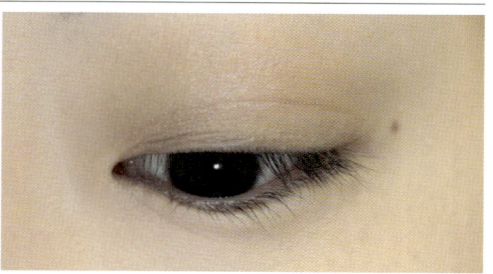

화이트 계열의 밝은 섀도를 바르면 눈이 더 부어 보이므로 은은한 브라운 섀도로 베이스를 깔아주세요.
이때 눈두덩 가운데 부분을 볼록하게 위로 좀 더 칠해줘야 눈두덩의 부기를 가리는 데 효과적입니다.

2

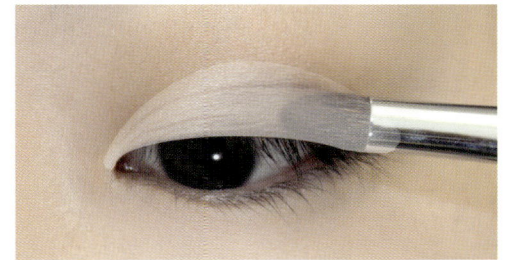 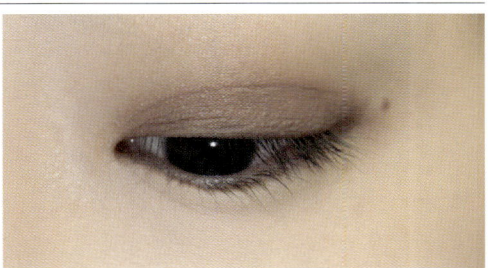

진한 브라운 섀도를 이용해 눈매를 진하게 만들 거예요.
베이스를 깔 때와 마찬가지로 눈두덩 가운데가 위로 볼록한 형태가 되도록 섀도를 발라줍니다.

3

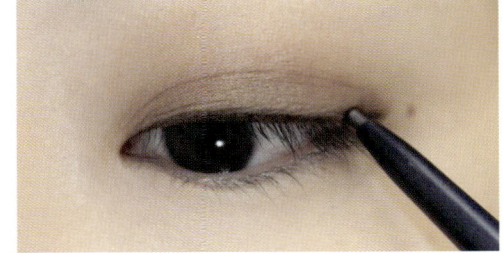 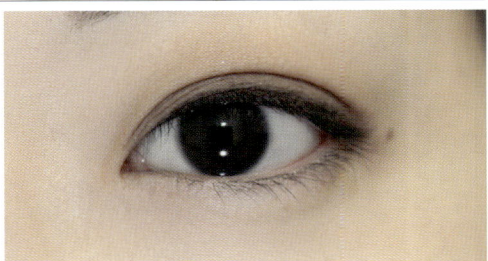

그런 다음 원하는 스타일로 아이라인을 그리고,

4

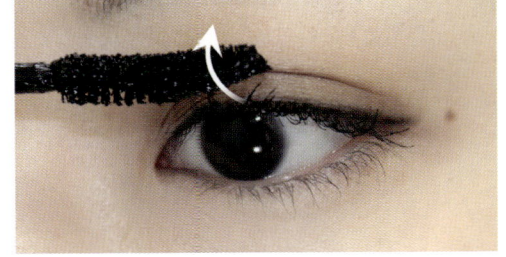 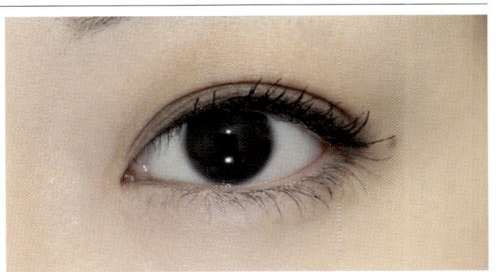

마스카라를 발라주면 완성입니다. 눈두덩의 부기를 가라앉힐 때 가장 중요한 포인트는
톤 낮은 섀도를 이용해 가운데가 볼록하게 발라주는 것! 꼭 기억하세요.

서클렌즈 낀 듯
동그란 눈 만드는 메이크업

"어디서 눈을 동그랗게 뜨고 쳐다봐?"라며 어른들이 혼낼 때
"원래 눈이 동그란데요."라고 대답할 수 있을 만한 동그란 눈을 만들어보아요.

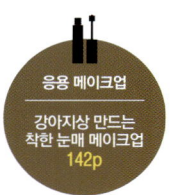

응용 메이크업

강아지상 만드는
착한 눈매 메이크업
142p

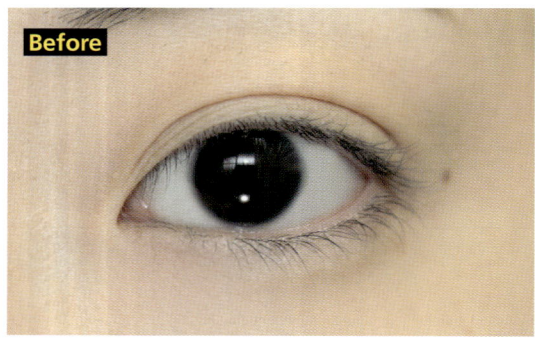

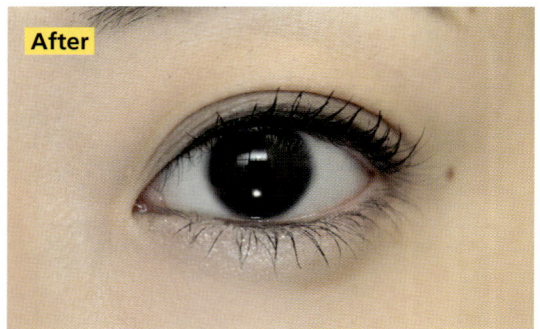

HOW TO MAKE

1

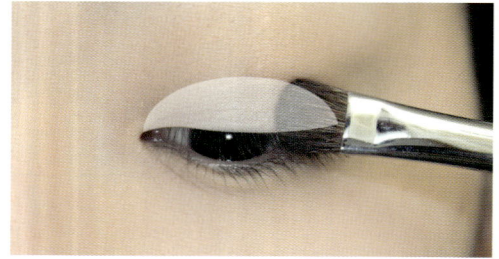

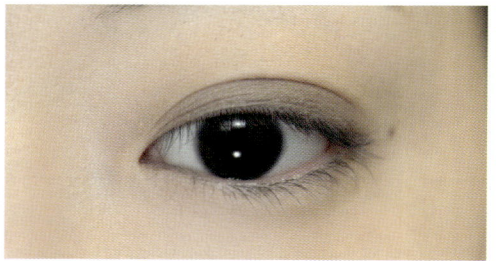

브라운 섀도를 눈두덩에 발라주세요. 눈이 커 보이기 위해 대부분 섀도를 눈 길이보다 넓게 바르지만
동그란 눈을 만들기 위해선 눈 길이에 딱 맞춰 섀도를 발라야 합니다.

2

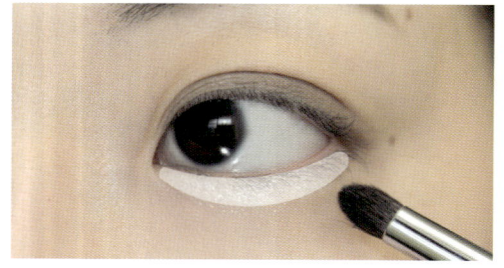

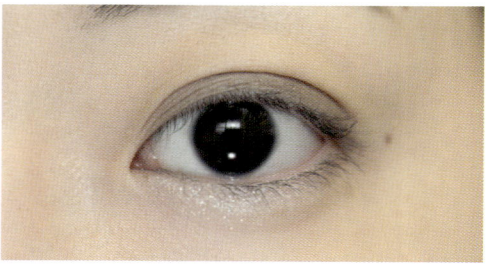

그런 다음 눈 밑에 화이트 펄 섀도를 발라 볼륨을 주고,

3

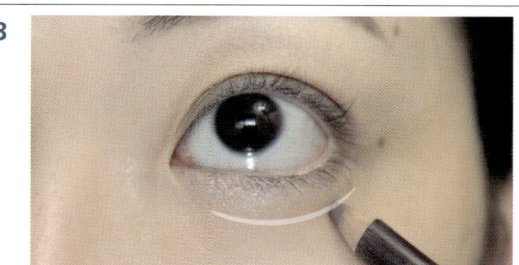 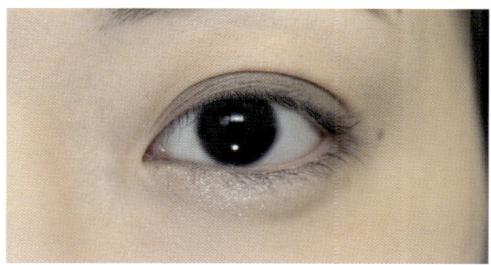

펄 없는 브라운 라이너로 애교살의 그림자를 살짝 그려주면 수술하지 않아도 진짜 같은 애교살이 만들어져요.

4

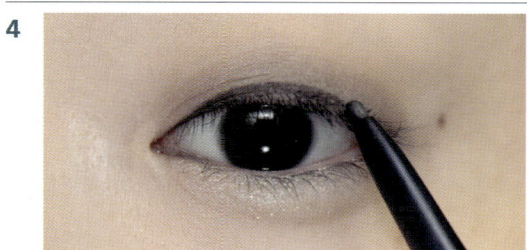 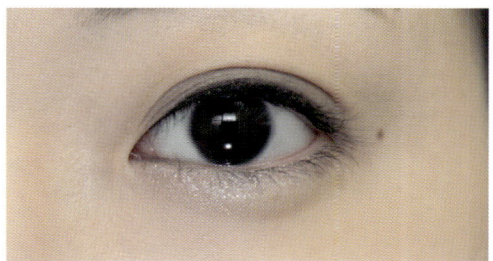

그 다음 아이라인을 그리는데 눈 가운데가 볼록하게 살짝 초승달 모양으로 라인을 그리는 게 포인트!

5

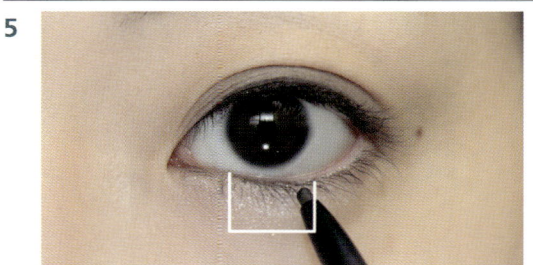 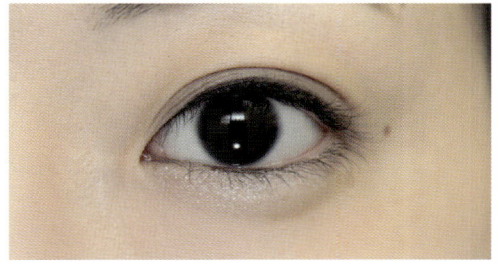

눈 밑은 눈동자 바로 밑에만 펜슬 아이라이너로 채워주세요.

6

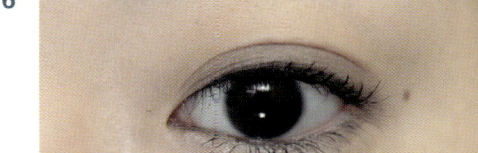 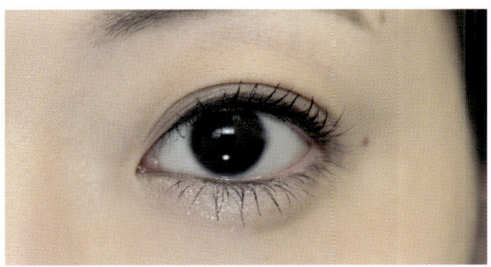

마지막으로 뷰러를 하고 마스카라를 하는데 아래 속눈썹은 아이라인을 그린 부분에만 마스카라를 칠해
눈이 눈동자를 중심으로 위아래로 틔어 보이도록 합니다.

답답한 눈매 시원하게
만들어주는 메이크업

눈꼬리의 속눈썹이 너무 짙거나 아이라이너로 눈꼬리를 꽉 채우면 눈이 답답해 보여서
에어컨을 세게 틀었는데도 더운 느낌을 줘요.
한여름에 시원한 바닷가에 놀러 간 듯 C1C1한 탁 트인 눈매를 만들어볼게요.

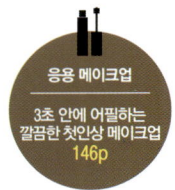

응용 메이크업

3초 안에 어필하는
깔끔한 첫인상 메이크업
146p

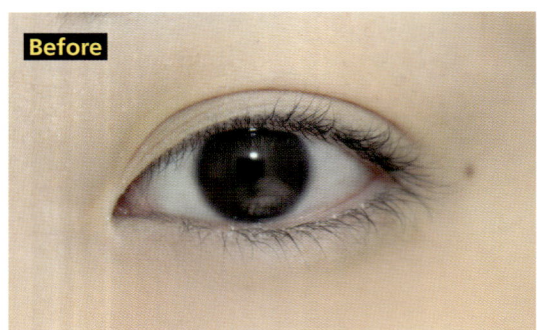

Before

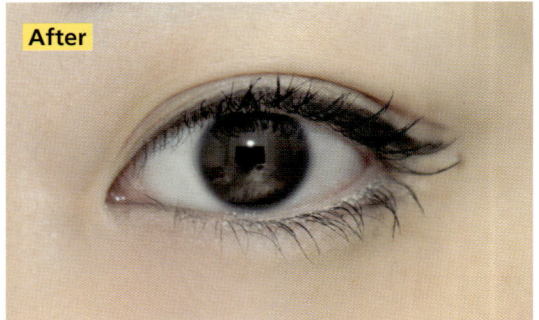

After

HOW TO MAKE

1

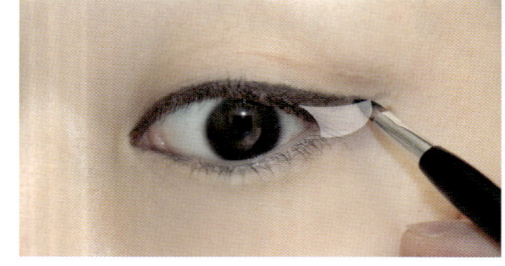

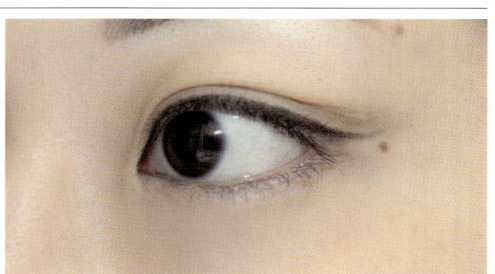

아이라인을 그릴 때 실제 눈 라인과 사이를 조금 띄운 채로 아이라인 꼬리를 빼주세요.

2

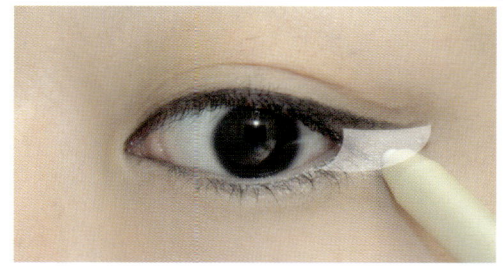 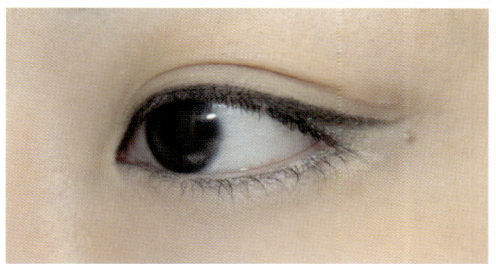

아이라인과 눈 라인 사이의 빈 공간에 화이트 펜슬(또는 화이트 섀도)을 발라 좀 더 트여 보이도록 만들었어요.

3

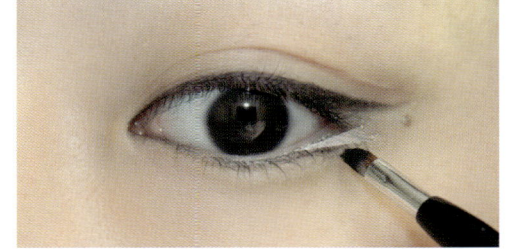 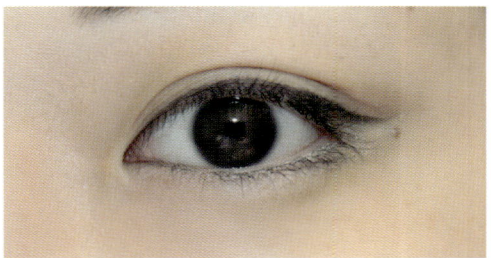

눈 밑 아이라인도 눈꼬리쪽으로 갈수록 공간을 비워 위와 아래의 아이라인이 거의 수평이 되도록 그리고,

4

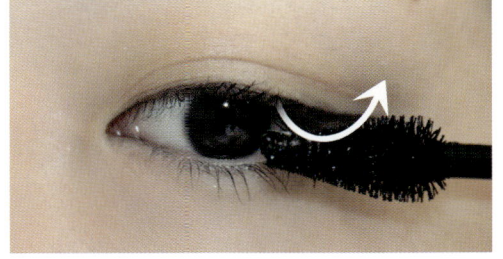 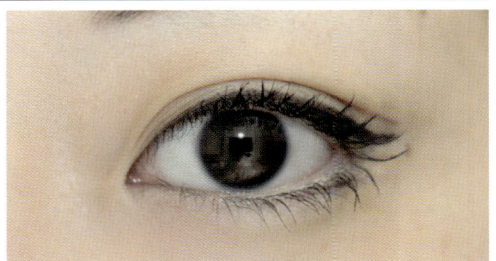

뷰러 후 마스카라를 발라주면 끝!

앞트임, 뒤트임 한 듯
눈이 길어지는 메이크업

눈 길이가 짧아 슬프다면 자연스럽게 양쪽으로
쫙~ 찢어진 것처럼 눈이 길어 보이는 메이크업을 해보세요.
앞트임, 뒤트임 수술이 필요 없당게요!

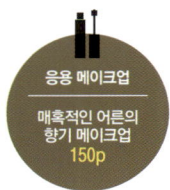

응용 메이크업

매혹적인 어른의
향기 메이크업
150p

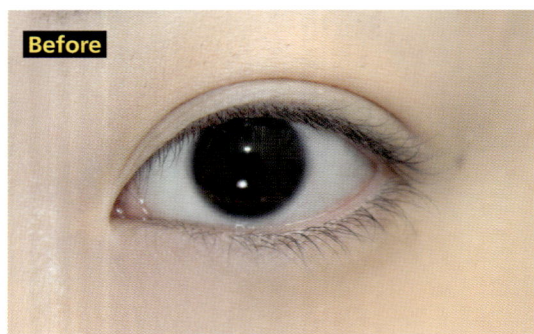

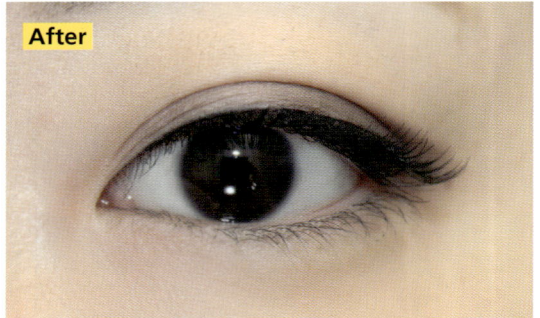

HOW TO MAKE

1

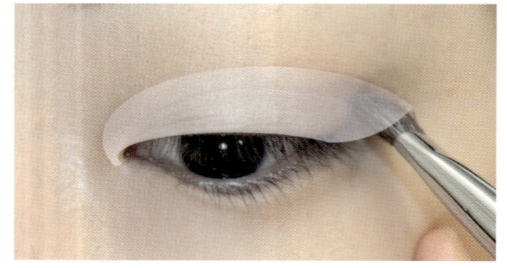

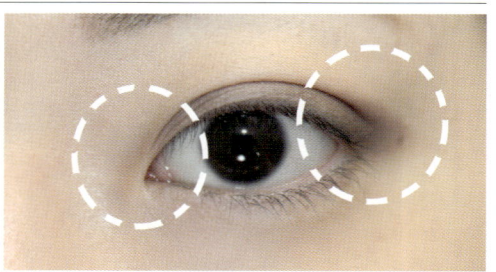

먼저 브라운 섀도를 눈두덩에 바릅니다. 눈 앞머리와 눈꼬리 부분까지 섀도를 잘 발라줘야 자연스럽게 눈이 길어 보여요.

2

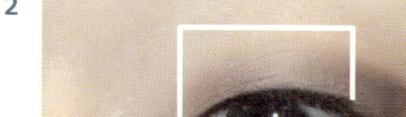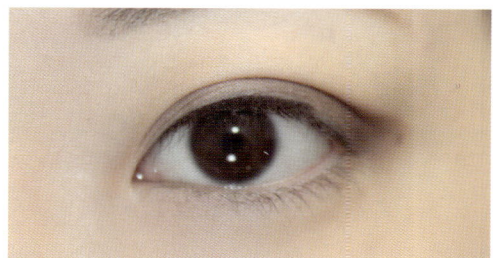

눈 앞머리부터 눈 전체 길이의 2/3 정도까지만 아이라인을 그린 뒤,

3

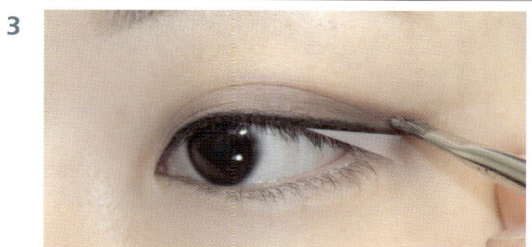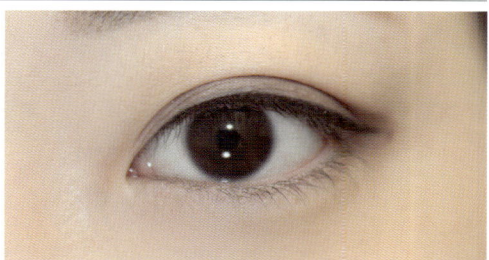

내 눈꼬리보다 조금 더 길게 아이라인을 이어 그려주세요.

4

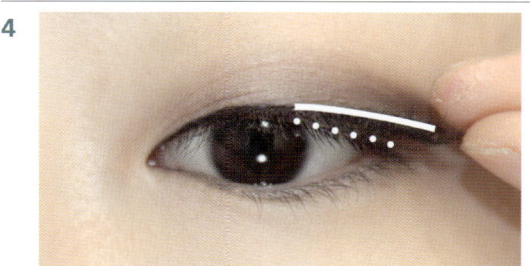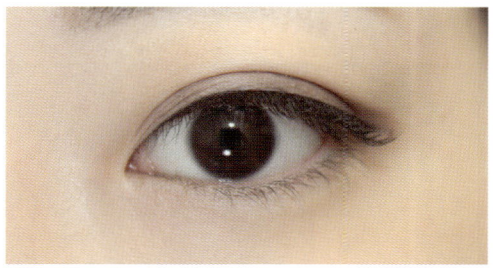

좀 더 드라마틱한 효과를 위해 인조 속눈썹을 붙이는데 실제 내 눈 라인(점선 표시 부분)이 아닌
아이라이너로 만든 짝퉁 라인(실선 표시 부분)에 맞춰 붙여주는 것이 포인트!

5

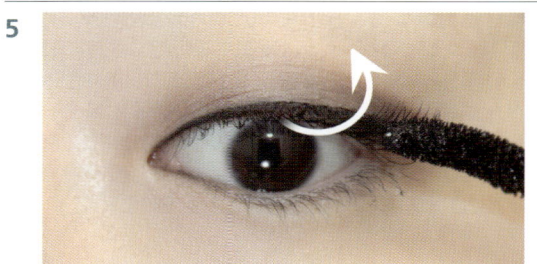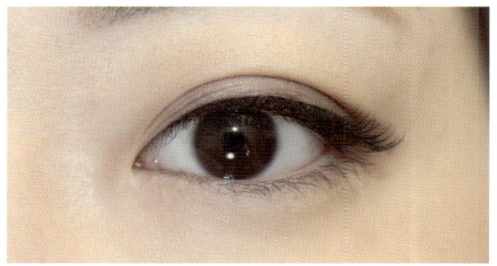

인조 속눈썹과 내 속눈썹이 어우러지도록 마스카라를 잘 발라주면 완성입니다.

쌍꺼풀 수술 후
부기 감추는 메이크업

"쌍수 들고 환영합니다!" 라는 말에 양쪽 눈두덩을 들고 있다면 당신은 쌍꺼풀 수술을 했군요! (by 코난)
쌍꺼풀 수술 후 부기가 빠지지 않아 두툼한 쌍꺼풀 라인 때문에 고민이라면
섀도와 아이라이너로 감춰보도록 할까요?

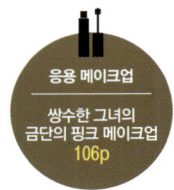

응용 메이크업
쌍수한 그녀의
금단의 핑크 메이크업
106p

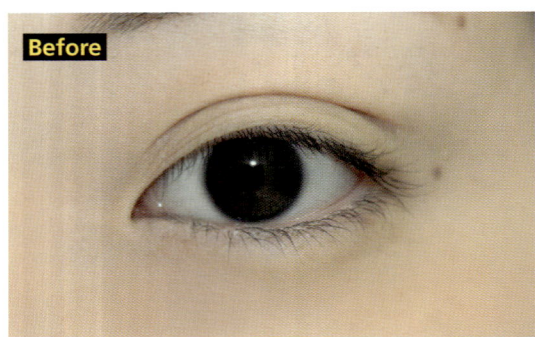

Before

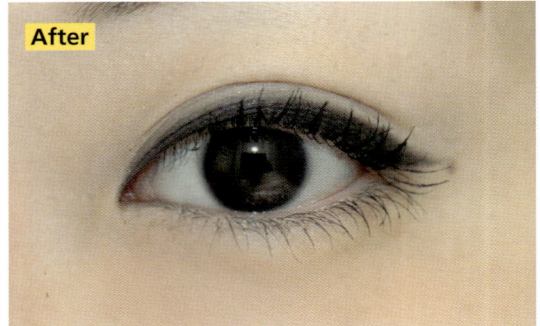

After

HOW TO MAKE

1

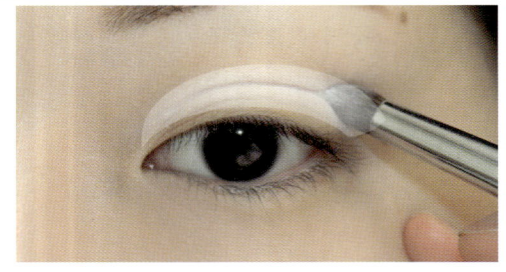

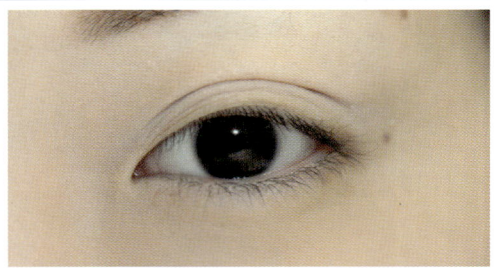

먼저 화이트 섀도를 쌍꺼풀 라인을 중심으로 넓게 펴 발라 전체적으로 환하게 만들어
쌍꺼풀 라인을 덜 또렷하게 만듭니다.

2

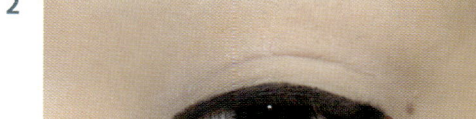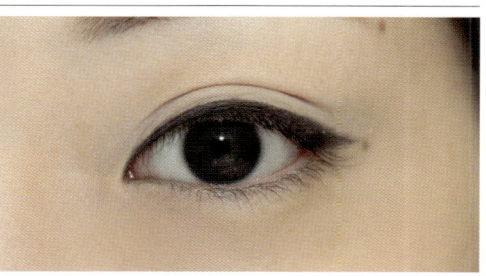

그런 다음 크림 타입 아이라이너로 굵게 아이라인을 그립니다.
쌍꺼풀 두께의 1/2(또는 1/3)을 아이라이너를 이용해 과감하게 채워주세요.

3

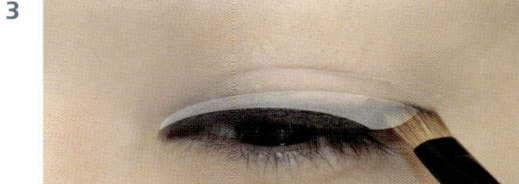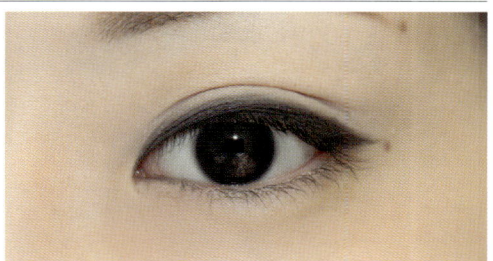

아이라인과 눈꺼풀이 자연스럽게 연결되어 보이도록
아이라이너 바른 분위의 경계선을 덮어가며 블랙 섀도를 발라주세요.

4

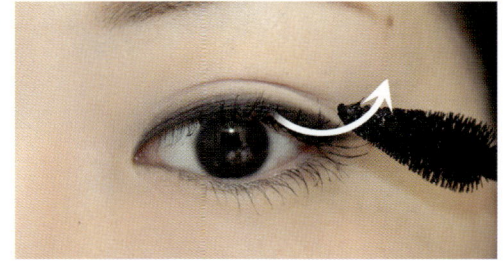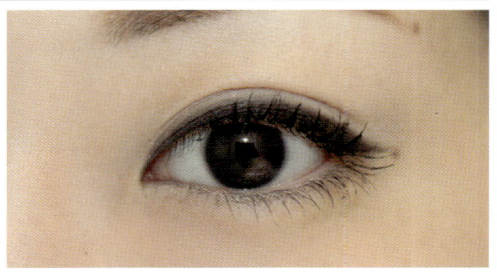

도톰해진 아이라인이 눈에 띄지 않도록 속눈썹을 뷰러로 확실하게 집고 마스카라를 발라주세요.

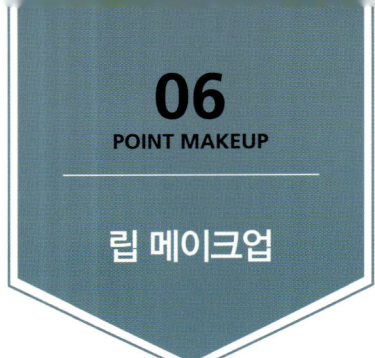

립 메이크업

립 메이크업 제품 종류와 특징

립스틱, 립글로스, 틴트, 립라커, 립밤 등 립 메이크업 제품은 다양한 제형과 컬러감으로 모으는 재미가 있어요. 특히 립스틱, 틴트 등 끈적이지 않는 크리미한 제형의 립 제품은 블러셔로도 사용 가능합니다. 그리고 형광 컬러나 흰색이 섞인 파스텔 컬러 립스틱은 얼굴이 노랗게 떠 보이거나 칙칙해 보일 수 있어서 얼굴이 창백하거나 하얀 피부가 아니라면 피하는 것이 좋아요. 피부 톤이 어두운 사람에겐 원색 컬러가 잘 어울립니다.

특징	틴트	립스틱	립글로스	립라커	립밤
특징	입술에 착색되어 물든 듯한 자연스러운 컬러가 연출되고 끈적이지 않음	바르는 방법과 제품 제형에 따라 다양한 립 메이크업 가능	유리알 광택과 은은하고 투명한 컬러감이 특징이며 입술 건조를 방지함	진한 발색과 밀착력으로 지속력이 좋음	입술 보호 효과가 있으며 광택과 투명한 컬러감 부여

립 제품 바르는 방법

피부 결이 있듯이 입술도 결이 있어요. 입술은 세로 결이라 제대로 하려면 세로로 립 제품을 발라야 하겠지만 손에 익숙하지 않고 귀찮아서 대부분 가로로 발라요. 입술의 주름이 도드라지지 않는다면 가로로 바르는데, 입술 바깥쪽에서 안쪽 방향으로 색상이 균일하도록 펴 발라주세요.

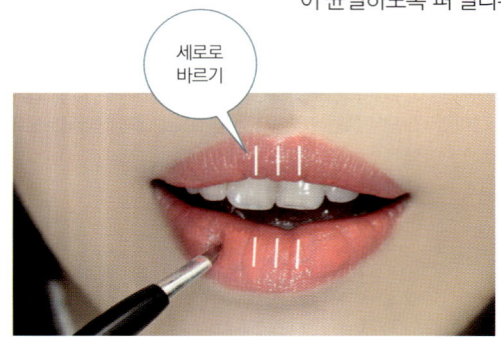

세로로 바르기

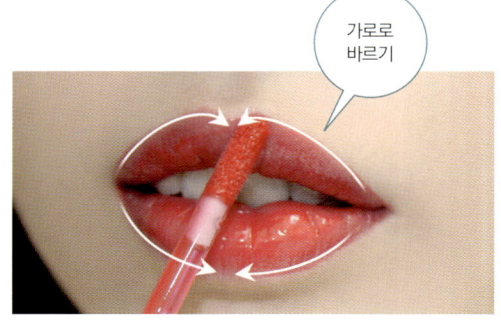

가로로 바르기

립 제품은 톡톡 두드려 바를 때와 펴 바를 때의 발색 차이가 커요. 톡톡 두드려 바르면 색상이 은은하게 발색되고 경계가 생기지 않아 내추럴이나 청순한 메이크업에 잘 어울립니다. 반면 펴 바르면 발색도 진하게 되고 립 라인도 살아나서 날카롭거나 어른스러운 메이크업에 잘 어울린답니다.

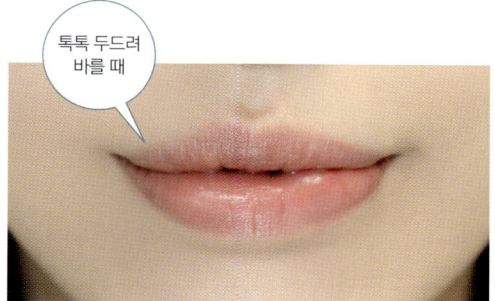
톡톡 두드려 바를 때

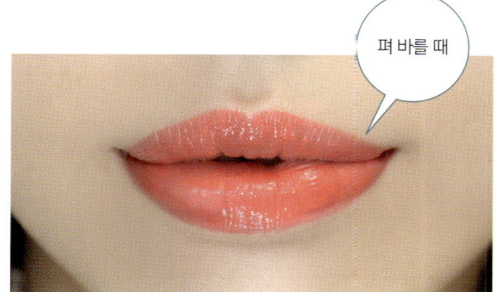
펴 바를 때

손쉽게 입술 각질 제거하기

입술 각질을 평소에 잘 관리해서 매끈하고 촉촉한 입술을 가지고 있다면 이상적이지만 이상과 현실이 다르다는 것을 증명하기 위해 오늘도 전 각질 제거 따윈 하지 않습니다. 하지만 메이크업할 때 립 제품을 바르면 각질이 급흥분하기 때문에 색상이 예쁘게 표현되지 않아서 뭔가 조치를 취해야 하긴 해요. 화장 중간에 금방 할 수 있는 손쉬운 입술 각질 제거법 소개할게요.

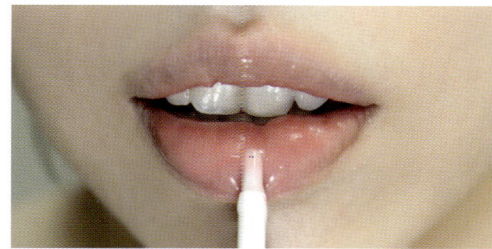

저 같은 경우 메이크업할 때 립 제품을 가장 마지막에 바르는데 피부 메이크업을 하고 나서 입술 보호 크림(또는 립글로스)을 도톰하게 입술 위에 얹어둡니다.

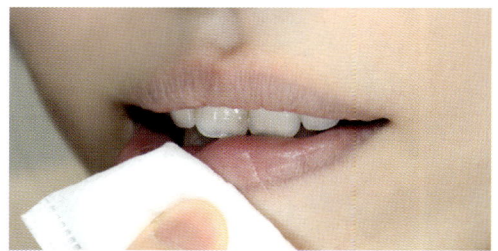

그 후에 아이 메이크업을 하고 블러서, 하이라이터, 셰이딩 등을 마무리하고 나면(약 5~10분) 각질이 충분히 불어서 티슈로 가볍게 닦아내기만 해도 립크림과 함께 각질이 싹 벗겨져요.

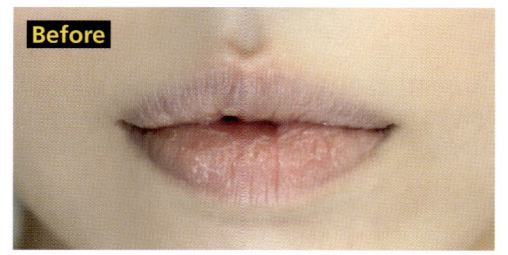
Before

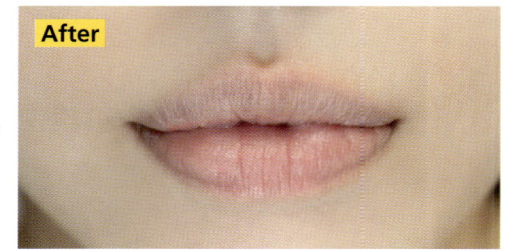
After

메이크업하는 동안 립 크림만 발라놓으면 되니까 시간 절약도 되고 급하게 각질 제거하느라 입술에서 피 보는 것을 피할 수 있는 좋은 방법이랍니다. 전 항상 메이크업할 때 이렇게 입술 각질 정리를 하는데 정말 편해요.

도톰한 입술 만들기

1

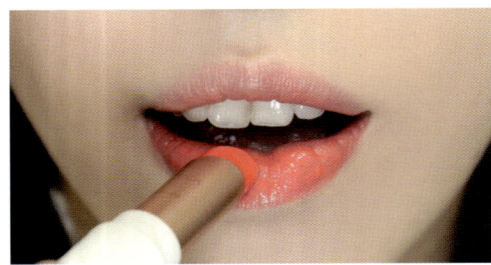 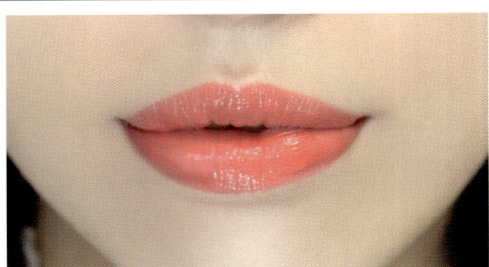

입술이 얇아서 고민이라면 간단하게 안젤리나 졸리 같은 도톰한 입술을 만들어봐요.
먼저 밀착이 느린 립스틱(금방 밀착되는 틴트와 립라커는 제외)을 입술 전체에 얇고 고르게 펴 바릅니다.

2

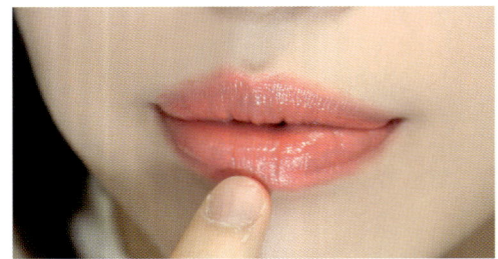 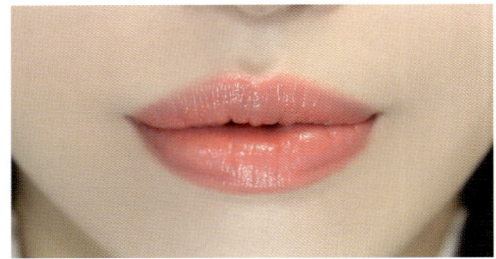

손가락에 아무것도 묻히지 않은 채로 립스틱의 경계 부분을 가볍게 톡톡 두드려주면 자연스럽게 립스틱이 뭉개져 입술이 굉장히 도톰해 보인답니다. 이렇게 립 메이크업을 하고 거울을 보면 닭똥집이 갑자기 당겨요!

얇은 입술 만들기

1

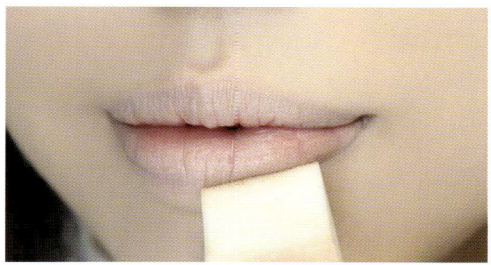 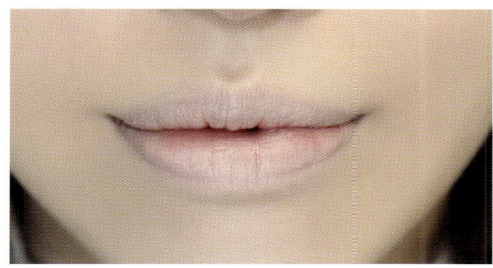

입술이 얇은 사람은 도톰한 입술을 원하고 반대로 도톰한 입술을 가진 사람은 얇은 입술을 원하죠. 전 도톰하다…ㄱ 보단 입술이 살찐 관계로 얇은 입술을 만들려고 노력해요. 먼저 사용하는 파운데이션을 입술 전체에 얇게 펴 발라주세요. 립 컨실러나 일반 컨실러를 이용해도 되는데 꼭 입술 라인을 감춰주듯 바르는 것이 중요해요.

2

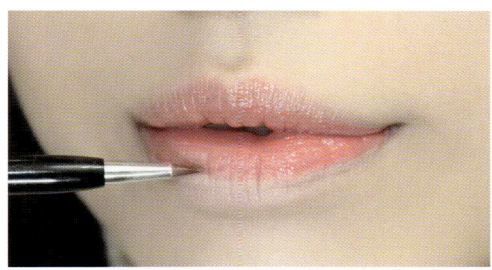 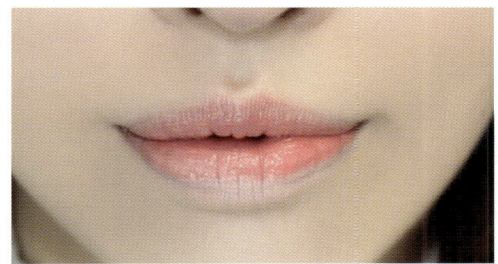

원하는 립 제품을 이용해 원하는 입술 두께로 발라주면 됩니다.
이렇게 끝내도 멀리서 보면 티가 안 나지만 좀 더 자연스러운 표현을 원한다면,

3

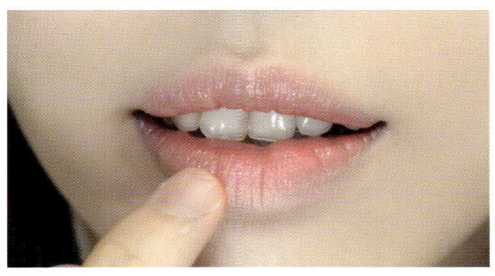 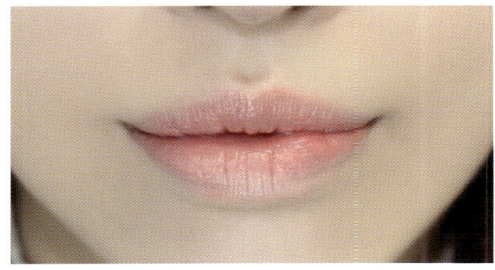

손가락으로 립 제품의 경계선을 가볍게 두드려주면 가까이서 봐도 티 나지 않게 얇은 입술을 만들 수 있어요.

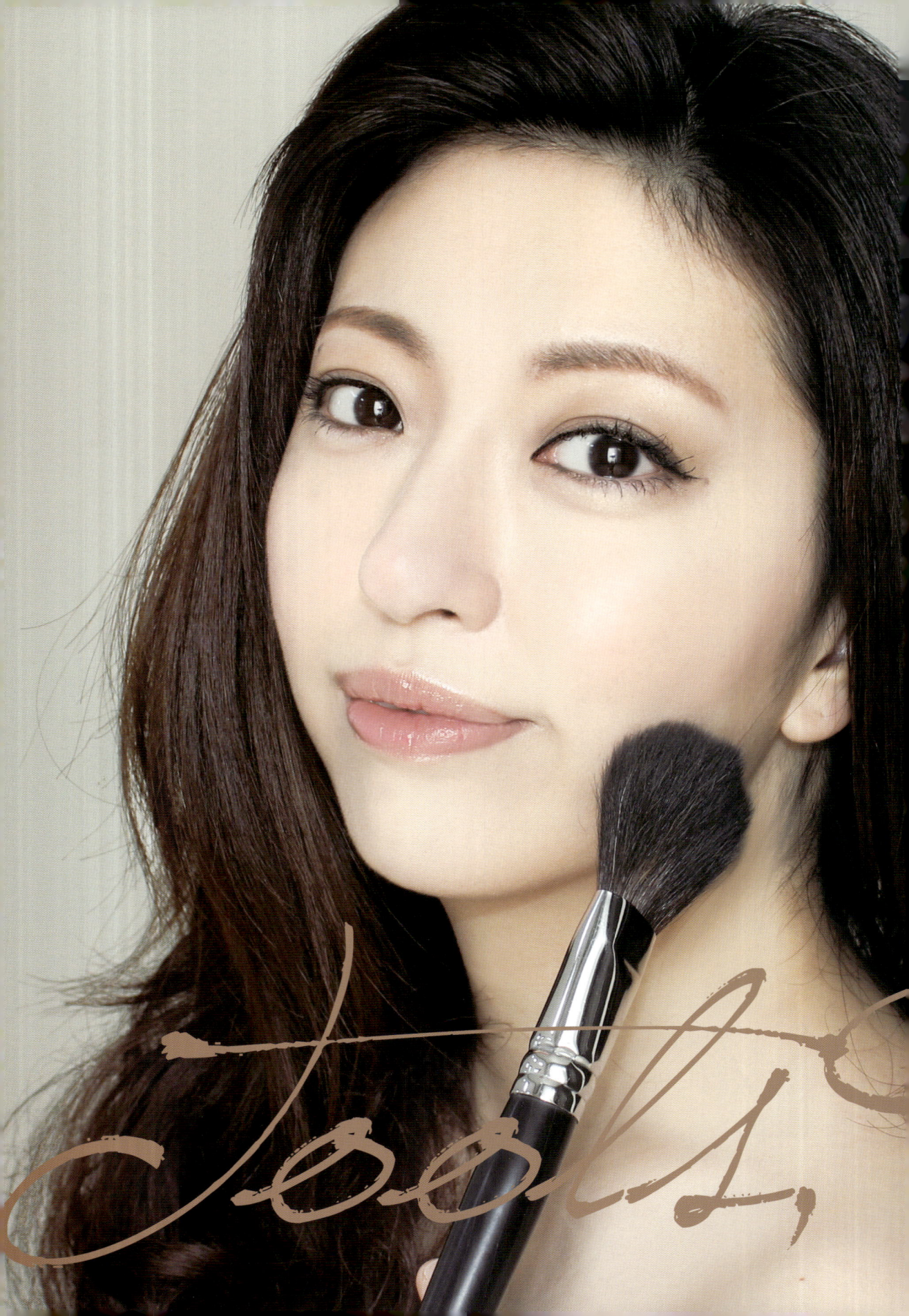

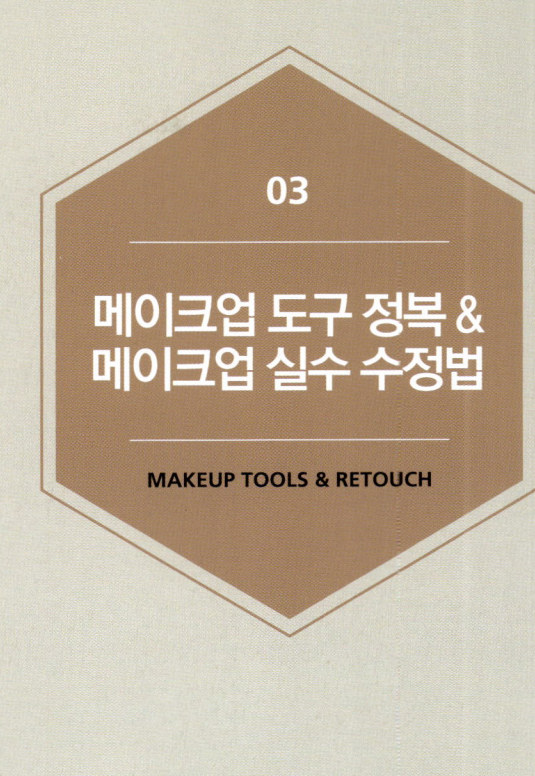

03

메이크업 도구 정복 &
메이크업 실수 수정법

MAKEUP TOOLS & RETOUCH

메이크업의 중요한 파트너인 뷰러와 브러시의 사용법에 대해 자세히 알아볼게요.
화장하다 보면 자주 하게 되는 실수와 그 해결법도 소개합니다.

Retouch

뷰러

속눈썹에 컬을 만들어 눈을 떴을 때 속눈썹이 길어 보이도록 도와주는 뷰러는 속눈썹 전체를 한 번에 집을 수 있는 뷰러와 놓치기 쉬운 눈 앞머리 속눈썹을 집을 수 있는 부분 뷰러, 그리고 컬 고정력이 부족할 때 열로 컬을 만드는 히팅 뷰러가 있어요. 뷰러를 고를 때 고무 패드의 탄성도 중요하지만 더더욱 중요한 건 속눈썹 닿는 부위의 곡선. 이 곡선이 내 눈에 맞지 않으면 뷰러 사용할 때마다 살을 집어서 강제 샤우팅을 하게 되거든요.

뷰러 사용 방법

뷰러 사용 시 가장 많이 하는 실수는 속눈썹이 ㄴㄴㄴ 모양이 되거나 기껏 바른 아이라이너가 뷰러 후 다 닦여 나가는 거죠. 다음의 방법대로만 하면 실수를 막을 수 있어요.

1

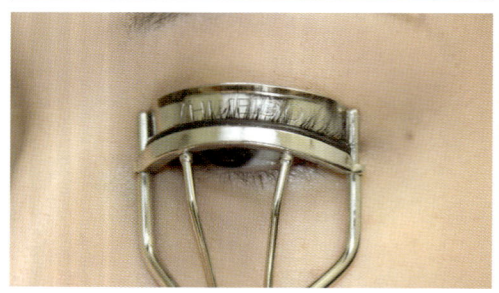

아이 메이크업 후 속눈썹 전체를 뷰러 사이에 바짝 끼운 후 가볍게 손잡이를 당겨주세요. 가볍게 집어야 ㄴㄴㄴ 모양이 되지 않아요.

2

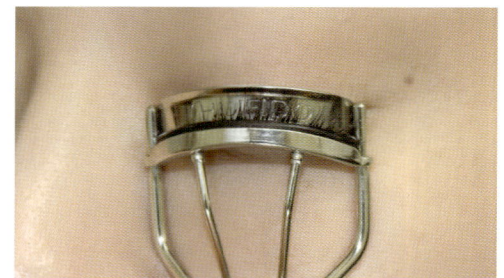

속눈썹을 집은 채로 뷰러를 살짝 내려주세요. 이렇게 하면 뷰러가 아이라인에 닿지 않아 아이라이너가 묻어나지 않아요.

3

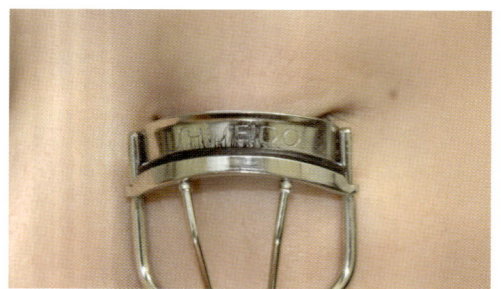

뷰러를 살짝 띄워서 속눈썹의 1/2만 다시 한 번 가볍게 집어주세요. 이렇게 하면 컬이 더 살아납니다.

인조 속눈썹

털 빈곤자에게 쉽게 털을 선사하시는 인조 속눈썹은 자연스러운 제품을 골라야 해요. 착한 가격의 인조 속눈썹도 있고 쓸 때마다 털 한 가닥이라도 빠지면 눈물이 찔끔 나는 비싼 제품도 있지만 인조 속눈썹을 구입할 때는 가격대와 상관없이 아래 두 가지 포인트만 기억해주세요.

라인이 얇은 제품

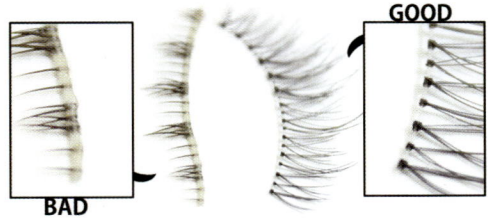

라인이 두꺼우면 인조 속눈썹이란 게 티가 나기 때문에 가급적 라인이 얇은 것을 고르세요. 투명 라인은 아이라인을 안 그리거나 브라운 아이라이너를 이용했을 때 사용하고 블랙 라인은 블랙 아이라이너를 그렸을 때 사용하세요.

모가 자연스럽고 모 끝이 뾰족하게 커팅된 제품

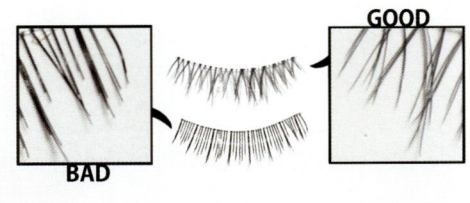

모가 플라스틱처럼 팅팅 팅기는 재질 말고 가볍고 부드러운 재질을 고르세요. 그리고 모 끝이 뾰족하게 커팅된 제품이 진짜 속눈썹과 비슷해 자연스러워요.

인조 속눈썹 붙이는 방법

아이라인 → 뷰러 → 인조 속눈썹 → 마스카라 순서가 기본입니다.

하지만 속눈썹이 풍성한 경우 인조 속눈썹 붙이기 전에 뷰러를 하면 속눈썹 컬이 방해가 되므로

아이라인 → 인조 속눈썹 → 뷰러 → 마스카라 순으로 사용해주세요.

인조 속눈썹은 손에 익으면 쉽게 붙일 수 있으니 저렴이로 몇 번 집에서 연습해보세요.

1

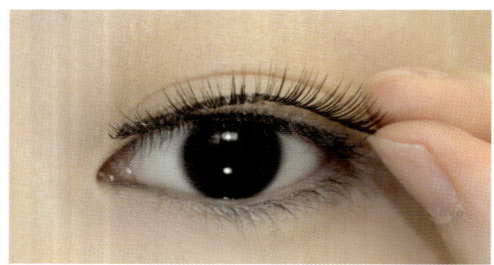 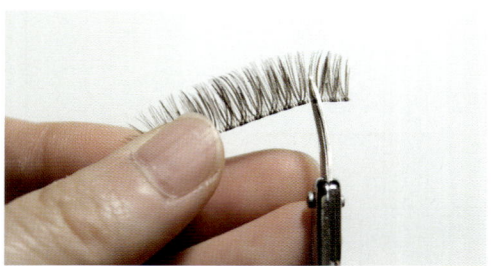

먼저 인조 속눈썹을 눈 길이에 맞춰 잘라주세요.

2

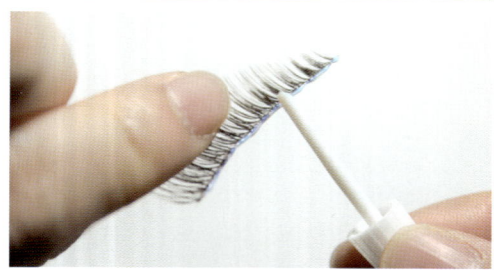

전용 풀을 바를 때 양끝에 넉넉하게 발라주면 시간이 지나도 접착력이 남아 있어 붙이기 편해요. 풀을 바르고 바로 붙이면 미끈거려 고정이 안 되므로 10초 정도 후 붙이는 것이 좋습니다.

3

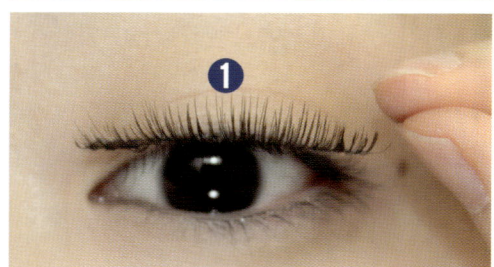

인조 속눈썹의 가운데를 먼저 고정해주세요. 내 속눈썹에 아주 가깝게 붙이는 것이 포인트예요.

4

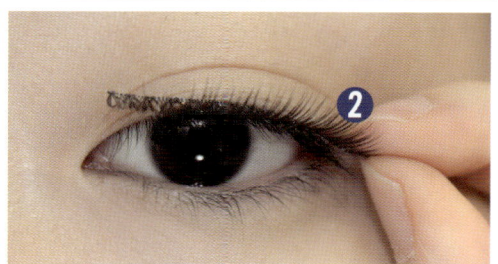

가운데를 고정한 후 뒷부분을 먼저 붙여주세요.

5

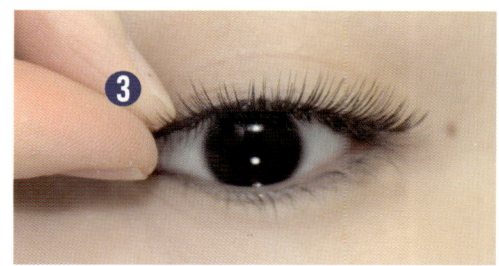

마지막으로 앞부분까지 고정하면 끝. 이렇게 한 군데를 미리 고정하면 인조 속눈썹이 이리저리 움즈이지 않아 좀 더 쉽게 붙일 수 있어요.

Before
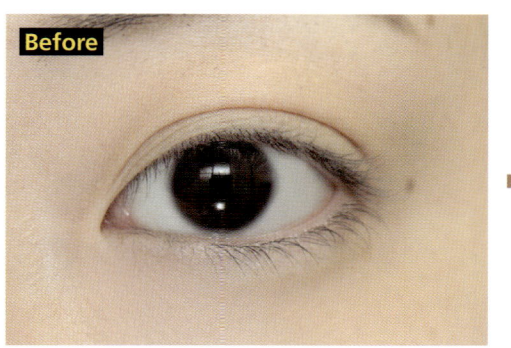

After
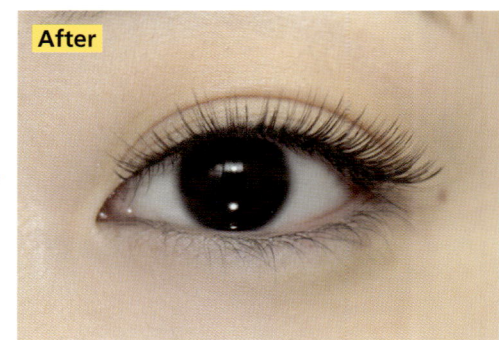

쌍꺼풀 접착제 &
실 쌍꺼풀 테이프

쌍꺼풀 접착제 & 실 쌍꺼풀 테이프 특징

홑꺼풀 눈에 임시적으로 쌍꺼풀을 만들어주는 쌍꺼풀 접착제(=쌍꺼풀액)와 실 쌍꺼풀 테이프는 아이참 같은 쌍꺼풀 테이프에 비해 자연스럽고 아이섀도 사용도 가능해서 좋아요. 외꺼풀 눈에 쌍꺼풀을 만들어주기 때문에 쌍꺼풀이 있을 때 어떤 얼굴이 되는지 테스트하거나 쌍꺼풀 수술이 두려운 경우 많이 사용하죠.

쌍꺼풀 눈에 사용하면 붙이는 위치에 따라 쌍꺼풀을 두껍게도 얇게도 만들 수 있어요.

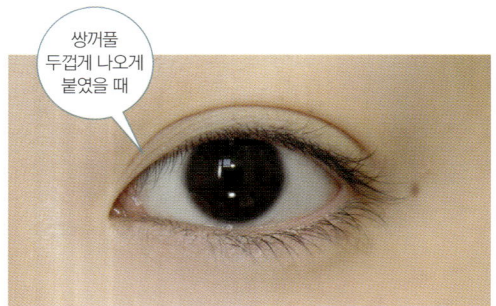

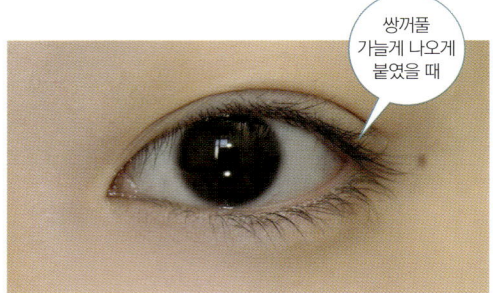

쌍꺼풀 접착제 사용 방법

1

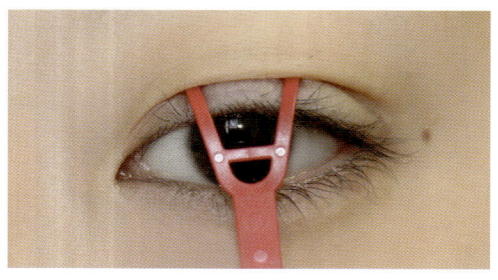

쌍꺼풀 접착제를 구매하면 함께 들어 있는 '푸셔'라는 도구를 이용해 원하는 쌍꺼풀 위치를 정한 다음,

2

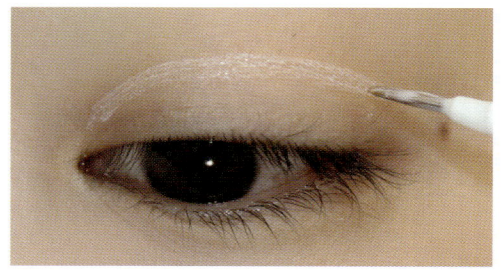

살짝 생기는 실선 그대로 접착제를 얇게 발라주세요.

3

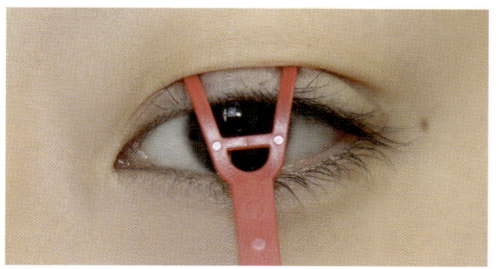

다시 한 번 푸셔를 이용해 접착제 바른 부위를 가볍게 누른 뒤 눈을 뜬 채로 10초 정도 있으면,

4

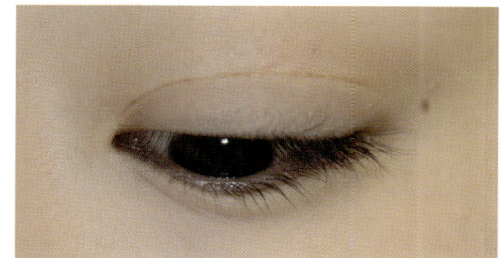

접착제가 그대로 고정되어 쌍꺼풀이 만들어집니다.

실 쌍꺼풀 테이프 사용 방법

1

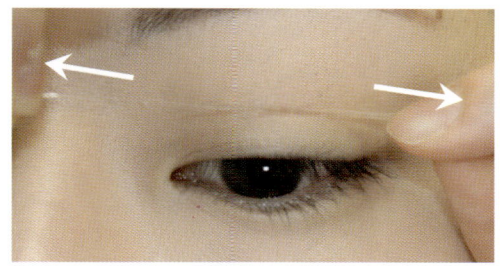

먼저 쌍꺼풀 테이프를 양쪽으로 있는 힘껏 당겼다가 힘을 살짝 빼 쌍꺼풀 테이프가 너무 짱짱하게 당겨지지 않도록 한 다음 원하는 쌍꺼풀 라인에 부착해주세요. 쌍꺼풀 테이프를 짱짱하게 당긴 채로 붙이면 쌍꺼풀에 주름이 생긴답니다.

2

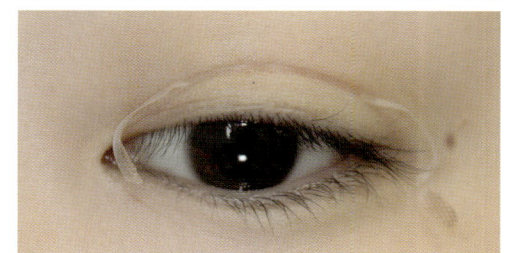

눈 양 끝에는 붙이지 말고 눈꺼풀 가운데만 붙인 다음,

3

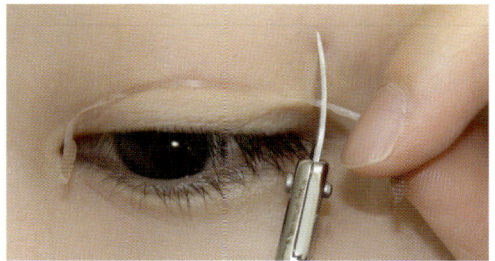

미용가위로 끝을 잘라 정리 해주세요. 이렇게 가운데만 쌍꺼풀 테이프를 붙여야 눈을 떴을 때 눈 앞머리와 눈 꼬리에 자연스럽게 주름이 생겨 모양이 좀 더 예쁘게 나옵니다.

메이크업 브러시

크림이나 파우더 타입의 화장품을 뭉침 없이 고르게 표현할 수 있게 해주는 도구인 브러시는 예전엔 한두 개 정도만 갖고 있는 것이 일반적이었지만 지금은 저렴한 가격에 세트로 판매되고 있어 화장 좀 한다 하는 사람들은 전문가 못지않게 많은 개수의 브러시를 가지고 있는 경우도 많아요. 저도 한때는 메이크업 브러시를 스무 개 정도까지 가지고 있었는데 지금은 딱 다섯 개만 갖고 있어요. 스무 개에서 다섯 개로 확 줄인 이유는… 세척하기가 귀찮아!!! 한 2년 동안은 열심히 세척하고 말려서 청결하고 보송한 상태의 브러시를 사용했지만 브러시 개수가 늘어날수록 세척 횟수가 점점 줄어드는 거예요. 그래서 저 같은 귀차니스트들을 위해 사두면 괜찮은 브러시를 필요도에 따라 정리하여 몇 가지만 알려드릴게요.(라운드 브러서도 강추인데 앞에서 설명을 자세히 한 관계로 여기선 생략할게요.)

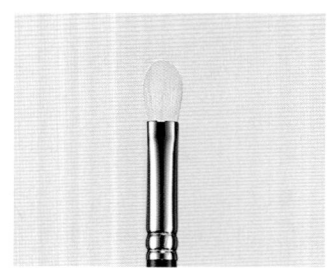

아이섀도 블렌딩 브러시
(구매 필요성 ★★★★★)
아이섀도의 경계선을 자연스럽게 풀어주는 블렌딩 브러시는 아이섀도에 익숙한 분이라면 꼭 필요해요. 손가락으로 섀도의 경계선을 문질러줘도 되지만 블렌딩 브러시만큼 연하고 자연스럽게 블렌딩해주지는 못하더라고요.

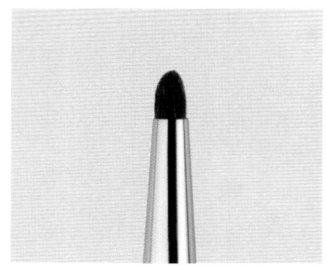

스머징 브러시
(구매 필요성 ★★★★★)
총알 모양으로 커팅된 스머징 브러시는 윗면으로는 얇은 부위를 바르고 옆면으론 넓은 부위를 바를 수 있어요. 아이섀도의 펄과 색상 표현이 잘되도록 도와줘서 메이크업 초보들에게 특히 유용한 섀도 브러시예요.

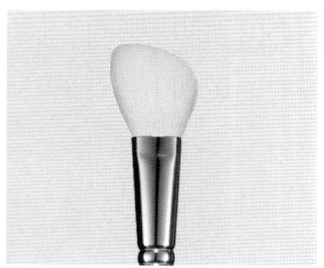

셰이딩 브러시(컨투어 브러시)
(구매 필요성 ★★★★★)
셰이딩을 하는 경우 브론저(얼굴에 음영을 줄 때 사용하는 어두운 컬러)를 은은하고 고르게 발색시키기 위해 무조건 필요해요. 파우더 브러시나 블러셔 브러시로 브론저를 바르면 색이 고르게 펴 발리지 않아서 바로 원숭이 얼굴 됩니다.

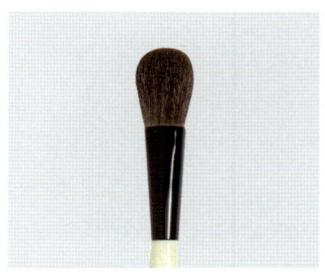

블러셔 브러시
(구매 필요성 ★★★★★)
파우더 타입의 블러셔를 사용하는 분들
이라면 꼭 필요한 도구예요.(이는 곧 크
림 블러셔만 쓰거나 블러셔를 안 쓴다
면 필요 없다는 얘기죠.) 파우더 브러시
로 블러셔를 발라도 되지만 모가 풍성
하면 발색이 잘 안 되는 경우가 있어요.
내장된 퍼프나 브러시를 이용하면 색이
진하거나 뭉치기 쉬우니 주의하세요.

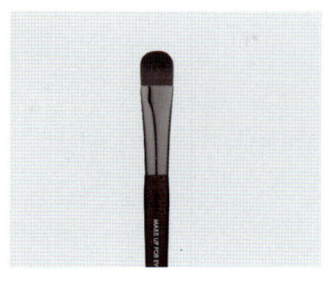

아이섀도 브러시
(구매 필요성 ★★★)
꼭 필요한 브러시 중 하나지만 섀도 팔
레트를 살 때 딸려 오는 브러시면 충분
해서 그게 있다면 굳이 따로 구매할 필
요는 없어요.

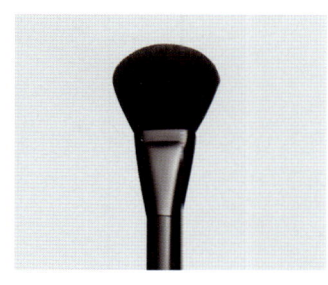

파우더 브러시
(구매 필요성 ★★★)
모가 부드럽고 풍성한 제품으로 파우더
를 얇게 바를 때 좋고 블러셔를 바를 때
도 사용할 수 있어요. 압축 파우더를 살
때 들어 있는 퍼프니 브러시로 대신해
도 좋아요.

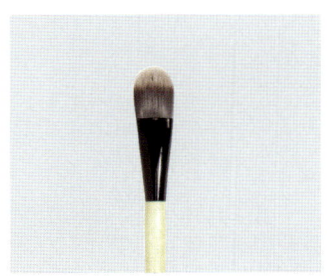

파운데이션 브러시
(구매 필요성 ★★)
넓적한 파운데이션 브러시는 얇게 광택
을 살려 파운데이션을 바르는 데 좋지
만 테크닉이 필요한 만큼 초보자가 사
용하기는 어려우므로 쉽게 얇고 광택
있는 표현을 하고 싶다면 밑면이 평평
한 라운드 브러시를 추천합니다. 딱히
광택을 원하지 않는다면 메이크업 스펀
지로 대신해도 좋아요.

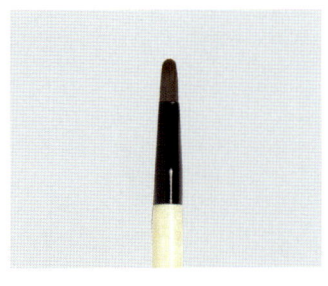

컨실러 브러시
(구매 필요성 ★★)
컨실러 브러시는 커버할 부위에 컨실러
를 얇고 균일하게 바르는 것을 도와줘
요. 하지만 크림 타입의 부드러운 컨실
러를 사용하거나 넓은 부위에 바를 때
는 손가락이나 스펀지로 발라도 괜찮아
요. 국소 부위의 커버를 원할 때는 저렴
한 립 브러시 중 탄력 있고 납작한 것을
이용해도 컨실러 브러시 효과를 볼 수
있어요.

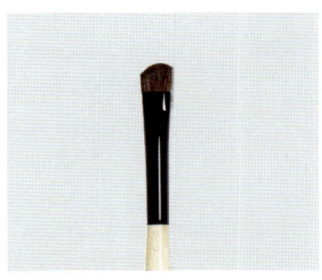

앵글 아이섀도 브러시
(구매 필요성 ★★)
얇은 부위에 제품을 바르거나 진한 발
색을 원할 때 모가 짧고 사선으로 커팅
된 앵글 브러시가 좋아요. 있으면 은근
자주 사용하는 브러시지만 없어도 크게
불편하진 않아요.

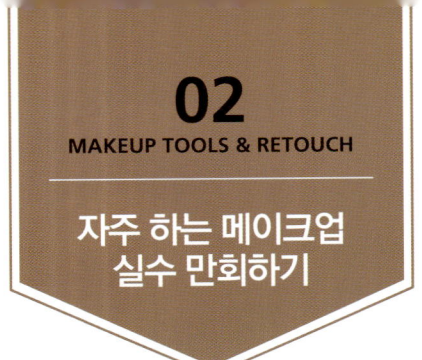
메이크업할 때 실수를 하면 쿨하게 그냥 무시해! 라고 하고 싶지만 하루 종일 신경이 쓰일 수밖에 없죠.
자주 하는 메이크업 실수를 쉽게 고치는 방법을 알려드릴게요.

아이섀도 경계선 지우기

1

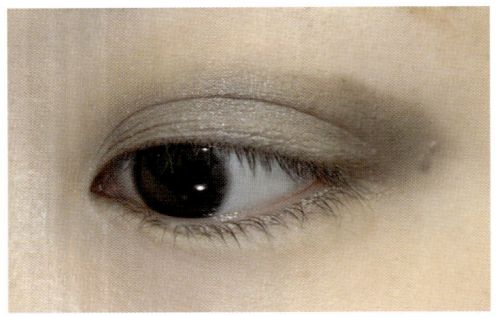

섀도를 발랐는데 경계 부분이 울퉁불퉁하거나 색상이 맘에
안들 때 포인트 메이크업 리무버로 지우면 파운데이션까지
지워져버려서 전부 다시 발라야 해요.

2

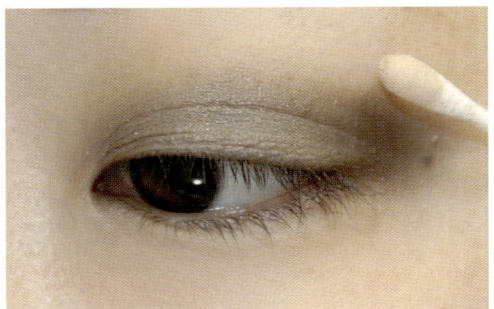

이럴 때 리퀴드 파운데이션을 묻힌 면봉으로 섀도를 지우면
파운데이션의 유분이 섀도를 지워주면서 파운데이션이 피부
에 남아,

3

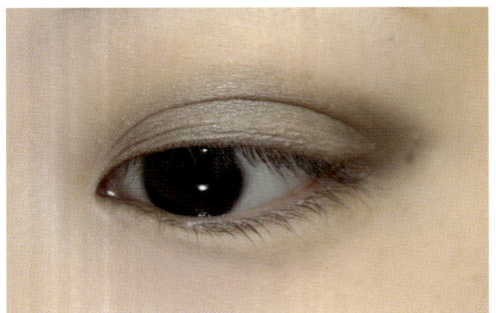

섀도 경계선을 깔끔하게 만들면서도 파운데이션이 벗겨지지
않아 화장을 새로 해야 하는 번거로움을 피할 수 있어요. 이
방법으로 눈 밑에 번진 아이라이너를 지워도 효과적입니다.

눈 밑에 떨어진 섀도 가루 없애기

1

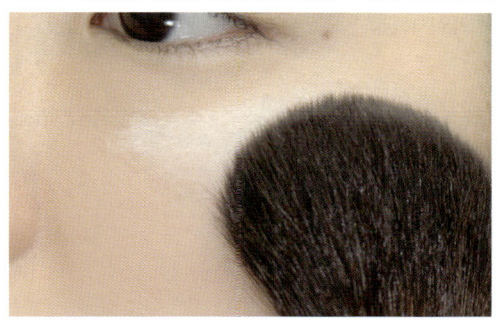

스모키나 어두운 컬러의 섀도를 쓰면 눈 밑에 가루가 떨어져요. 이걸 브러시로 쓸어내면 섀도가 밀려서 얼굴에 빗금이 생기기 쉽죠. 이런 문제를 해결하기 위해 메이크업하기 전에 먼저 루스 파우더를 눈 밑에 듬뿍 얹어주세요.

2

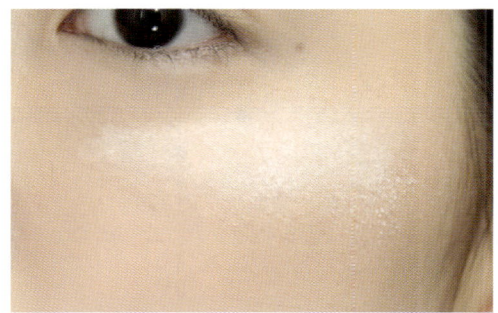

이렇게 파우더를 얹은 채 아이 메이크업을 합니다.

3

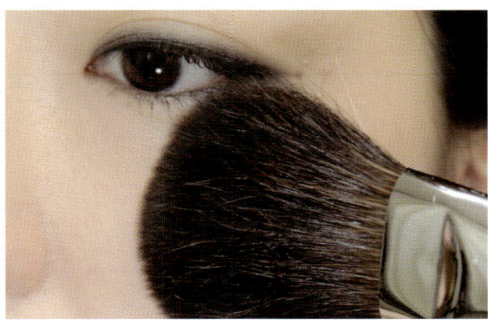

아이 메이크업을 끝내고 브러시를 이용해 파우더를 얼굴 바깥 방향으로 쓸어내주세요. 이렇게 하면 떨어진 섀도 가루가 파우더 위에 안착하고 그 파우더 가루만 털어낼 수 있어 빗살 무늬 토끼 얼굴이 되지 않는답니다.

눈두덩에 묻은
마스카라 제거하기

1

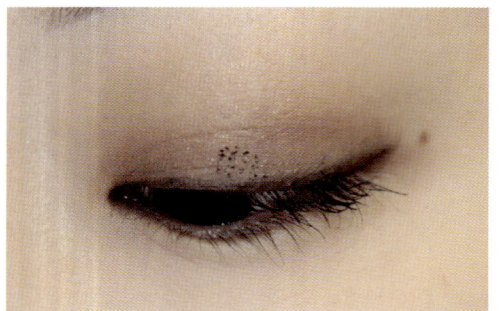 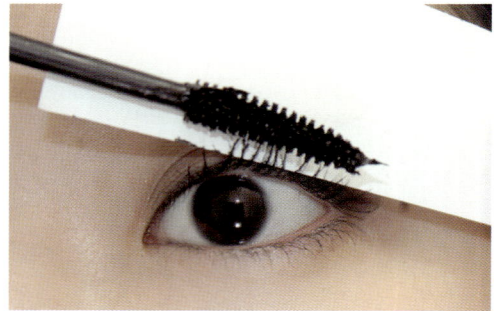

섀도를 다 바르고 나서 마지막에 마스카라를 바를 때 눈두덩에 묻힌 경험 있으시죠? 없쉬? 올~ㅋ

마스카라에 익숙하지 않다면 이렇게 종이로 눈두덩을 가린 채 마스카라를 바르면 실수를 줄일 수 있어요. 하지만 이런 사태가 이미 벌어진 경우에 대비, 눈두덩에 묻은 마스카라를 깔끔하게 제거하는 방법을 배워보겠습니다.

2

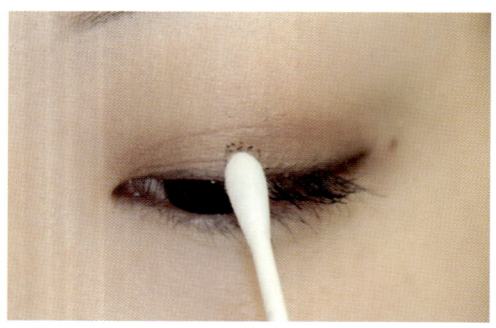 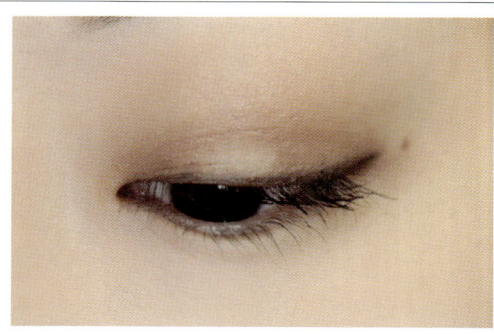

섀도를 다 지우기엔 아깝다며 면봉에 포인트 메이크업 리무버를 묻혀 닦아내면
마스카라와 함께 섀도도 지워져 이렇게 원형 탈모 스타일이 돼요.

3

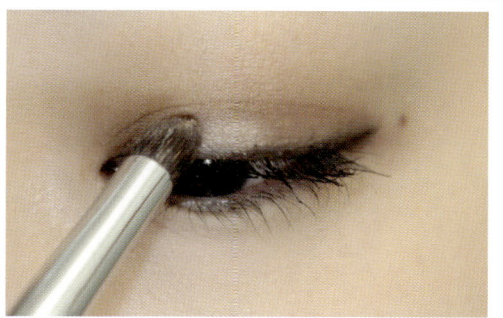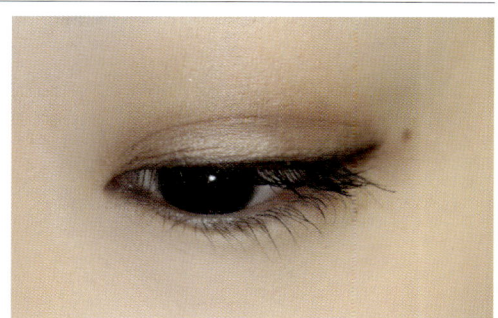

그럴 때는 그 빈 부분에 베이지색 섀도를 발라 눈두덩에 남은 유분을 제거하고,

4

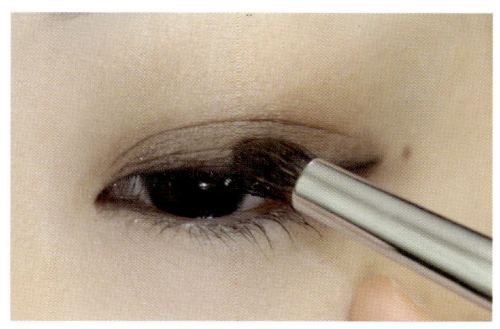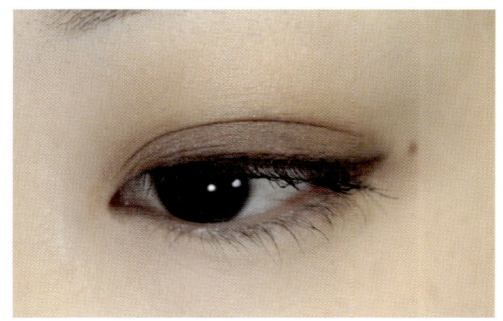

지워진 부분 주변의 섀도와 같은 컬러의 섀도로 은은하게 바르기 시작해
비슷한 색상이 될 때까지 섀드를 덧발라주면 티 안 나게 감출 수 있답니다. 벗뜨 은근 귀찮다는 점.
그러니 마스카라 바를 때마다 눈두덩에 묻는다면 그냥 종이 대세욧!!!

눈 앞머리 아이라인 정리하기

1

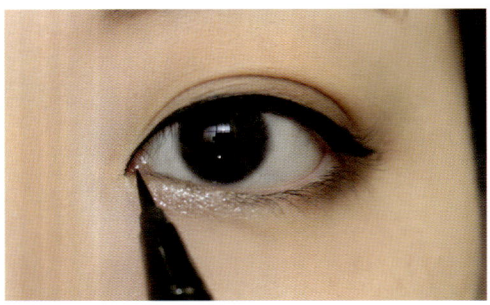 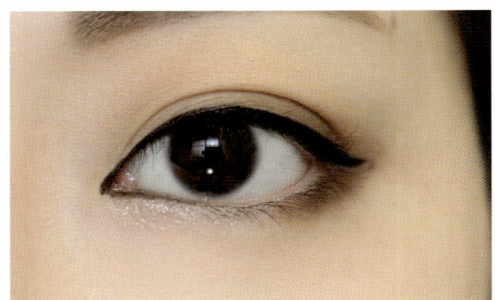

눈 사이가 먼 사람이라면 눈 앞머리까지 아이라인을 그려줘야 효과적인데 그리다 보면 종종 라인이 두꺼워져서 살캥이 같아 보여요.

2

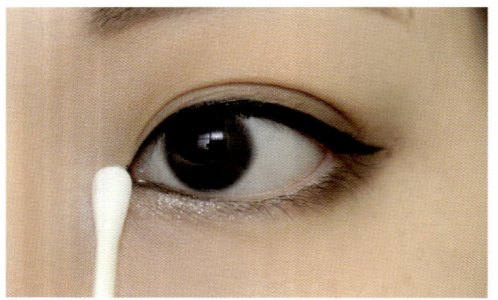 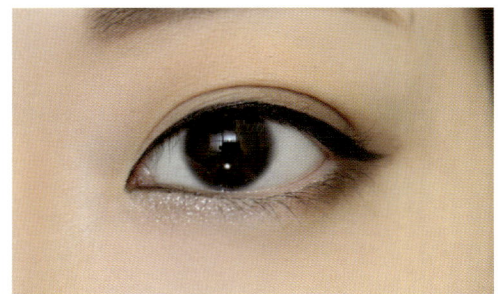

이때 면봉에 포인트 메이크업 리무버를 묻혀서 라인을 원하는 모양으로 살살 닦아내면 자연스러운 아이라인이 만들어져요.
눈 앞머리에 아이라인을 섬세하게 그리기 귀찮을 때, 일단 과감하게 두껍게 라인을 그린 뒤
이렇게 면봉으로 닦아내는 꼼수를 저는 자주 쓰고 있어요.

눈 밑에 떨어진 섀도 펄 없애기

1

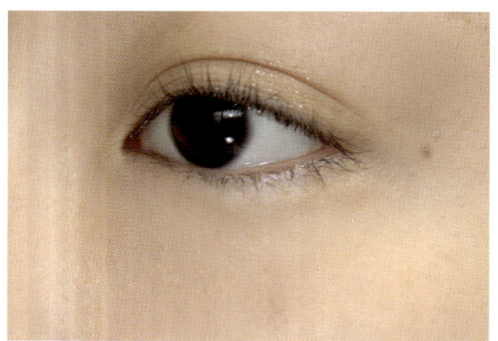

2

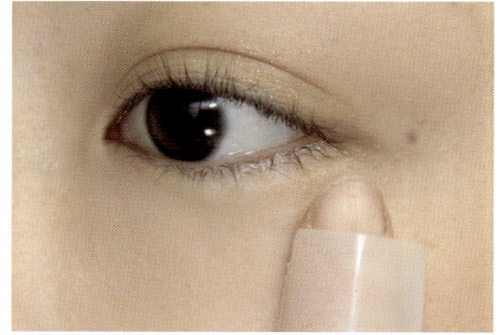

파우더 타입의 펄 섀도를 바르고 나면 눈 밑에 꼭 펄이 떨어져 있어요. 어찌나 떨어지길 싫어하는지 팬 브러시로 털어내도 피부 위에 남아 있는 펄땡이!

이럴 때는 셀로판테이프(또는 포스트잇)의 접착력을 이용해 톡톡 두드려 떼어내면 펄을 싹 제거할 수 있어요. 셀로판테이프의 접착력이 너무 세면 밑바탕 화장까지 벗겨질 수 있으니 손등 위에 몇 번 붙였다 떼어 접착력을 적당히 약하게 만들어 사용하세요.

크림 블러셔 색상 컨트롤하기

1

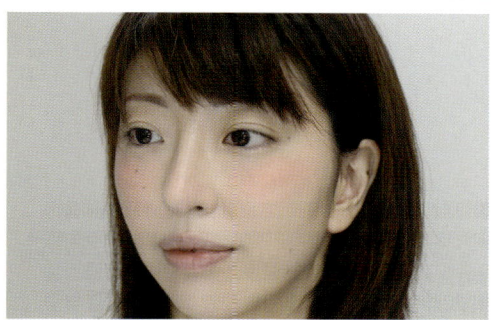

파우더 블러셔에 비해 크림 블러셔는 색상이 진하게 발색되기 쉬워서 조금만 양 조절에 실패하면 기분 좋게 한잔한 사람처럼 보일 수 있어요. 하지만 이미 진하게 발린 크림 블러셔를 지우고 다시 메이크업 하긴 귀찮으니까,

2

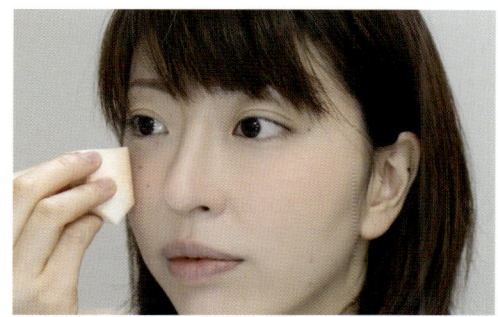

깨끗한 메이크업 스펀지를 이용해 크림 블러셔를 바른 부위를 톡톡톡 두드리면 스펀지에 크림 블러셔가 스며들어서,

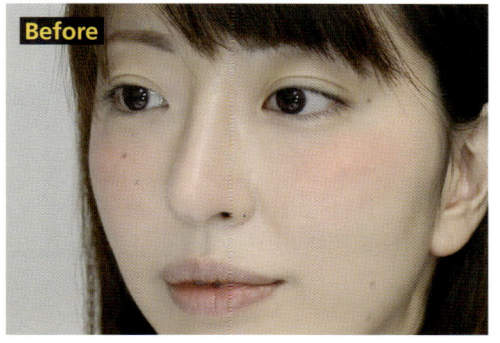
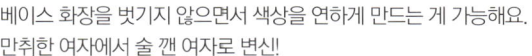

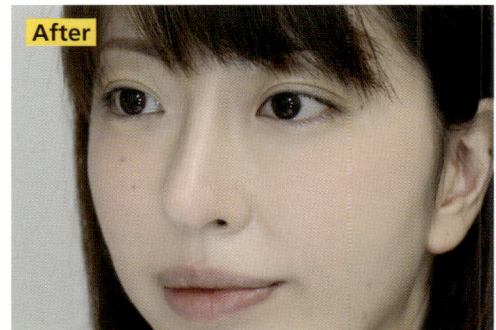

베이스 화장을 벗기지 않으면서 색상을 연하게 만드는 게 가능해요. 만취한 여자에서 술 깬 여자로 변신!

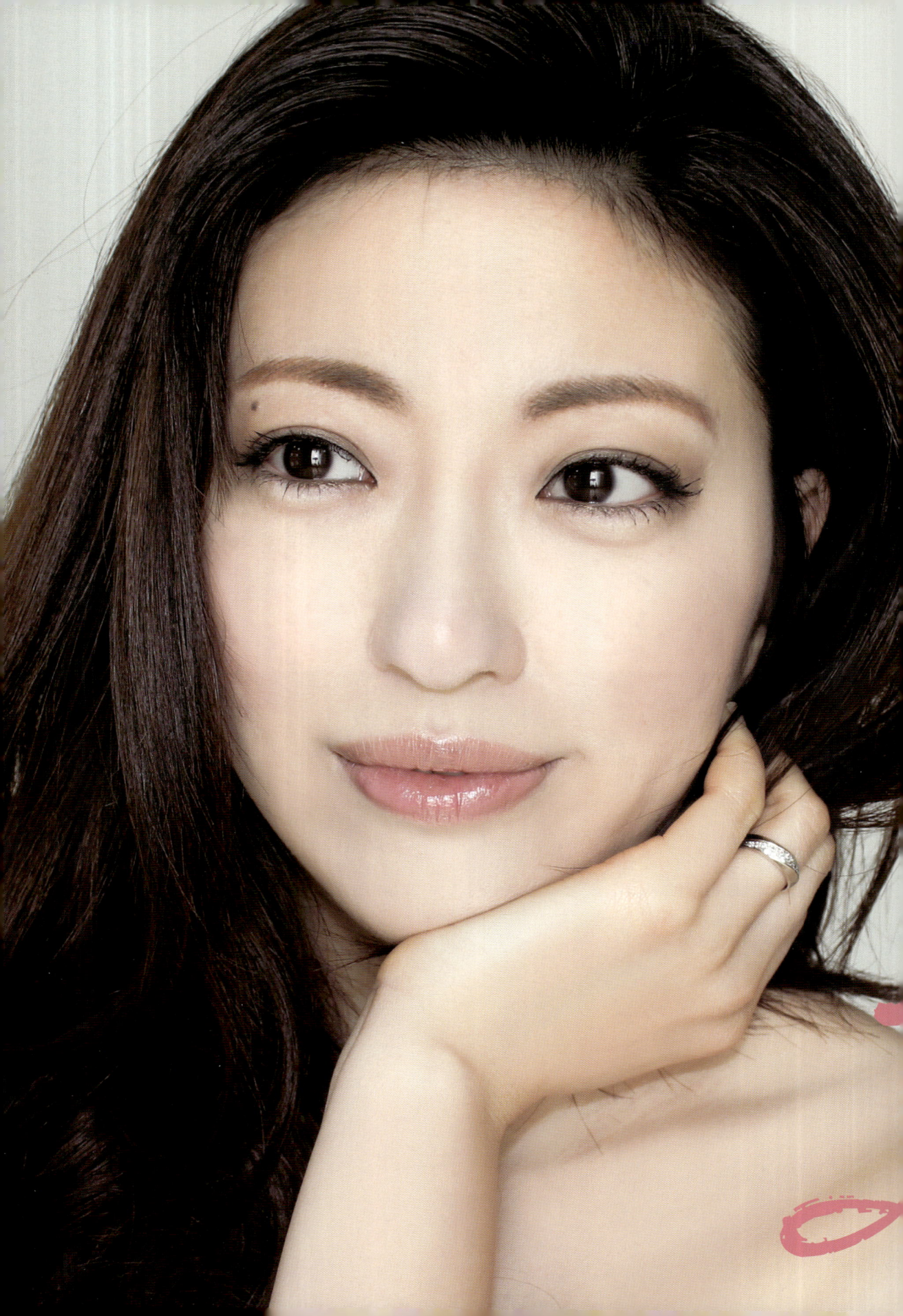

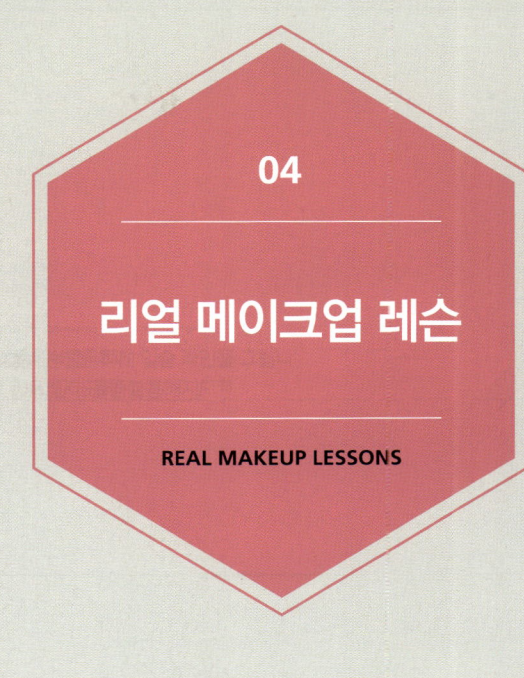

일상 생활 중 바로 써먹을 수 있는 메이크업 23가지를 소개합니다.
학교 갈 때, 회사 출근할 때, 친구 만날 때, 클럽 놀러 갈 때
각각 다른 메이크업으로 분위기를 바꿔보세요.
이목구비 단점 커버는 기본입니다~

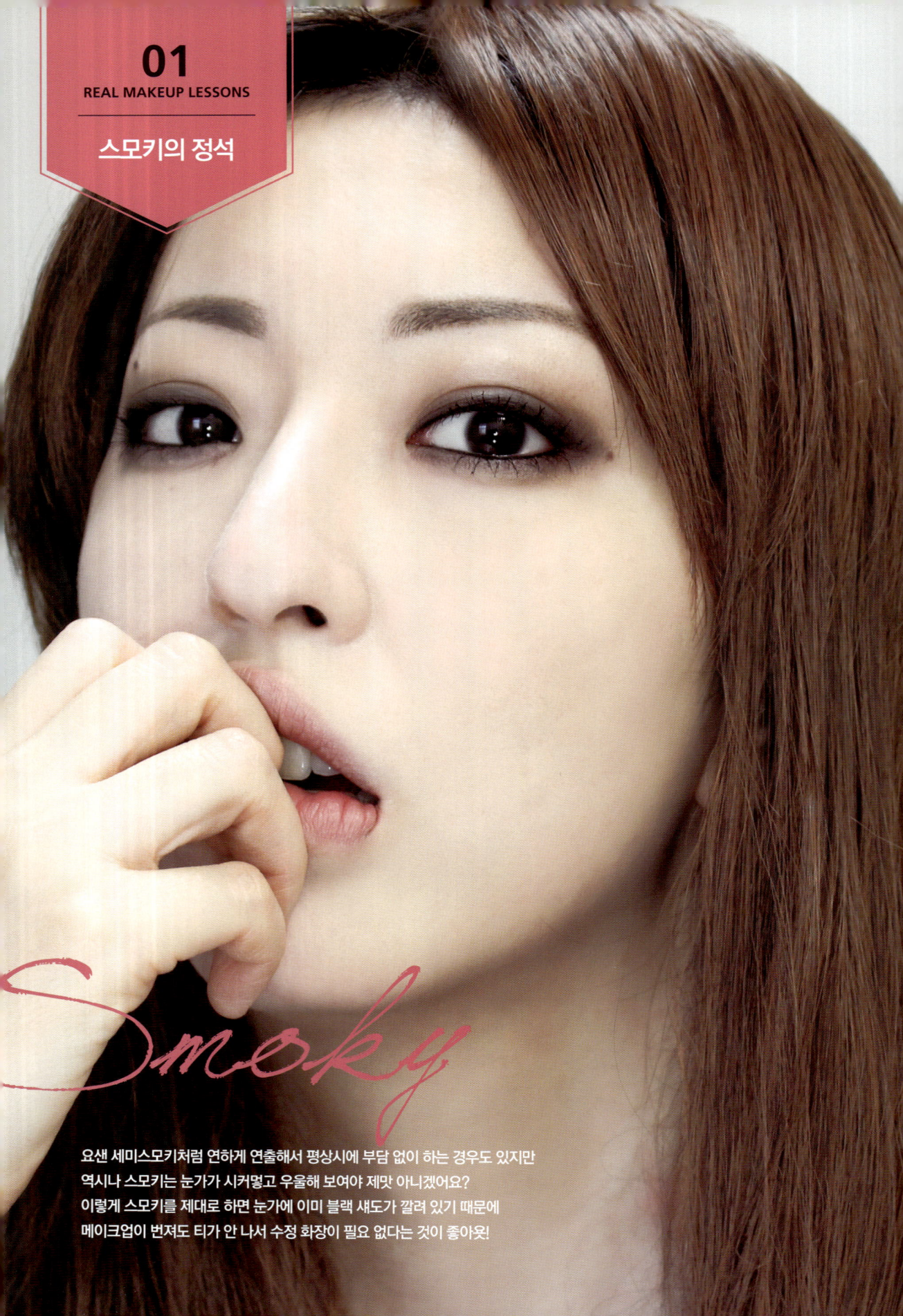

Smoky

요샌 세미스모키처럼 연하게 연출해서 평상시에 부담 없이 하는 경우도 있지만
역시나 스모키는 눈가가 시커멓고 우울해 보여야 제맛 아니겠어요?
이렇게 스모키를 제대로 하면 눈가에 이미 블랙 섀도가 깔려 있기 때문에
메이크업이 번져도 티가 안 나서 수정 화장이 필요 없다는 것이 좋아욋!

HOW TO MAKE

1
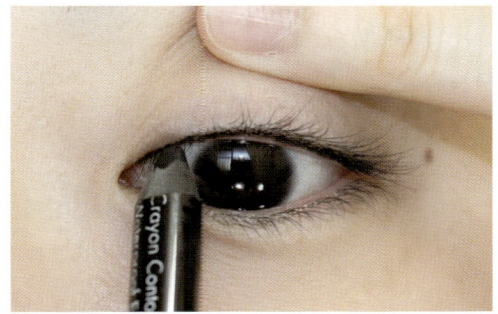
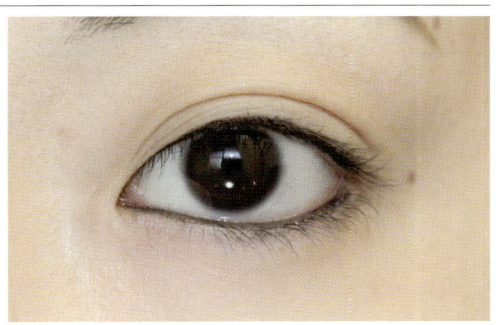

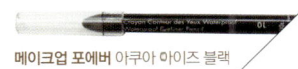
메이크업 포에버 아쿠아 아이즈 블랙

셰도를 바르기 전 아래위 점막을 블랙 펜슬 아이라이너로 꼼꼼하게 채워주세요.
블랙 셰도를 사용하면 눈 점막이 특히 하얗게 도드라져 보이기 때문에
꼭 꼼꼼히 채워줘야 해요.

2
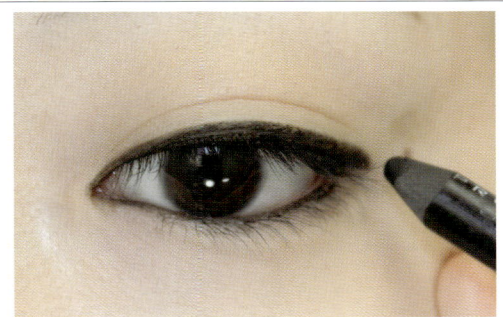
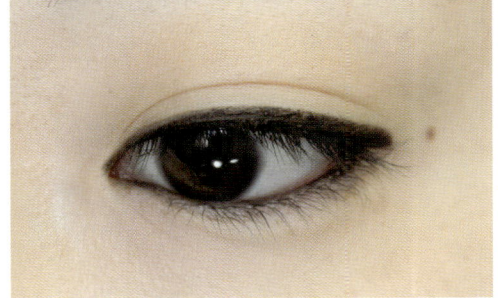

같은 아이라이너로 위 아이라인만 좀 더 도톰하게 채운 뒤,

3
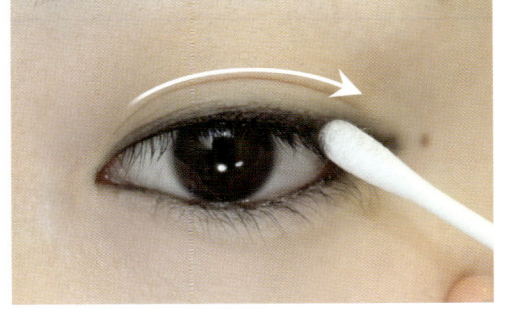
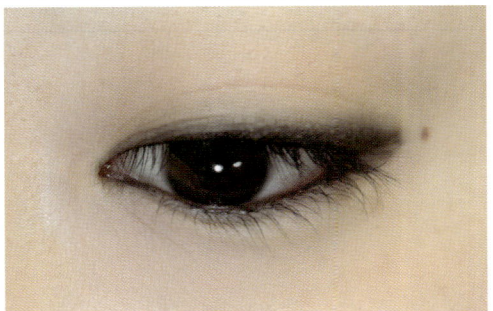

면봉을 이용해 아이라인을 부드럽게 펴 발라 스머징 효과를 주세요.
이때 펜슬 아이라이너가 부드럽지 않으면 눈에 자극이 가요.
펜슬 상태에 따라 면봉으로 펴 바르는 과정은 생략해도 됩니다.

4

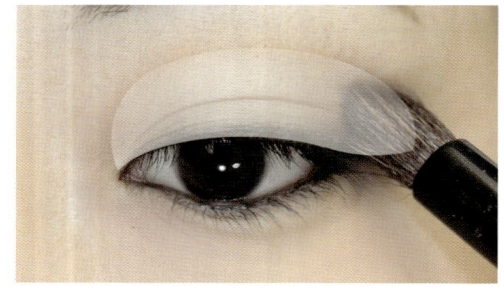
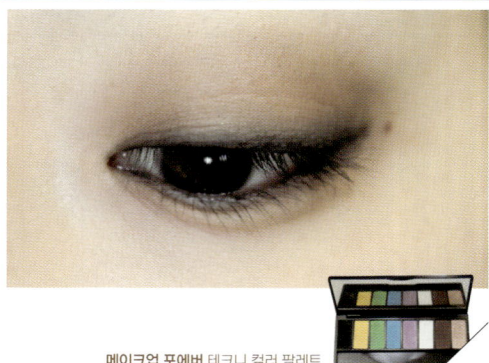

브라운 섀도로 아이라이너와 눈두덩 위를 발라줍니다.
이때 섀도의 경계가 드러나지 않도록 주의하세요.
(섀도 경계선 없애는 요령은 90쪽을 참조하세요.)

메이크업 포에버 테크니 컬러 팔레트

5

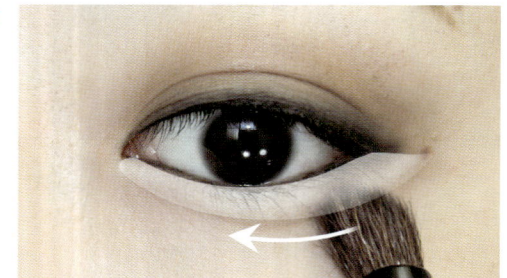
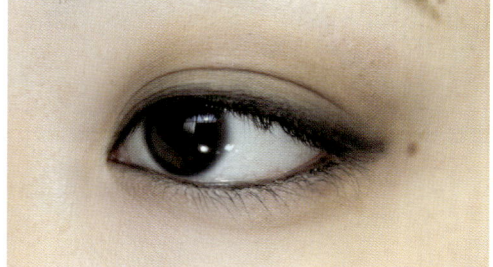

눈 아래에도 같은 브라운 섀도를 바릅니다. 눈 밑은 섀도를 잘못 바르면 다크서클로 보일 수 있으므로
얇게 발라 은은하게 표현하는 것에 신경 써주세요.

6

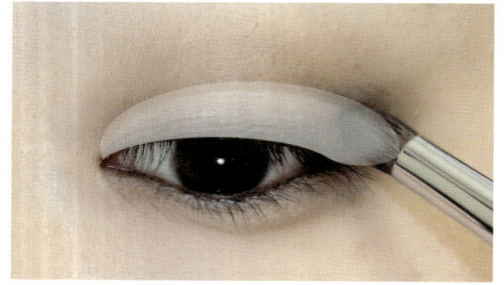
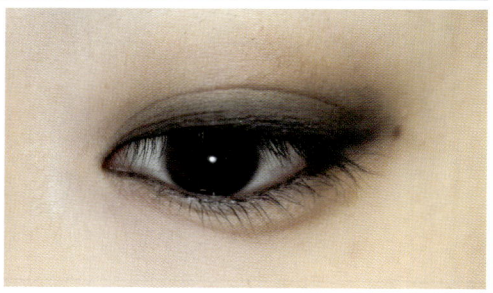

쌍커풀 자리에 눈 안쪽에서 바깥으로 갈수록 연해지는 느낌으로 블랙 섀도를 바르고,

7

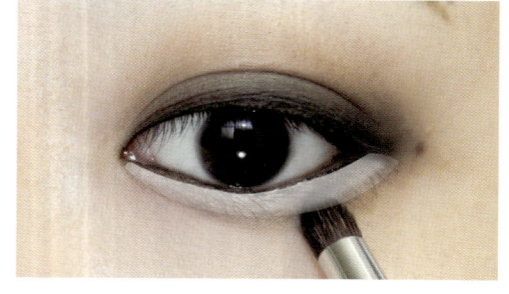
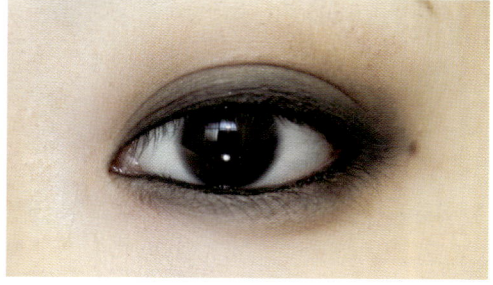

눈 밑에도 같은 블랙 섀도를 얇게 발라주세요.

8

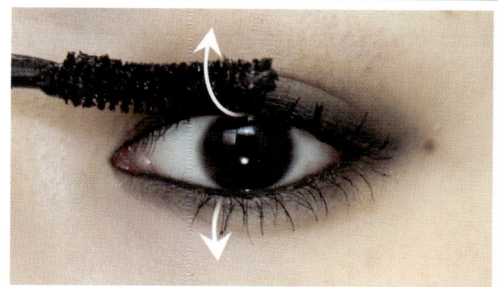
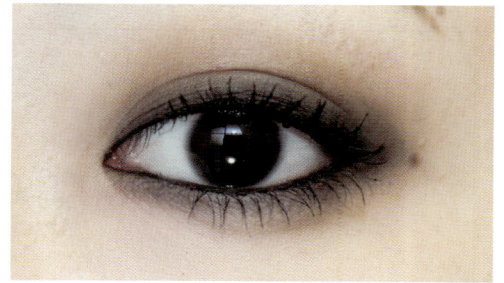

마지막으로 뷰러를 하고 마스카라를 발라주면 아이 메이크업 완성입니다.

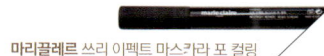
마리끌레르 쓰리 이펙트 마스카라 포 컬링

9

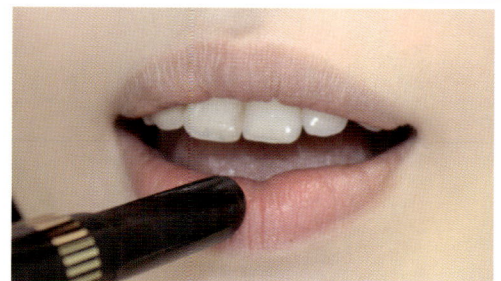
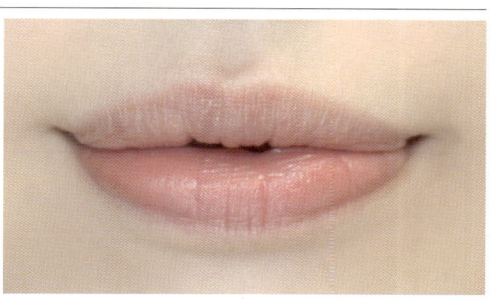

입술은 베이지 색상의 립스틱을 톡톡 두드리면서
입술 경계선을 흐지부지하게 만들면서 바릅니다.

아리따움 워너비 쿠션틴트 1 필모어

10

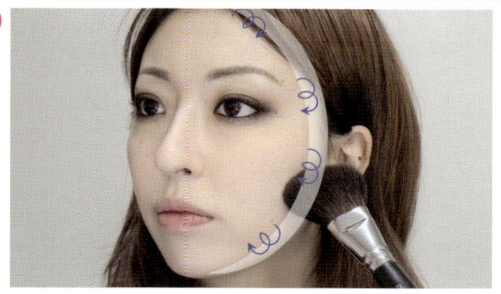
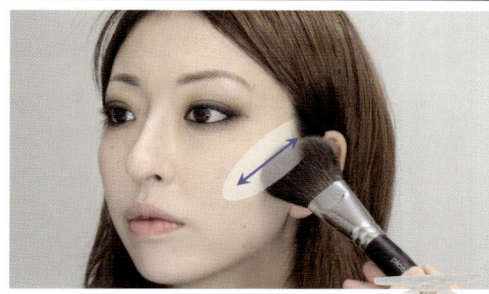

이 메이크업에서는 컬러감 있는 블러셔는 생략합니다.
브론저를 이용해 얼굴 라인을 따라 숫자 3을 그리듯 브러시를 굴려 뭉치지 않도록 발색하고
브러시에 남은 브론저로 광대뼈를 따라 사선으로 발라주세요.

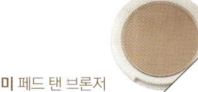
벨레미 페드 탠 브론저

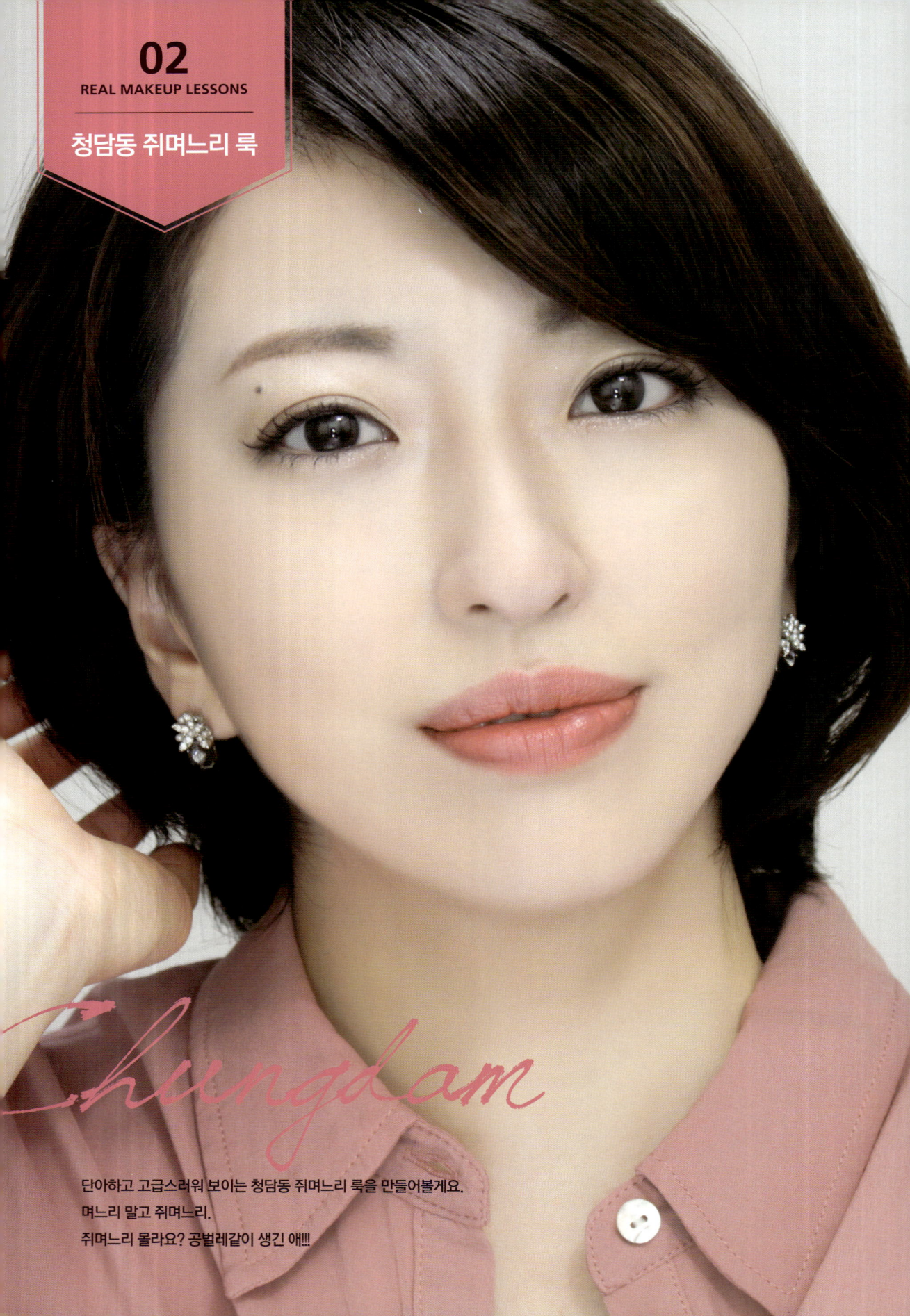

Chungdam

단아하고 고급스러워 보이는 청담동 쥐며느리 룩을 만들어볼게요.
며느리 말고 쥐며느리.
쥐며느리 몰라요? 공벌레같이 생긴 애!!!

HOW TO MAKE

1

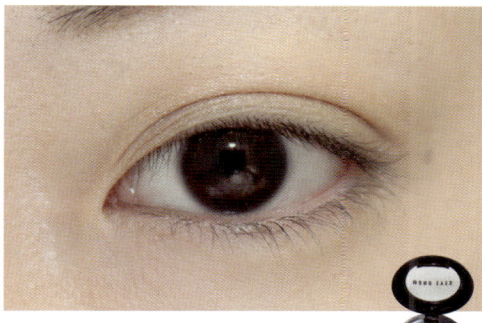

먼저 은은한 베이지 섀도를 이용해 눈두덩 전체에 베이스를 깔아주세요.

아리따움 모노 아이즈 57 스프리츠

2

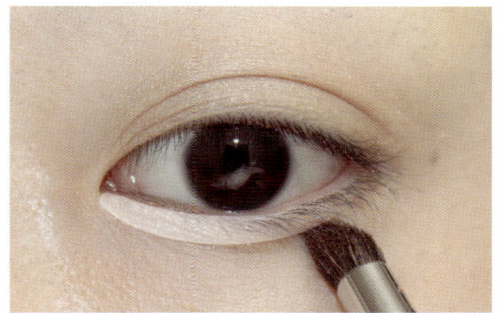
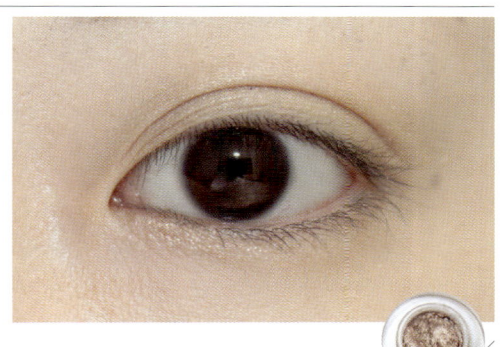

눈 아래 앞머리엔 베이지 펄 섀도를 얇게 발라주세요.
펄 입자가 작은 제품을 선택하세요. 펄이 크면 눈가가 주름져 보이기 쉽습니다.

아리따움 샤인 픽스 아이즈 03 코코넛 베이

3

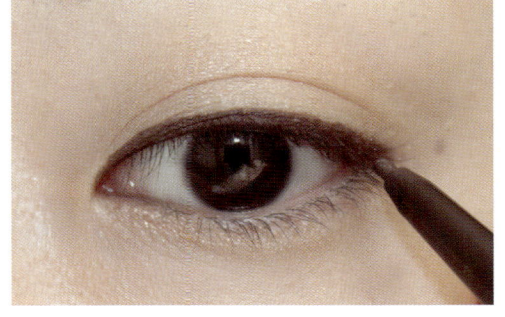
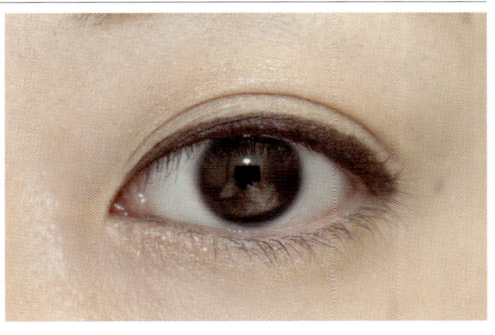

브라운 아이라이너로 위쪽 속눈썹 사이사이를 먼저 채운 뒤,
눈 길이만큼만 아이라인을 그려주세요.

비세 컬러 임팩트 젤 라이너 브라운

4

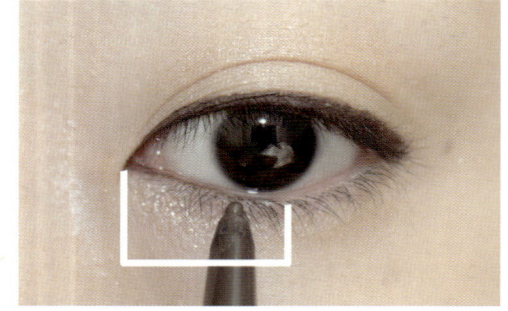 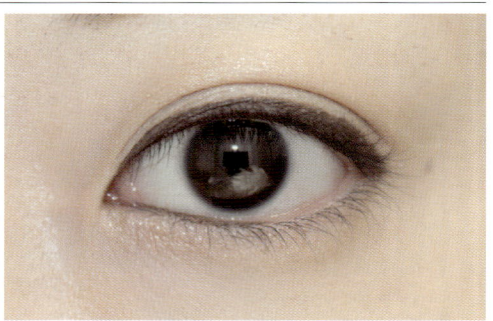

눈매를 좀 더 선명하게 만들기 위해 눈 밑 점막에도 아이라이너를 사용합니다.
앞머리에서부터 1/2 길이까지만 채워주세요.
점막 전체를 다 채우면 눈이 작고 답답해 보여요.

비셰 컬러 임팩트 젤 라이너 브라운

5

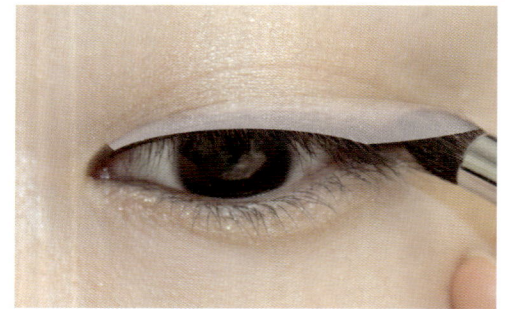 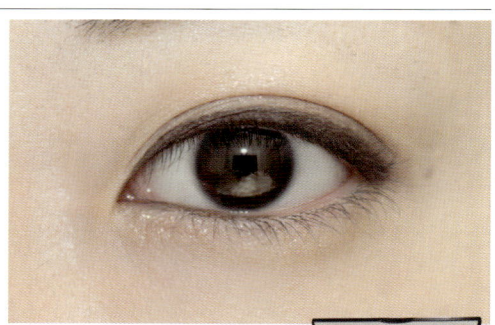

아이라인과 비슷한 색상의 브라운 섀도를 이용해 위쪽 아이라인을 덮어주면서
눈꼬리로 갈수록 살짝 도톰하게 발라주면 아이라인이 붕 뜨지 않으면서
좀 더 깊은 눈매를 만들 수 있어요.

메이크업 포에버 테크니 컬러 팔레트

6

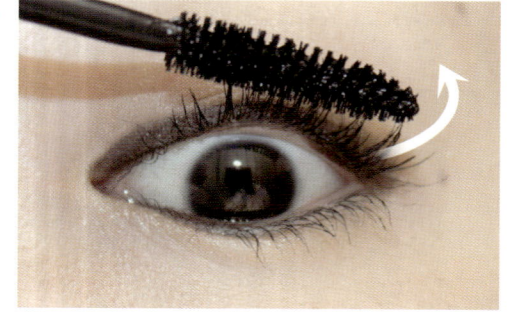 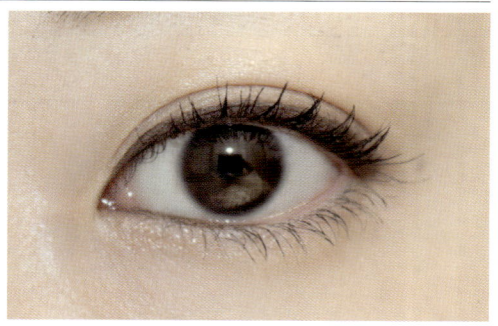

마지막으로 뷰러를 하고 거울을 밑으로 내린 채로 꼼꼼하게 마스카라를 발라줍니다.

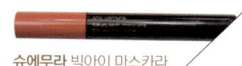

슈에무라 빅아이 마스카라

7

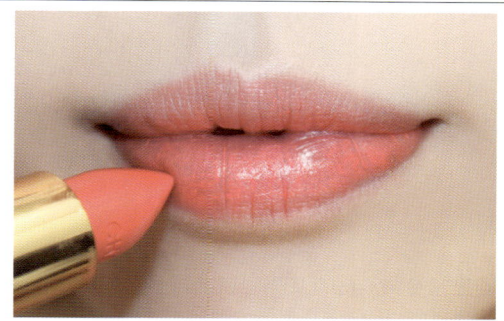
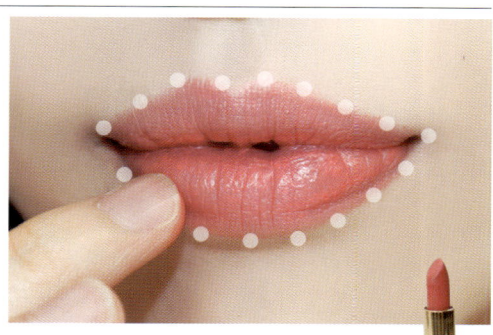

코럴색 립스틱을 입술 전체에 고르게 바른 뒤
손가락으로 입술 경계선을 두드려 컬러를 자연스럽게 밀착시켜 주세요.

샤넬 루즈 알뤼르 131 에토냐

8

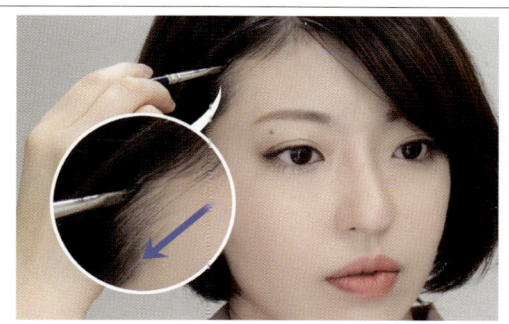
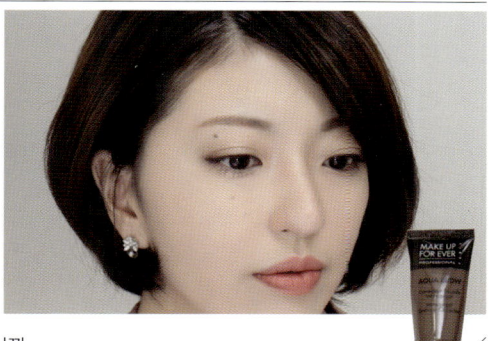

머리숱이 적으면 깔끔하지 않고 스미골처럼 빈곤해 보일 수 있으니까
가르마와 이마 라인의 휑한 부분을 아이브로 제품을 이용해 메워
적당히 정리해주세요.

메이크업 포에버 아쿠아 브로우 애쉬

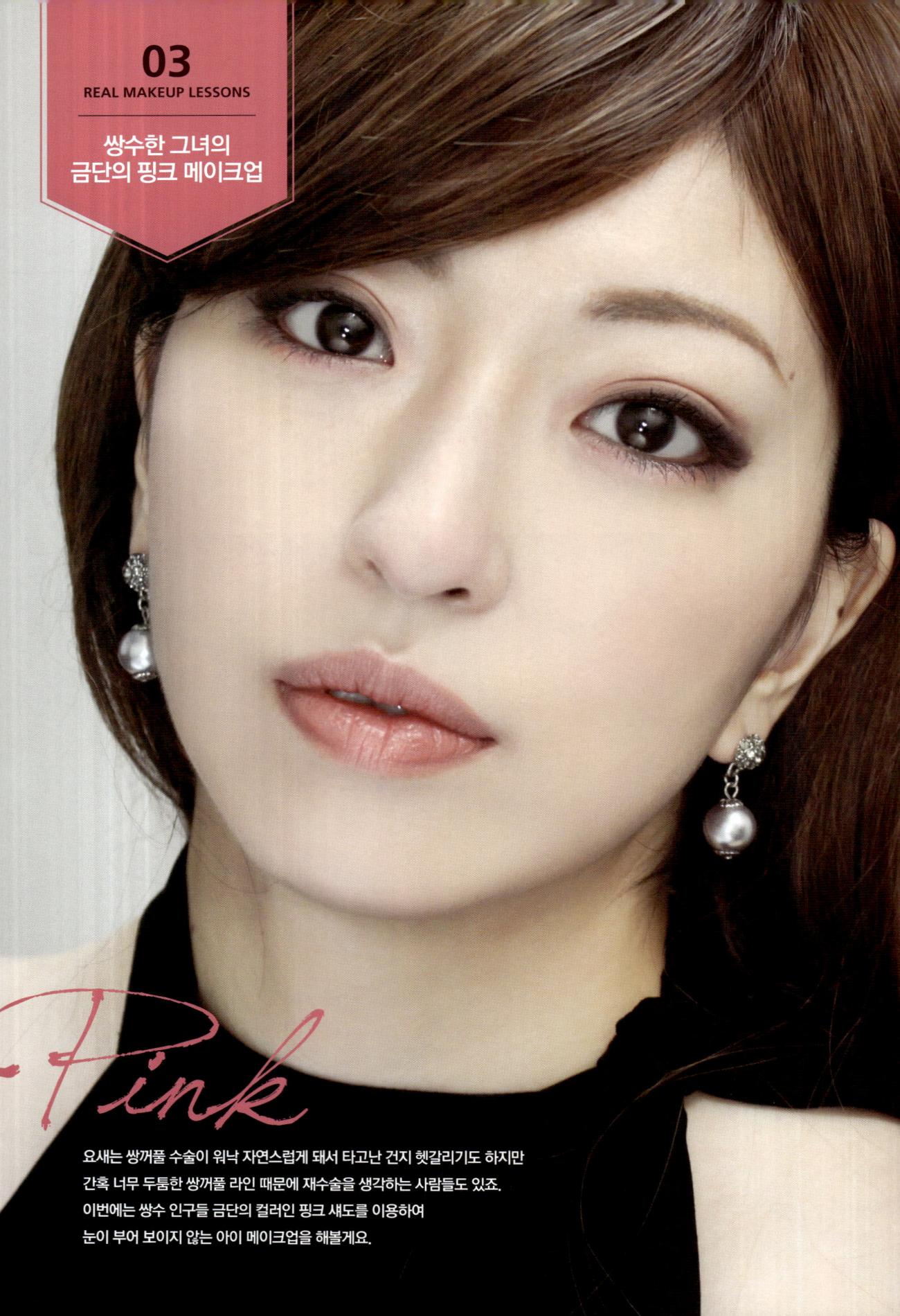

**쌍수한 그녀의
금단의 핑크 메이크업**

Pink

요새는 쌍꺼풀 수술이 워낙 자연스럽게 돼서 타고난 건지 헷갈리기도 하지만
간혹 너무 두툼한 쌍꺼풀 라인 때문에 재수술을 생각하는 사람들도 있죠.
이번에는 쌍수 인구들 금단의 컬러인 핑크 섀도를 이용하여
눈이 부어 보이지 않는 아이 메이크업을 해볼게요.

1

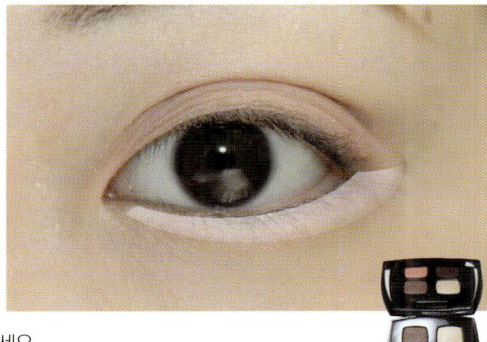

밝은 핑크 섀도를 눈두덩과 눈 밑에 뭉치지 않도록 고르게 발라주세요.
밝은 색 섀도는 쌍꺼풀이 접힌 부분이 밝아 보이도록 도와줍니다.

샤넬 뤼미에르 파세뜨 까드리유

2

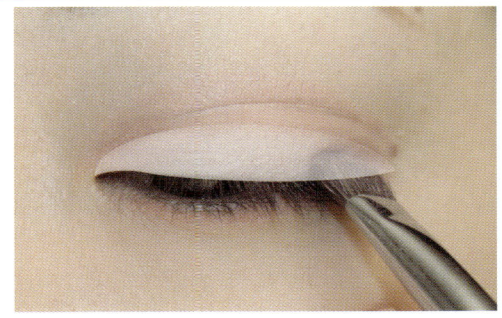

은은한 퍼플 섀도를 쌍꺼풀 두께의 2/3 정도 지점까지 바르고,

3

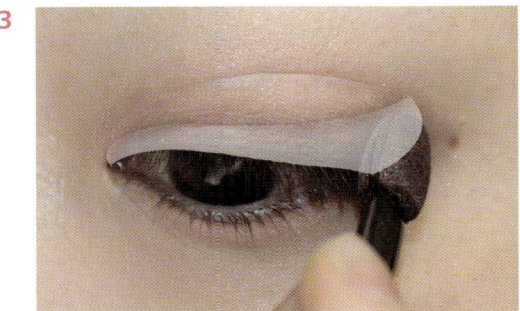

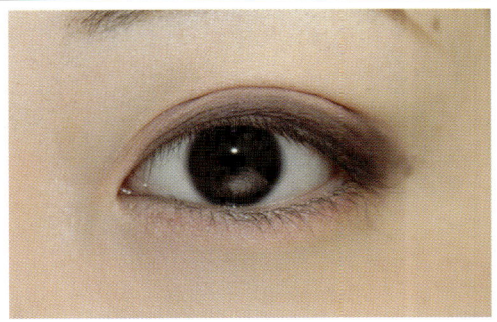

진한 퍼플 섀도를 이용해 쌍꺼풀 두께의 1/2 정도를 채워주세요.
이때 눈꼬리 부분은 쌍꺼풀 끝 라인까지 올려 채워야 두툼한 쌍꺼풀이 가려진답니당!

4

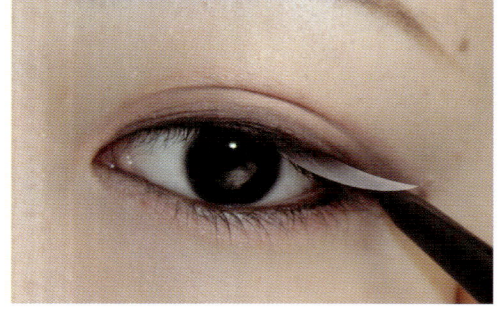
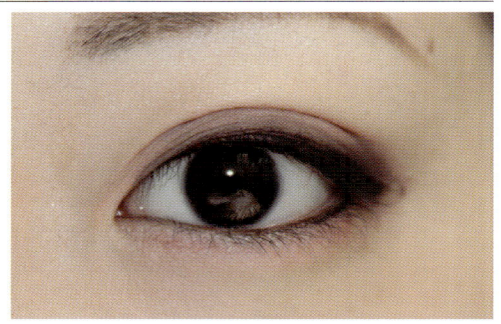

진한 브라운 컬러의 아이라이너로 눈꼬리가 강조되도록
위아래 아이라인을 그리고,

비세 컬러 임팩트 젤 라이너 브라운

5

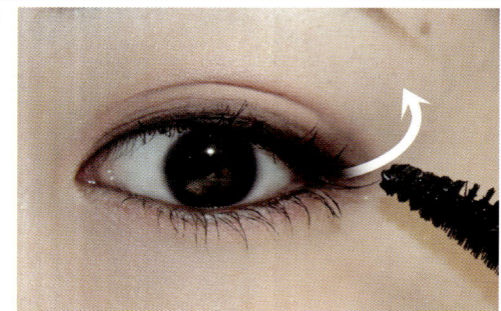
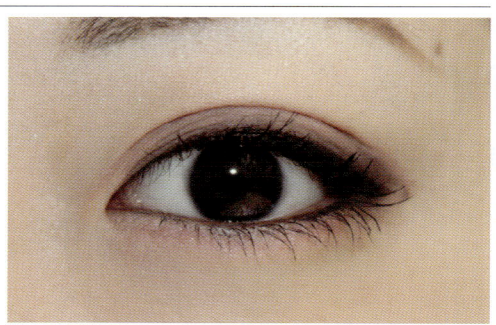

위아래 속눈썹 모두 뷰러로 접은 후 마스카라를 발라주세요.

메이크업 포에버 아쿠아 스모키 엑스트라 버건트 마스카라

6

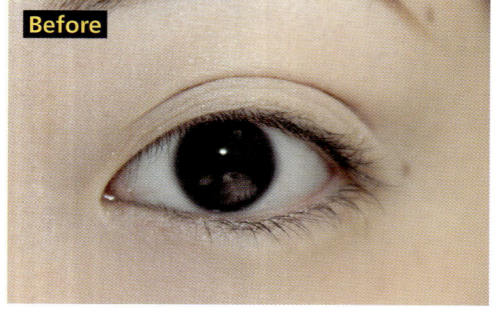
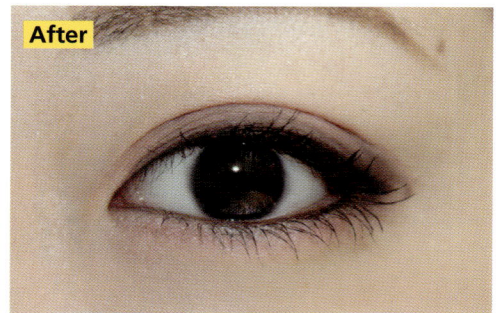

Before

After

두꺼운 쌍꺼풀을 연출하기 위해 쌍꺼풀 테이프를 붙이고 메이크업을 했는데
메이크업 후엔 쌍수의 도톰함이 별로 느껴지지 않아요!
쌍커풀 부위의 반 정도가 아아라인처럼 표현된 것 보이세요?

7

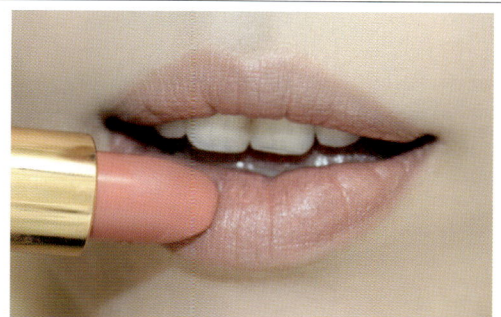
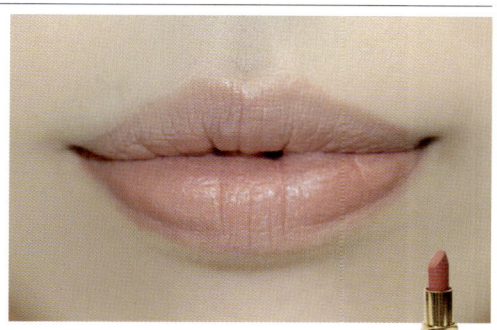

입술에는 은은한 베이지 컬러를 바르고,

샤넬 루즈 크코 61 쉐리

8

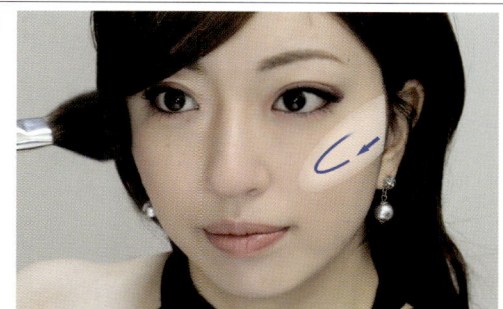
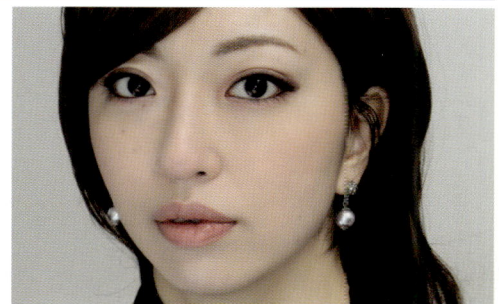

아이 메이크업 컬러에 맞춰 핑크색 블러셔를 사선으로 얼굴 가장자리에서부터 발라주면 완성입니다.

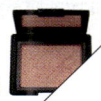

나스 블러쉬 수퍼 오르가즘

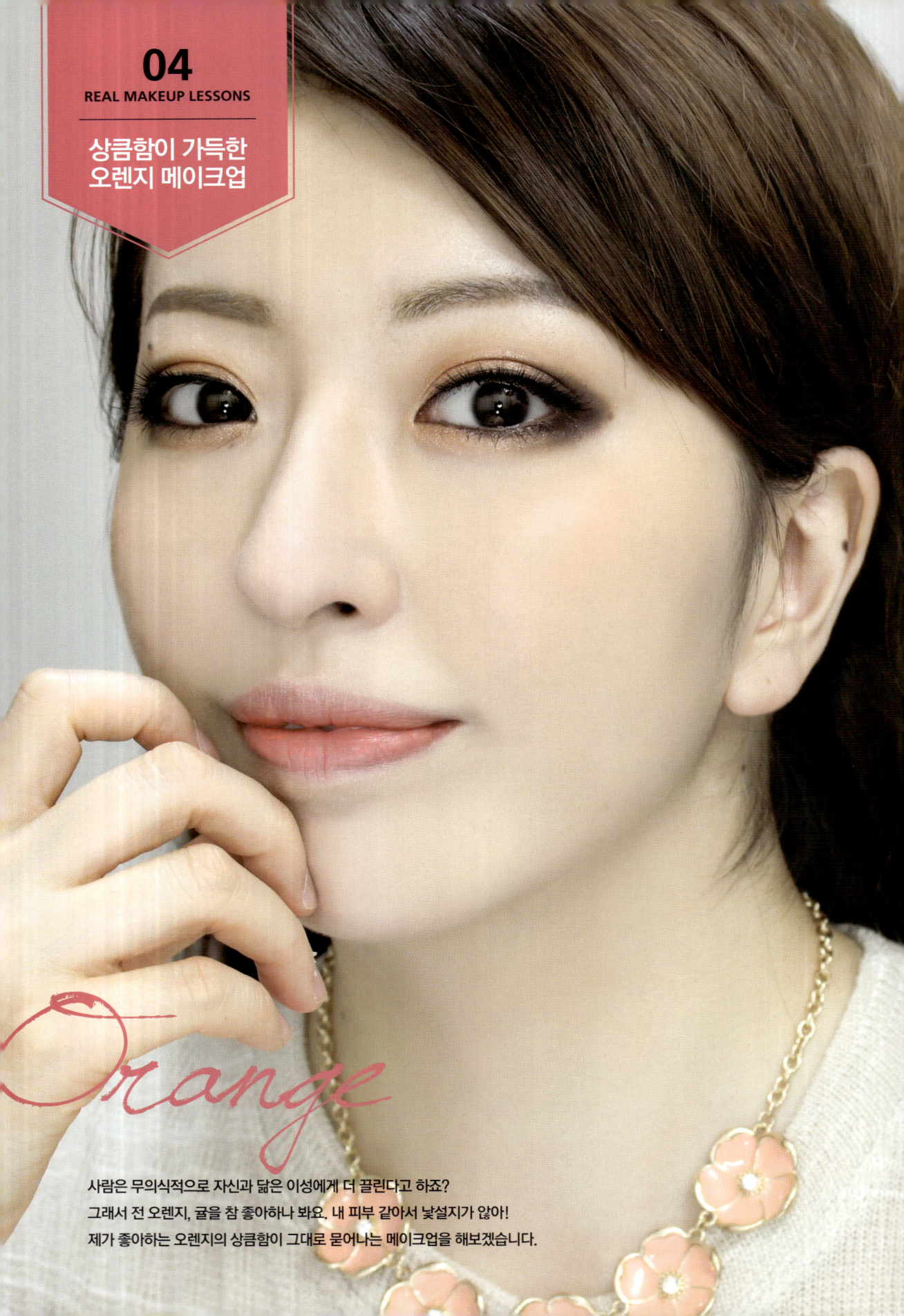

상큼함이 가득한
오렌지 메이크업

Orange

사람은 무의식적으로 자신과 닮은 이성에게 더 끌린다고 하죠?
그래서 전 오렌지, 귤을 참 좋아하나 봐요. 내 피부 같아서 낯설지가 않아!
제가 좋아하는 오렌지의 상큼함이 그대로 묻어나는 메이크업을 해보겠습니다.

1

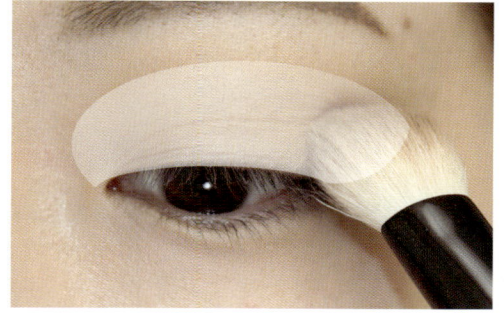 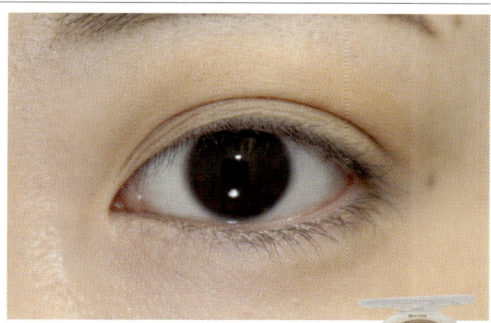

무턱대고 바로 오렌지샷 섀도를 바르면 색상이 너무 튀어 보일 수 있어요.
먼저 브라운 섀도로 베이스를 깔겠습니다.(여기선 브론저를 섀도로 활용했어요~)
눈두덩 전체에 섀도의 경계가 지지 않도록 발라주세요.

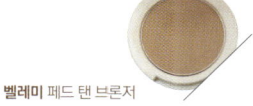

벨레미 페드 탠 브론저

2

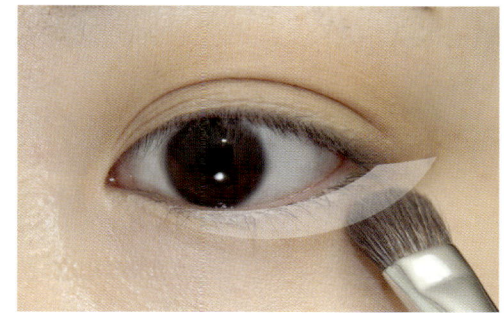 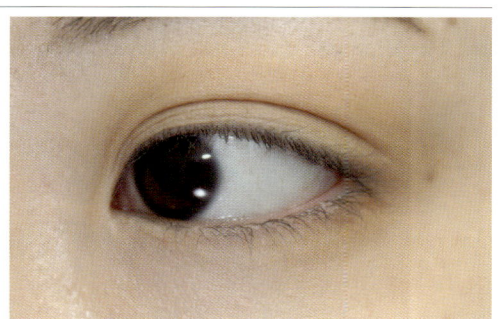

같은 색상 섀도를 눈 밑쿠분에도 발라주세요.
짙은 컬러의 섀도를 눈 끝에 바를 때는 눈꼬리부터 바른 다음 눈 앞머리로 쓸어줘야 퀭해 보이지 않아요.

3

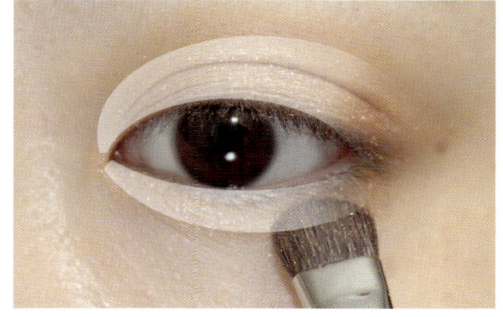 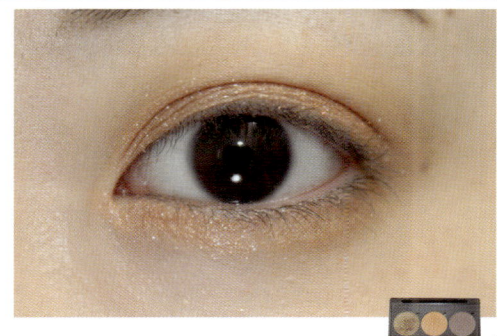

오렌지 펄 섀도를 눈 앞머리에서부터 바른 뒤,

아리따움 모노아이즈 플레트

4

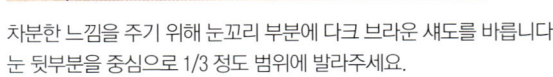
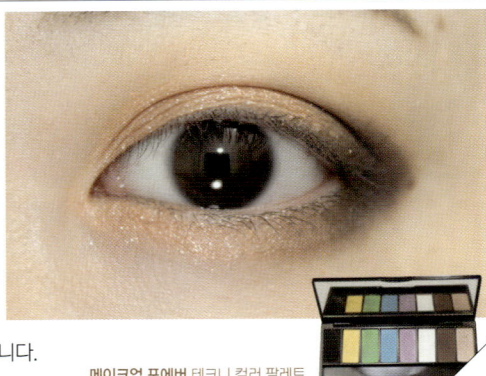

차분한 느낌을 주기 위해 눈꼬리 부분에 다크 브라운 섀도를 바릅니다.
눈 뒷부분을 중심으로 1/3 정도 범위에 발라주세요.

메이크업 포에버 테크니 컬러 팔레트

5

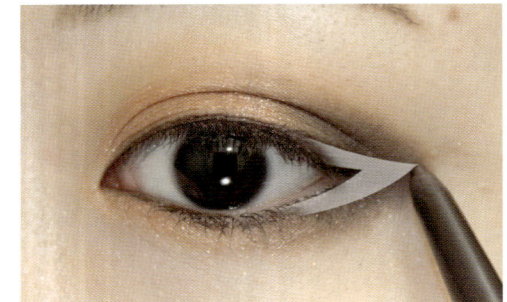
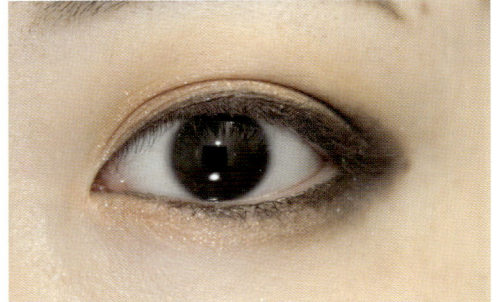

브라운 아이라이너로 아래위 점막을 채운 다음 눈꼬리를 강조해 아이라인을 그려주세요.

비셰 컬러 임팩트 젤 라이너 브라운

6

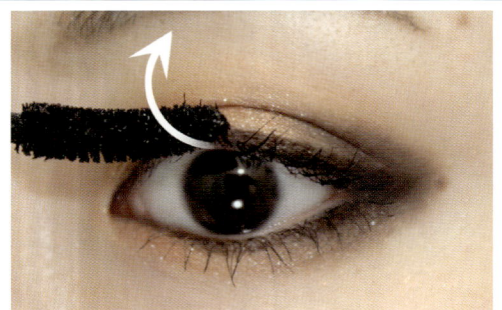
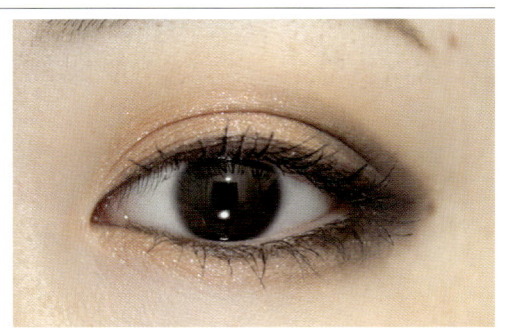

뷰러 후 마스카라를 발라주세요.

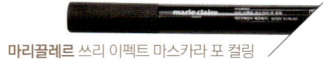

마리끌레르 쓰리 이펙트 마스카라 포 컬링

7

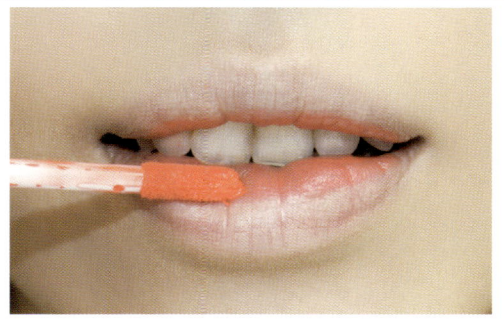
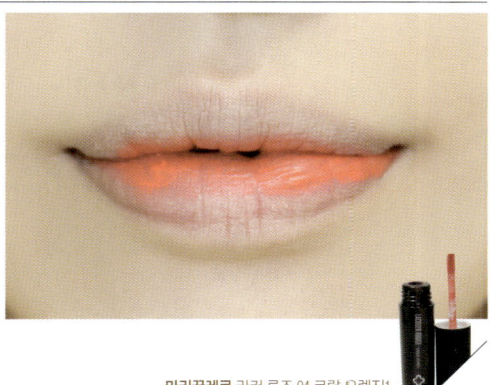

입술도 오렌지 컬러의 립 제품을 발라주세요.
눈 화장이 진하기 때문어 입술 전체에 바르면 부담스러워요.
입술 안쪽에만 얇게 바른 뒤,

마리끌레르 라커 루즈 04 코랄 오렌지1

8

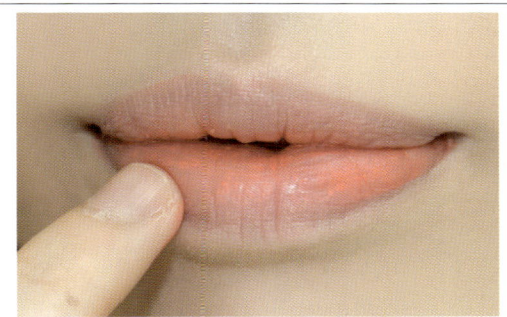
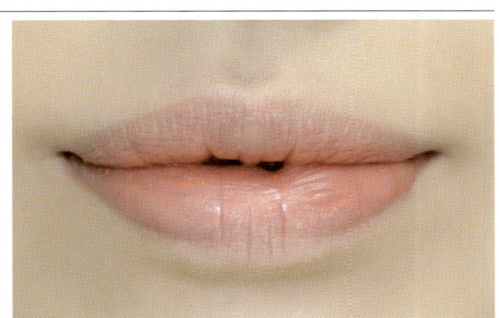

손가락으로 톡톡 두드려 입술 전체에 펴 발라주면
입술이 얇아 보이면서 부담스럽지 않은 오렌지 립이 완성됩니다.

9

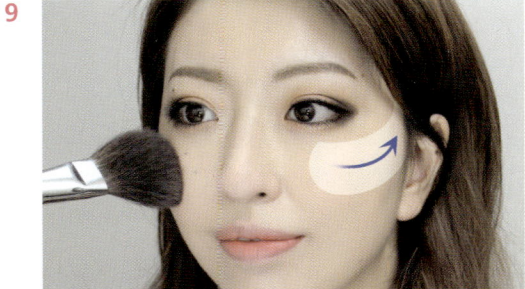
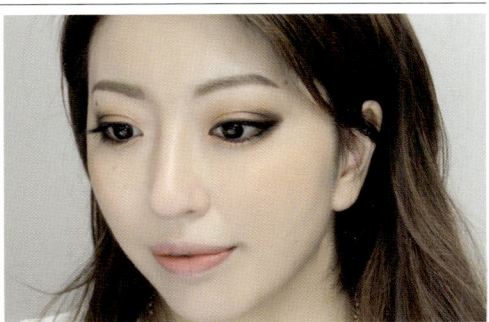

블러셔도 오렌지 컬러를 선택했어요.
여성스러움을 표현하기 위해 볼 가운데에 브러시를 터치한 다음
거의 일직선 형태로 뒤쪽으로 쓸어주세요. 원하는 컬러로 발색될 때까지 반복합니다.

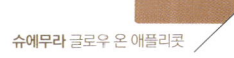

슈에무라 글로우 온 애플리콧

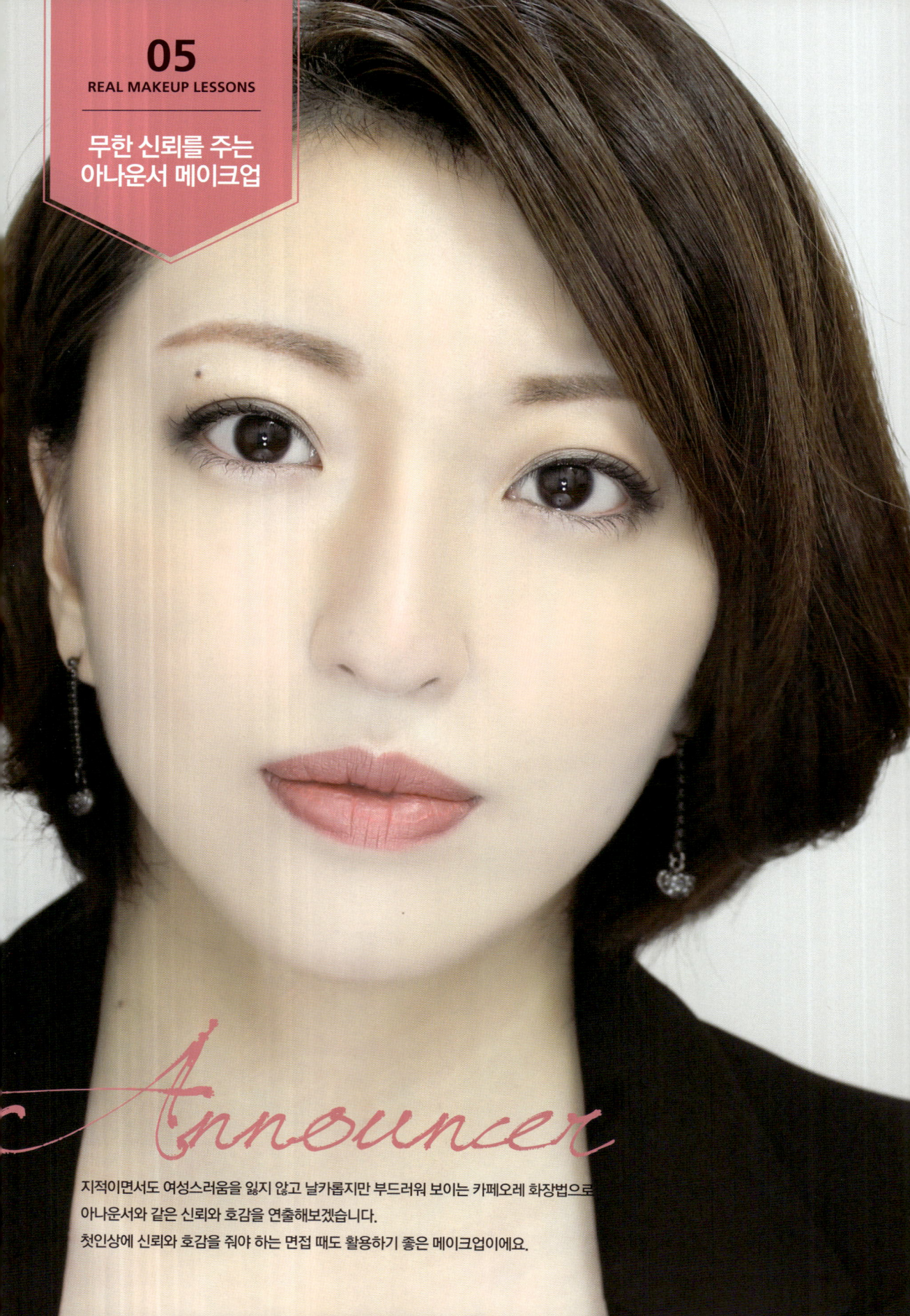

무한 신뢰를 주는
아나운서 메이크업

Announcer

지적이면서도 여성스러움을 잃지 않고 날카롭지만 부드러워 보이는 카페오레 화장법으로
아나운서와 같은 신뢰와 호감을 연출해보겠습니다.
첫인상에 신뢰와 호감을 줘야 하는 면접 때도 활용하기 좋은 메이크업이에요.

HOW TO MAKE

1

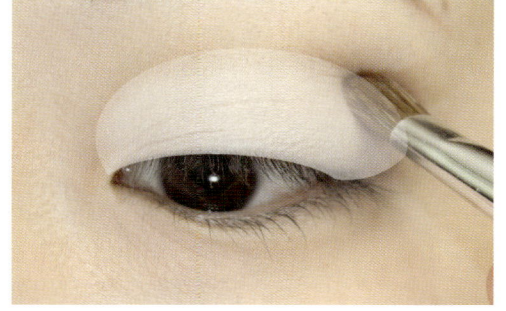
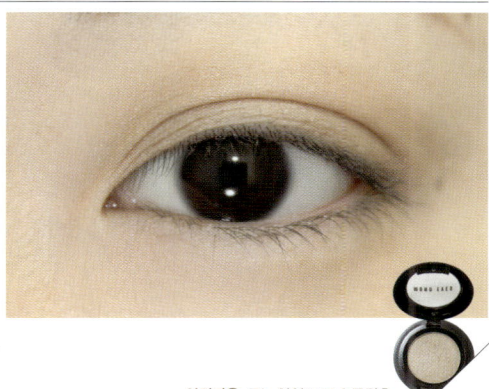

먼저 브라운 섀도를 브러시에 찍어 손등에 발라 채도를 낮춘 다음
아이홀을 따라 넓게 발라주세요.

아리따움 모노 아이즈 57 스프리츠

2

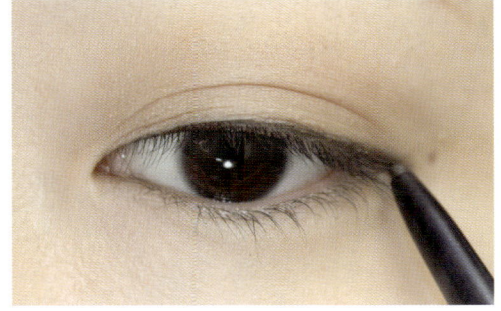
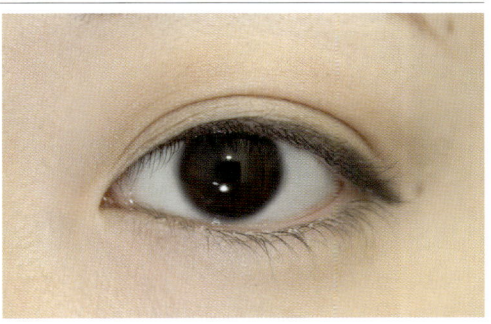

블랙 펜슬 아이라이너를 이용해 위쪽 속눈썹 사이사이를 채우고
얇게 아이라인을 그려 눈매를 선명하게 만든 다음
눈꼬리를 살짝 처지게 그려서 선해 보이는 눈매를 만들어주세요.

가네보 메디아 아이라이너 펜슬

3

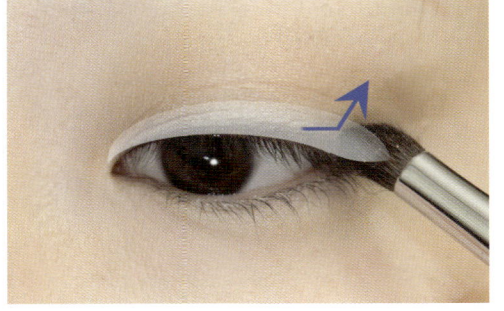
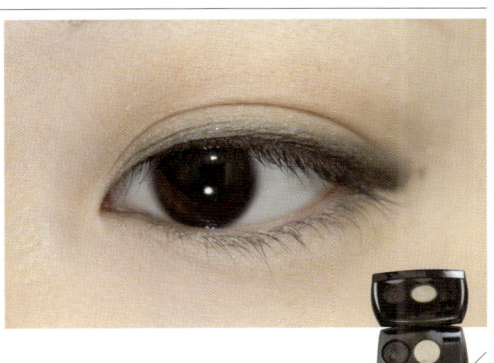

아이라이너가 동떨어져 보이지 않게
그레이 섀도를 이용해 아이라인을 덮으면서 바른 다음
뒷부분은 위로 올려 발라 자연스럽게 스머징 효과를 주세요.

샤넬 레 까트르 옹브르 43 미스테르

4

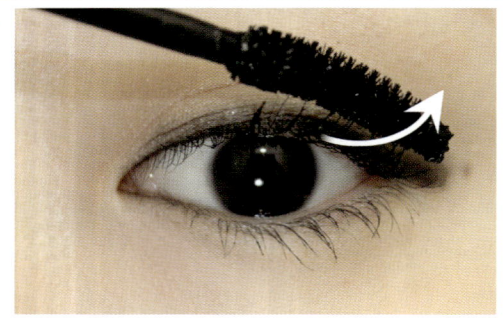
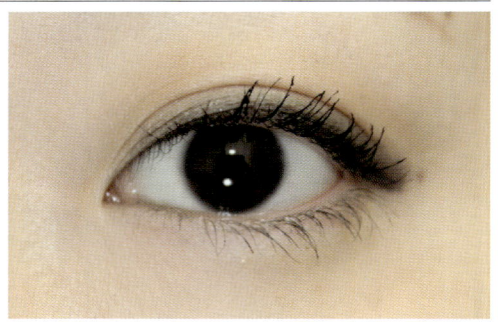

마지막으로 뷰러를 하고 마스카라를 바릅니다.

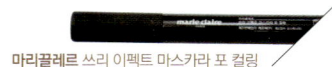

마리끌레르 쓰리 이펙트 마스카라 포 컬링

5

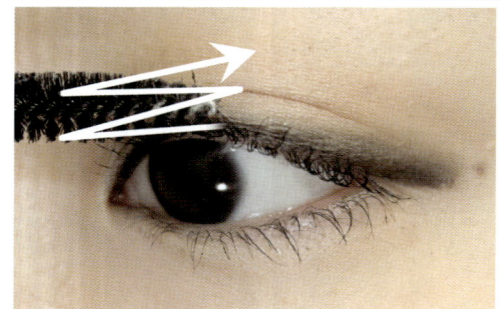
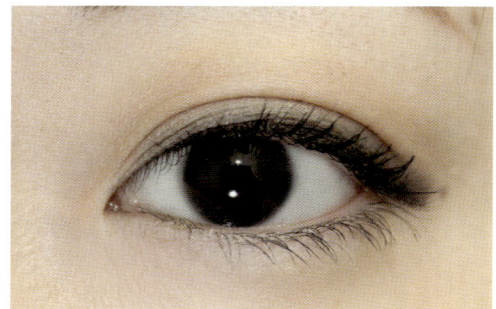

마스카라가 뭉쳐 있으면 지저분해 보여요. 화장대 밑에서 한 번씩 꼭 발견하게 되는 스크류 브러시를 이용해
속눈썹을 지그재그로 움직여주면 마스카라의 뭉침이 싹 없어집니다.

6

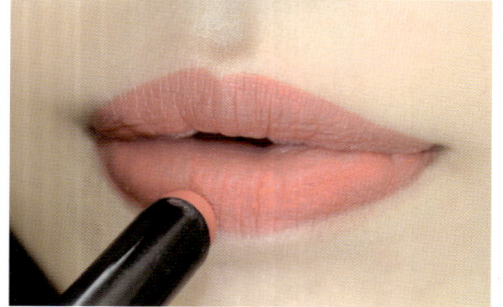
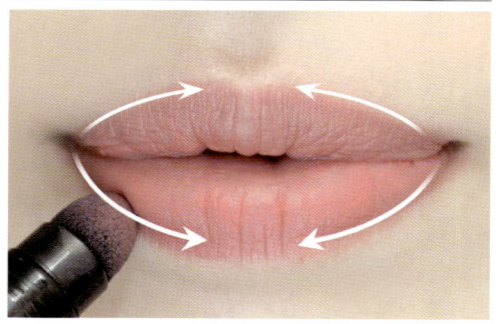

단호박 먹은 듯 단호한 입술을 만들기 위해
먼저 입술 선에 맞춰 립스틱을 깔끔하게 바른 다음
라인 부분만 면봉이나 팁을 이용해 부드럽게 펴 발라주세요.

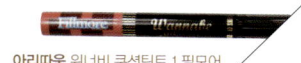

아리따움 워너비 쿠션틴트 1 필모어

7

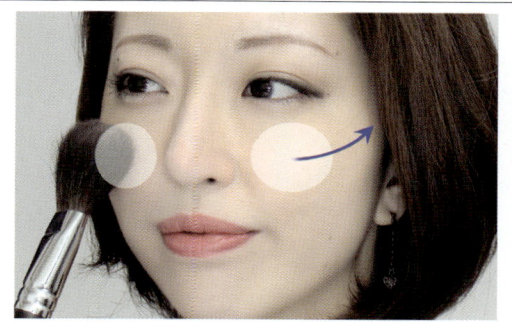

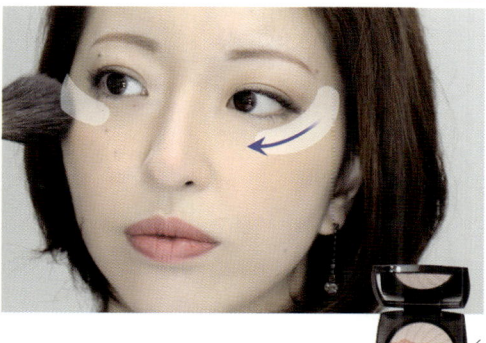

시크한 표정을 하고 있거라도 광대만은 미소 짓고 있도록
브러시를 이용해 로즈 컬러의 블러셔를 애플존에서부터 얼굴 바깥쪽으로 펴 바르고
C존 부위에 하이라이터를 위에서 아래로 발라 화사한 느낌을 더해주세요.

랑콤 라 로즈레 블러쉬 01

TIP

화장 도구 세척하기

화장 도구를 씻을 때 굳이 비싼 전용 클렌저를 살 필요 없어요. 올리브 오일(또는 포도씨 오일), 주방용 세제(중성세제), 울샴푸(중성세제), 이 세 가지만 있어도 충분합니다. 클렌징 오일은 물에 금방 씻겨 내려가기 때문에 올리브 오일이나 포도씨 오일이 좋답니다. 울샴푸 이외에도 액체로 된 세탁 세제 중에 약 알칼리성 말고 중성이면 사용해도 괜찮아요. 파우더나 섀도 바르는 도구는 울샴푸로, 파운데이션이나 컨실러 브러시처럼 유분 기가 묻게 되는 도구는 오일로 유분을 녹여낸 후 세제로 헹궈주면 깔끔하게 세척돼요.

화장품 도구	클렌징이 필요할 때	클렌징 시기
파운데이션, 컨실러 브러시	파운데이션 브러시는 파운데이션이 묻어 있어서 세척 안 하고 계속 쓰면 세균들이 마구 자라납니다. 가장 이상적인 방법은 사용 후 바로 세척하는 거랍니다.	사용 후 또는 적어도 일주일에 한두 번
파운데이션 퍼프	파운데이션이 뭉치고 세균들이 잘 자라는 환경이 되기 때문에 가능하면 사용 후 바로 세척해주세요.	사용 후 또는 적어도 일주일에 한두 번
파우더 퍼프	파우더가 뭉쳐 발리거나 퍼프 표면이 빤질빤질해지면 빨아줘이 한답니다. 그리고 파우더 팩트에 들어 있는 퍼프는 가능하면 파우더에 닿은 채로 있지 않도록 하여 오염을 막아주세요.	2~3주에 한 번
파우더, 하이라이터, 블러셔 브러시	뭉치게 발리기 시작하고 브러시가 엉겨 있으면 클렌징 시기! 페이셜 브러시의 경우 천연모가 많아서 너무 자주 빨면 브러시 털이 돼지털처럼 빳빳해진답니다.	3~4주에 한 번
아이섀도 브러시	아이섀도가 뭉치거나 브러시 표면이 반질거리면 빨아주세요. 브러시를 쓰고 나서 바로 티슈로 닦아주면 그 다음에 사용할 때 색상이 섞이는 걸 방지할 수 있어요.	3~4주에 한 번
아이라인, 립 브러시	리퀴드 제품을 사용하는 거라 세균들의 놀이터가 되니 이것도 가능하면 바로 씻어주는 게 좋아요. 그렇지만 귀찮아서 매일 씻지는 못하고 사용한 다음에 소독용 알코올이나 포인트 메이크업 리무버로 살짝 헹궈 티슈로 닦아 사용하다가 일주일에 한 번씩 깨끗이 빨아주고 있어요.	일주일에 한 번
뷰러	뷰러는 마스카라나 아이라이너가 묻기 쉬워요. 사용한 뒤에 알코올 솜으로 한두 번 겉을 닦아주면 돼요.	사용 후 바로
스크류 브러시, 아이브로 콤	스크류 브러시나 아이브로 콤은 세척을 안 하는 경우가 많지단 마스카라 등이 묻어서 나중에 자극이 생기기 때문에 꼭 세척해 주는 게 좋답니다.	4주에 한 번

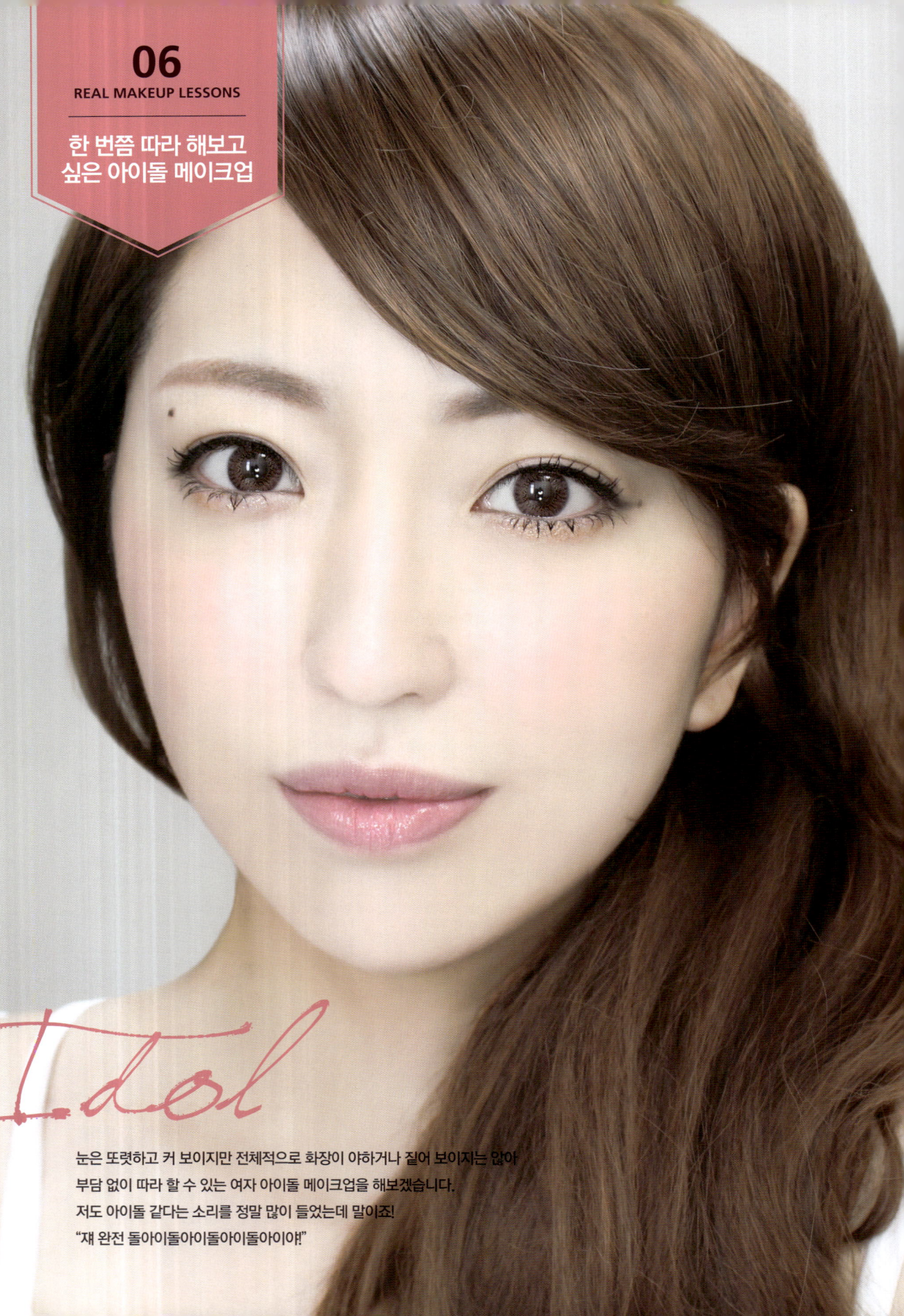

Idol

눈은 또렷하고 커 보이지만 전체적으로 화장이 야하거나 짙어 보이지는 않아
부담 없이 따라 할 수 있는 여자 아이돌 메이크업을 해보겠습니다.
저도 아이돌 같다는 소리를 정말 많이 들었는데 말이죠!
"쟤 완전 돌아이돌아이돌아이돌아이야"

HOW TO MAKE

1

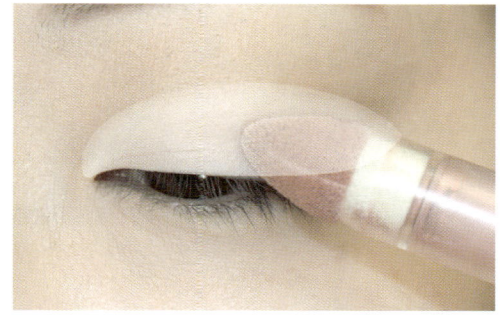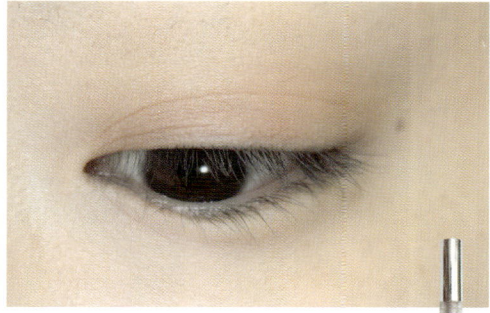

진한 컬러의 섀도를 사용하면 화장이 너무 진해지므로
은은한 장밋빛 섀도를 선택해 눈두덩에 경계가 지지 않도록 발라주세요.

RMK 에어리 매트 아이즈 에어리 로즈핑크

2

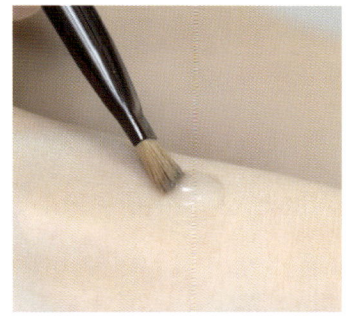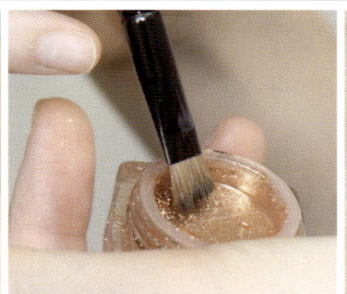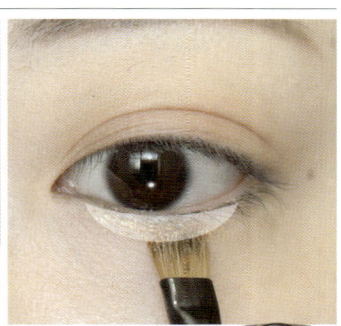

브러시에 물을 묻힌 다음 골드 펄 섀도를 찍어서
눈 밑 가운데 부분에 얇게 펄을 얹어주세요.
이렇게 하면 펄이 날리지 않아요.

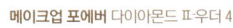

메이크업 포에버 다이아몬드 ㅍ·우더 4

3

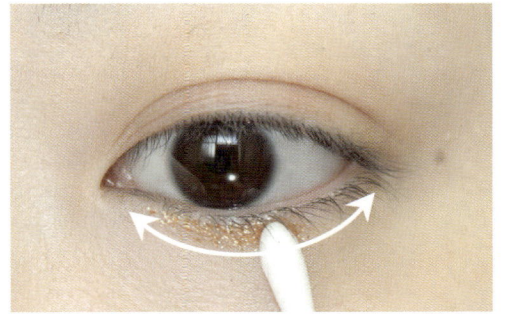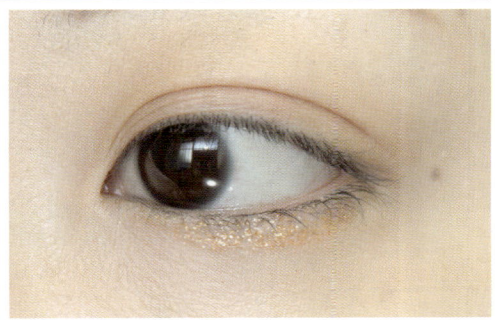

가운데에 바른 펄을 면봉을 이용해 가볍게 문질러 좌우로 펴주세요.

4

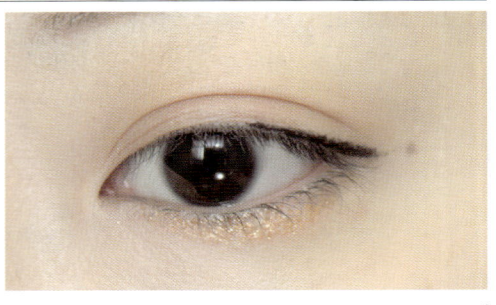

블랙 펜슬 아이라이너로 위쪽 눈꼬리 부분만 그린 뒤,

메이크업 포에버 아쿠아 아이즈 블랙

5

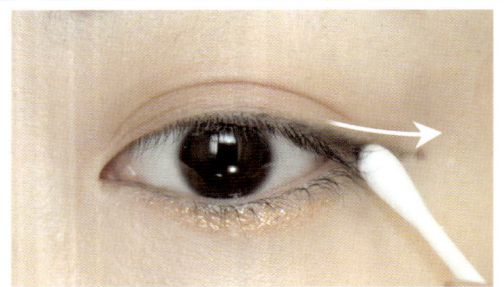
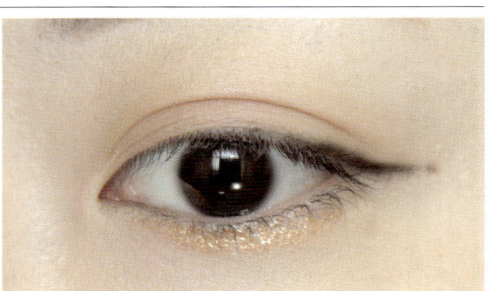

면봉을 이용해 바깥쪽으로 부드럽게 라인을 쓸어주세요.

6

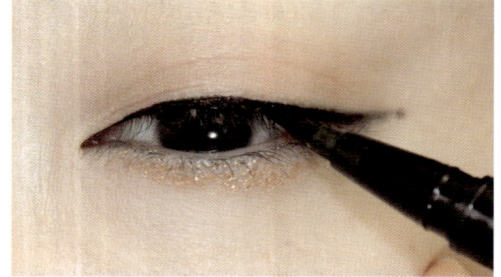
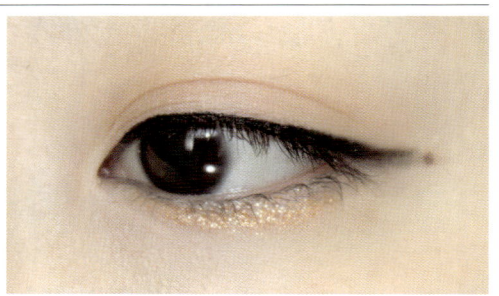

채우지 않은 앞부분은 리퀴드 아이라이너로 아이라인을 그려주세요. 이렇게 하면 눈매는
또렷하면서도 펜슬 아이라이너로 그린 눈꼬리 느낌 덕분에 화장이 많이 세 보이지 않아요.

마리끌레르 실키 드로잉 아이라이너 블랙

7

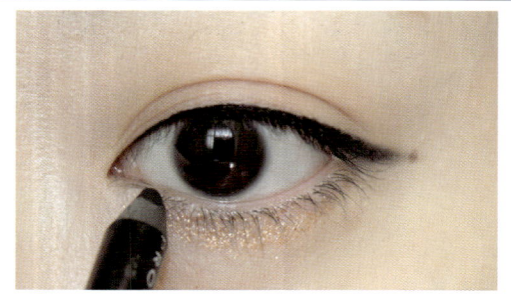
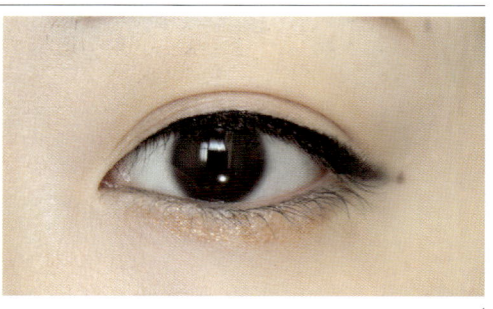

눈 밑 점막도 펜슬 아이라이너를 이용해 채워주세요.
이때 손가락의 힘을 빼고 가볍게 그려야 은은하게 발색됩니다.

메이크업 포에버 아쿠아 아이즈 블랙

8

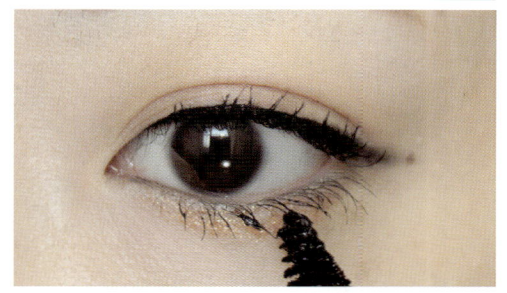

뷰러를 하고 마스카라를 바릅니다.
이때 아래 속눈썹에는 마스카라가 뭉치는 느낌으로 바른 다음,

메이크업 포에버 아쿠아 스모키 엑스트라 버건트 가스카라

9

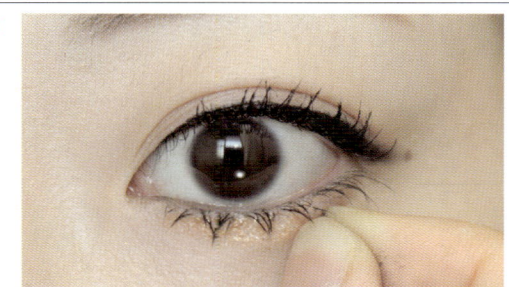
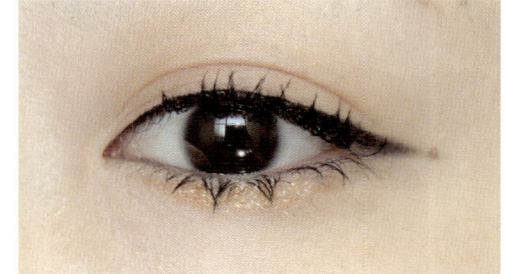

손가락으로 속눈썹을 몇 가닥씩 뭉쳐주면 인조 속눈썹 없이도 인형 같은 눈매를 만들 수 있어요. 이 단계는 생략 가능해요.

10

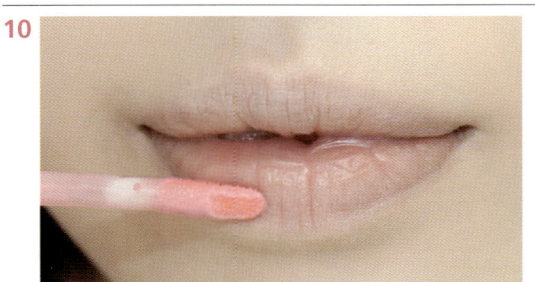
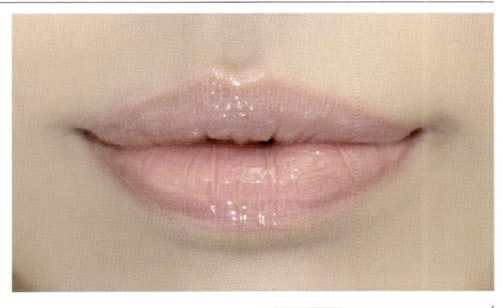

입술에는 핑크색 립글로스를 발라줍니다.

마리끌레르 루즈 글로스 04 새틴 피치

11

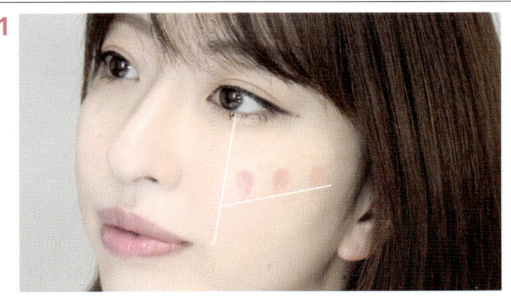
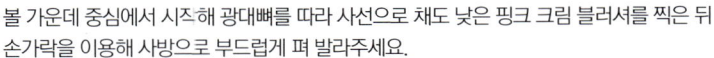
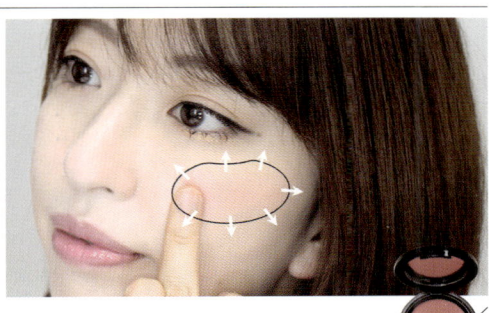

볼 가운데 중심에서 시작해 광대뼈를 따라 사선으로 채도 낮은 핑크 크림 블러셔를 찍은 뒤
손가락을 이용해 사방으로 부드럽게 펴 발라주세요.

메이크업 포에버 HD 블러쉬 215

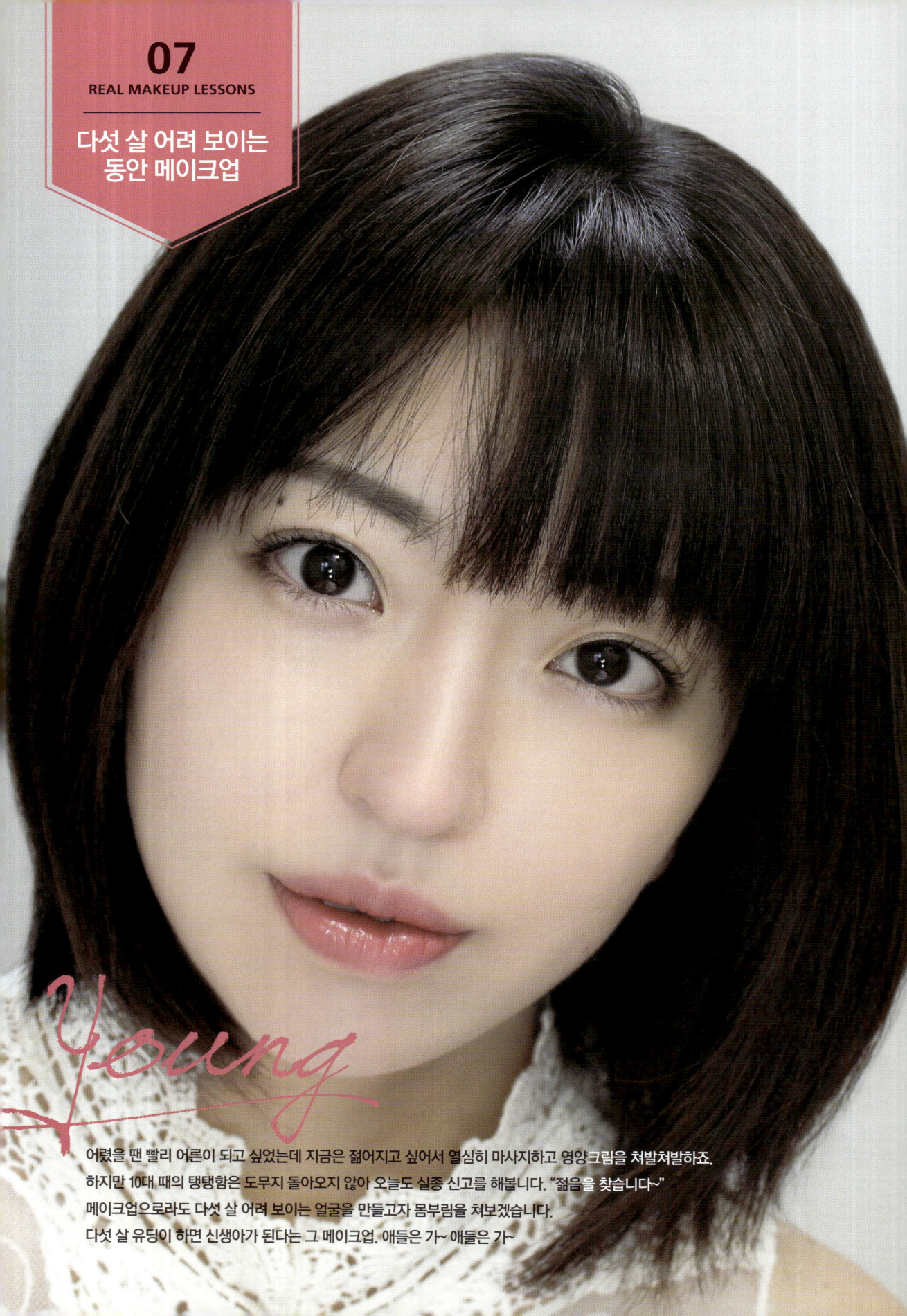

다섯 살 어려 보이는
동안 메이크업

Young

어렸을 땐 빨리 어른이 되고 싶었는데 지금은 젊어지고 싶어서 열심히 마사지하고 영양크림을 처발처발하죠.
하지만 10대 때의 탱탱함은 도무지 돌아오지 않아 오늘도 실종 신고를 해봅니다. "젊음을 찾습니다~"
메이크업으로라도 다섯 살 어려 보이는 얼굴을 만들고자 몸부림을 쳐보겠습니다.
다섯 살 유딩이 하면 신생아가 된다는 그 메이크업. 애들은 가~ 애들은 가~

HOW TO MAKE

1

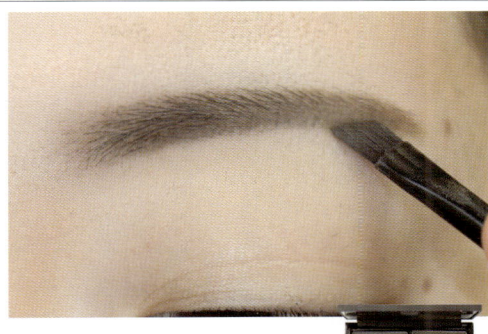

눈썹은 짧고 도톰하면서 일자 모양이 되게 만들면 어려 보여요. 눈썹만… 흐규규.
눈물을 닦으며 아이브로 케이크로 눈썹이 풍성해 보이게 만들어주세요.

마리끌레르 파우더리 아이브로 케익
#102 그레이 브라운

2

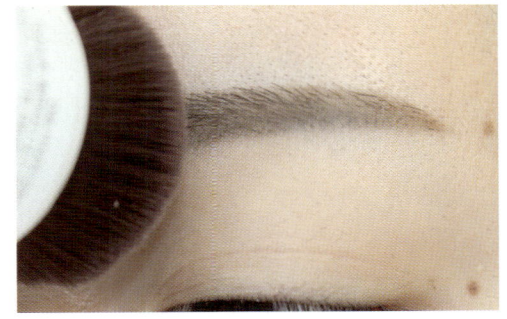
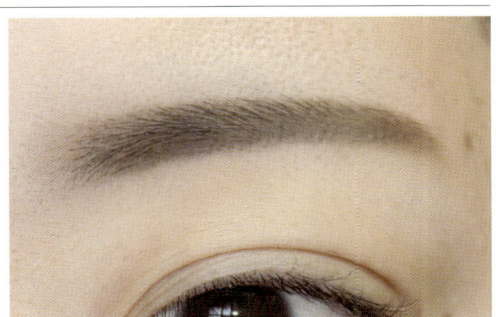

이때 눈썹 앞머리가 너무 진하면 짱구 같아 보이니 조심해야 해요.
파우더를 눈썹 앞머리에만 살짝 묻혀주면 색상이 연해집니다.

3

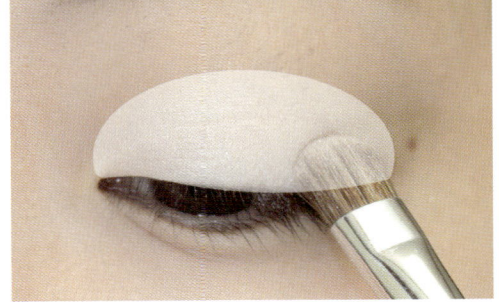
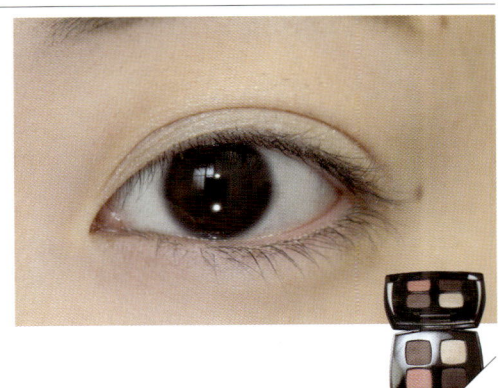

섀도를 많이 바르면 늙어 보이니까
베이지 펄 섀도를 이용해 은은한 펄감만 눈두덩에 주고,

샤넬 뤼미에르 파세뜨 537 까드 키유

4

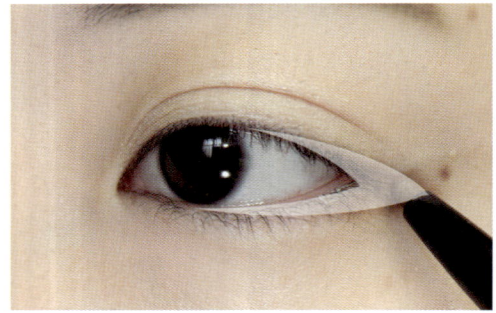
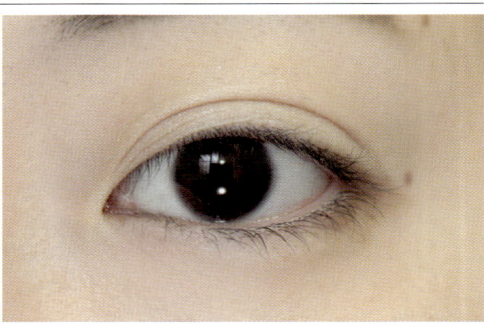

눈매가 날카로워 보이지 않도록 펄이 없는 브라운 펜슬 아이라이너를 이용해
아래위 눈꼬리 부분에만 음영을 주어 처진 눈매를 만들어주세요.

아리따움 러블리 아이즈 볼류머 듀오

5

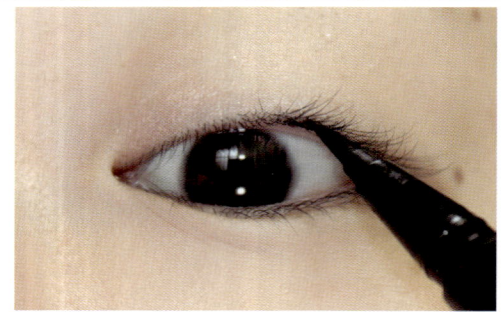
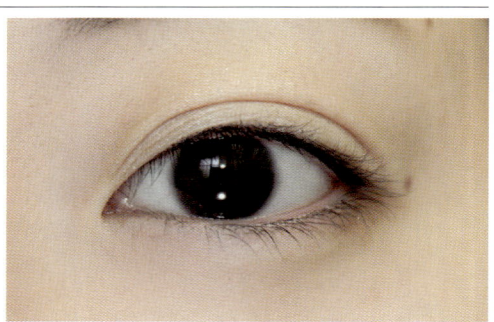

그런 다음 거울을 내려다본 채로 리퀴드 아이라이너로 속눈썹 사이사이에
점점점을 찍어주세요. 이렇게 하면 아이라인이 두껍지 않으면서도
눈매는 선명하게 연출됩니다.

마리끌레르 실키 드로잉 아이라이너 블랙

6

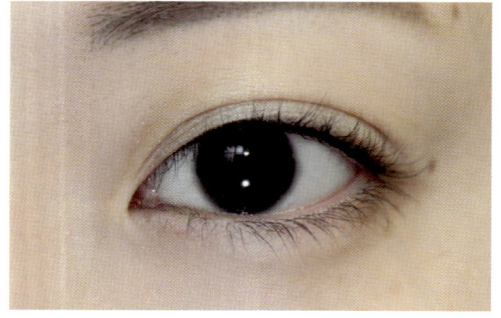
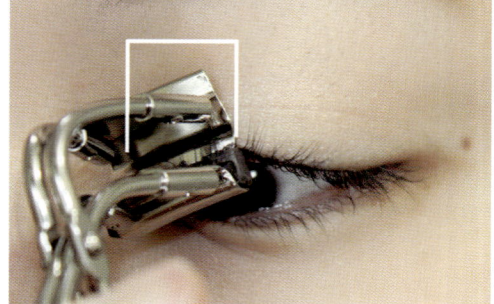

속눈썹 전체에 뷰러를 합니다. 속눈썹 앞머리 부분도 부분 뷰러를 이용해 바짝 올려주세요.
섀도를 덜 사용한 만큼 속눈썹에 힘을 바짝 줘야 하거든요.

7

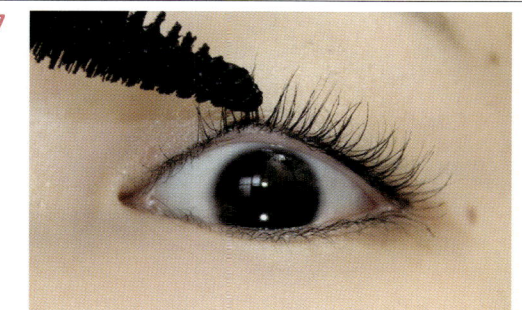

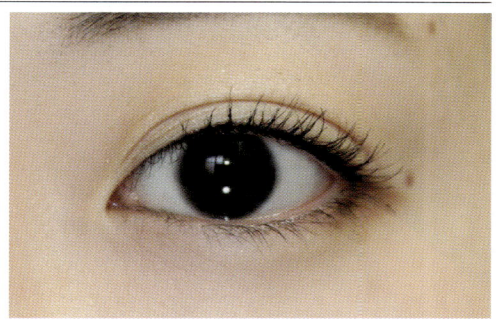

또다시 거울을 내려다보며 '내가 사다코다' 하는 마음으로
뭉치지 않도록 속눈썹 한 올 한 올에 꼼꼼하게 마스카라를 바릅니다.

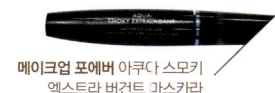

메이크업 포에버 아쿠아 스모키
엑스트라 버건트 마스카라

8

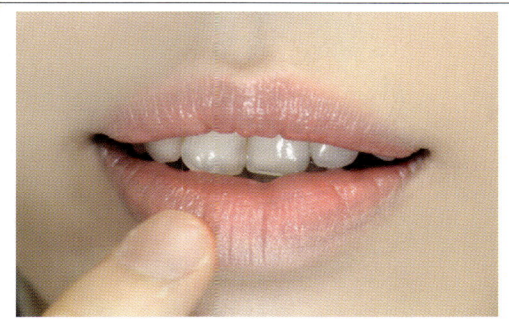

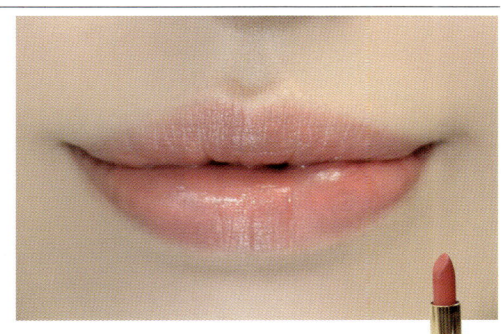

핑크 코럴 색상의 립스틱을 입술에 바릅니다.
이때 펴 바르지 말고 손으로 톡톡 두드리며 은은하게 발색해주세요.

샤넬 루즈 알뤼르 13˚ 에토냐

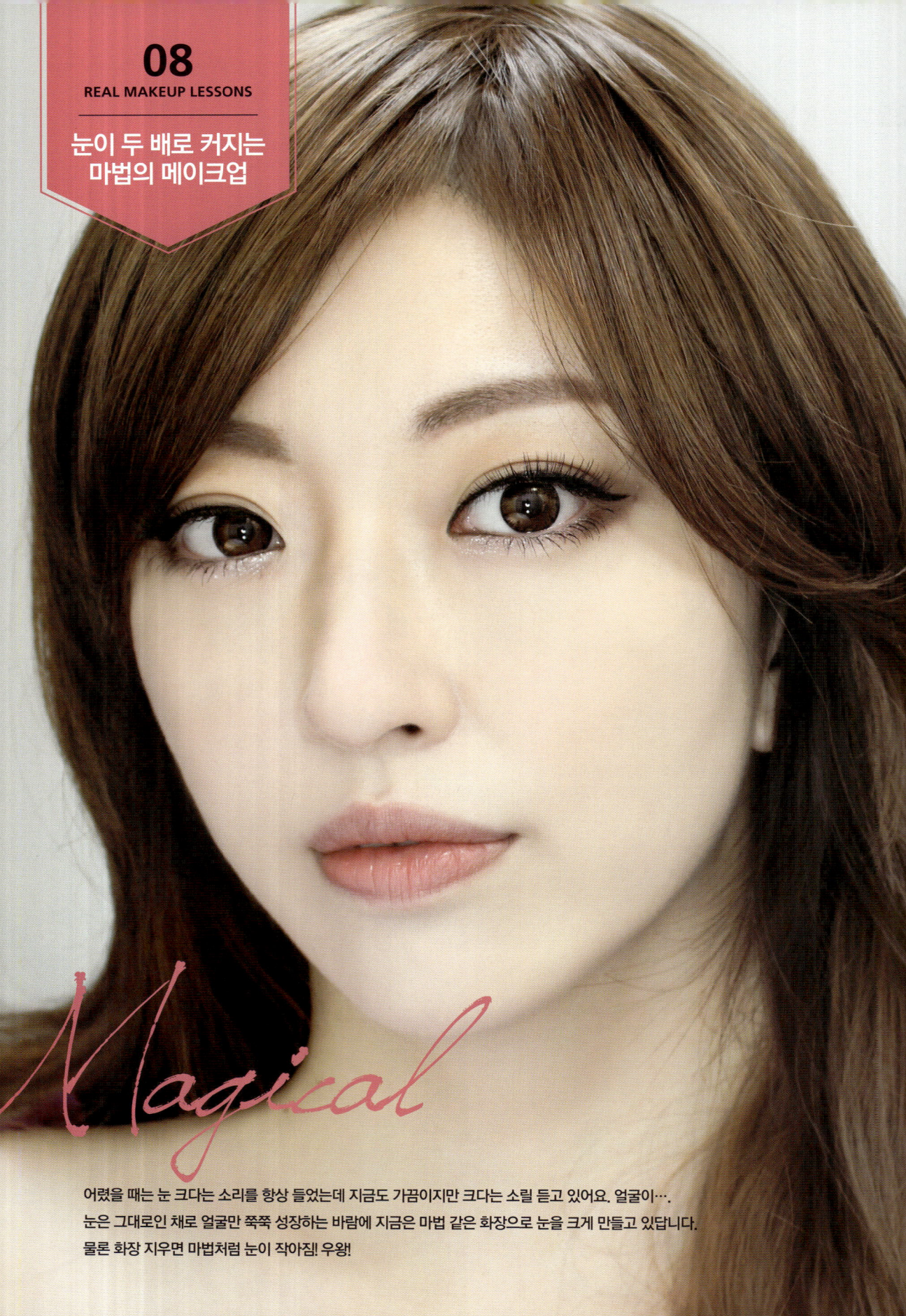

눈이 두 배로 커지는
마법의 메이크업

Magical

어렸을 때는 눈 크다는 소리를 항상 들었는데 지금도 가끔이지만 크다는 소릴 듣고 있어요. 얼굴이….
눈은 그대로인 채로 얼굴만 쭉쭉 성장하는 바람에 지금은 마법 같은 화장으로 눈을 크게 만들고 있답니다.
물론 화장 지우면 마법처럼 눈이 작아짐! 우왕!

1

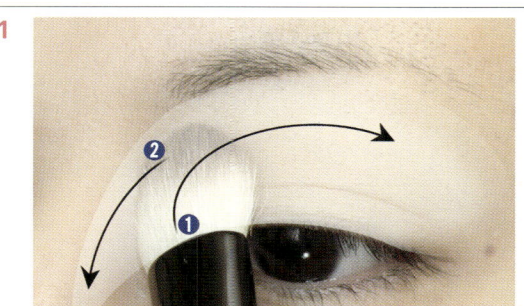 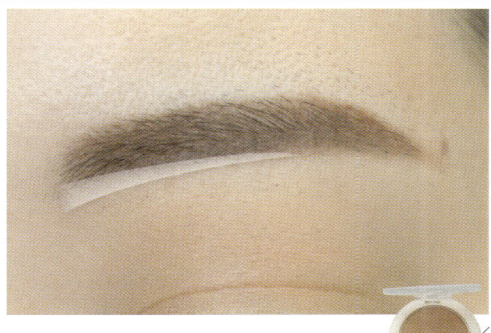

눈두덩 살이 많고 넓으면 눈이 덜 커 보여요. 브론저를 이용해 ❶번 방향으로 먼저 발라준 다음
브러시에 남은 양으로 콧대 옆을 쓸어(❷번) 푹 꺼진 눈두덩을 만드세요.
그런 다음 아이브로 펜슬로 눈썹을 그리는데 이때 브론저를 사용하여
눈썹 밑을 살짝 더 채워주세요. 이렇게 하면 눈두덩 폭이 좁아 보입니다.

벨레미 페드 탠 브론저

슈에무라 하드 포뮬라 브라운

2

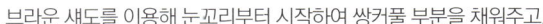 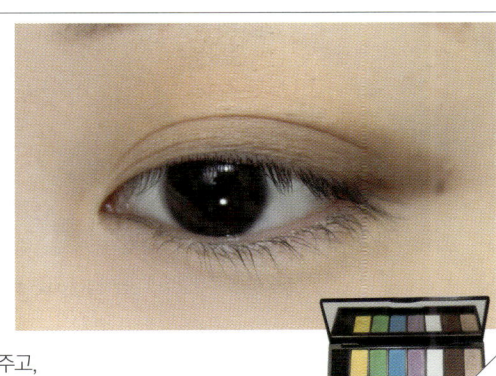

브라운 섀도를 이용해 눈꼬리부터 시작하여 쌍커풀 부분을 채워주고,

메이크업 포에버 테크니 컬러 팔레트

3

 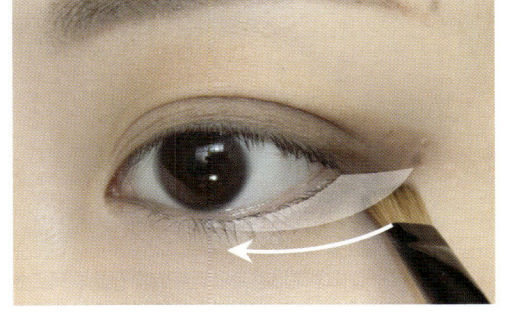 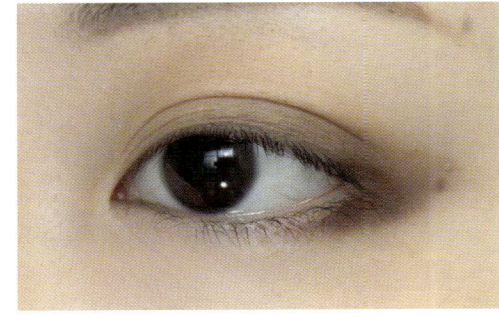

눈 밑에도 눈꼬리 부분에간 브라운 섀도를 발라주세요.

4

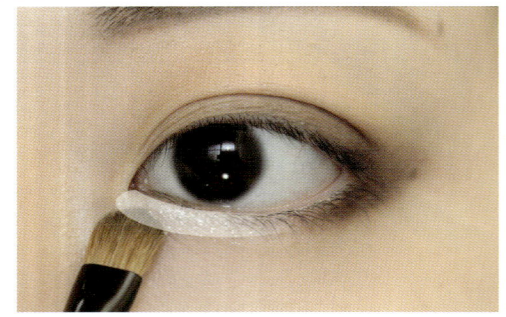
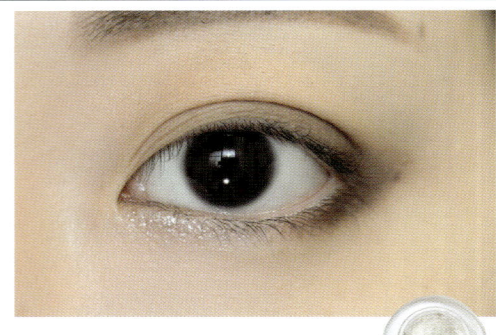

언더라인 앞머리엔 화이트 펄 섀도를 얹은 다음,

아리따움 샤인 픽스 아이즈 01 스노우 매직

5

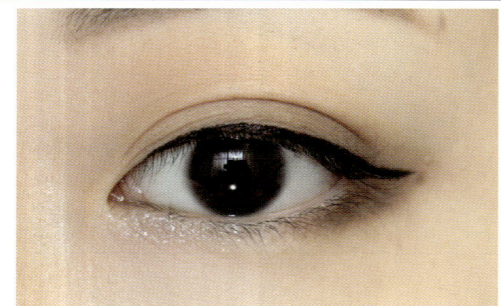
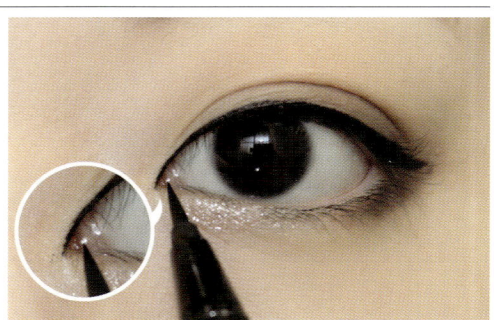

블랙 리퀴드 아이라이너로 눈꼬리를 살짝 뺀 모양으로 위 아이라인을 그리고,
눈을 뜬 채로 아이라이너를 이용해 아이라인과 눈 앞머리 사이 공간을 채워주세요.

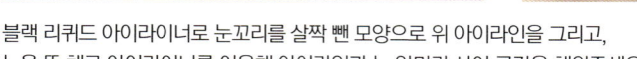

마리끌레르 실키 드로잉 아이라이너 블랙

6

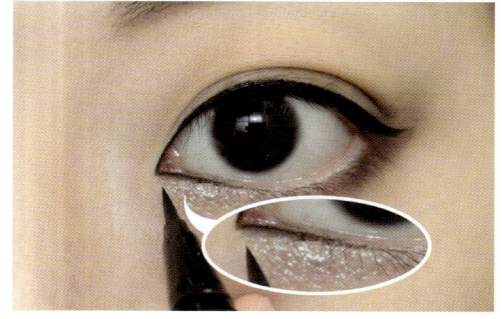
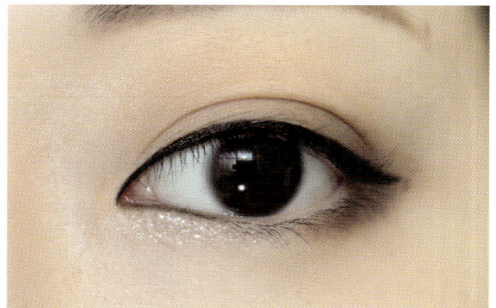

눈 밑 아이라인은 아이라이너로 다 그리면 눈이 답답해 보이므로 눈의 1/3 정도까지만 그려주세요.
리퀴드 아이라이너의 경우 눈물이 닿는 점막이 아닌 속눈썹이 자라는 부위만 그려주세요.

7

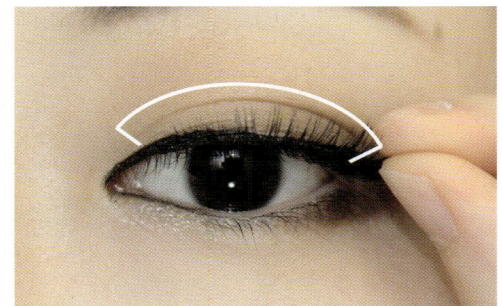 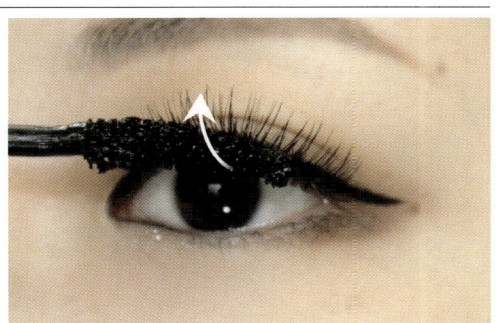

모가 너무 인위적으로 풍성하지 않은 자연스러운 인조 속눈썹을 준비합니다.
아이라인을 따라 잘 붙인 다음 내 속눈썹과 인조 속눈썹이 잘 어우러지도록
마스카라를 발라주세요.(속눈썹 붙이는 법은 84쪽 참조)

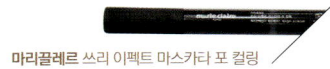
마리끌레르 쓰리 이펙트 마스카라 포 컬링

8

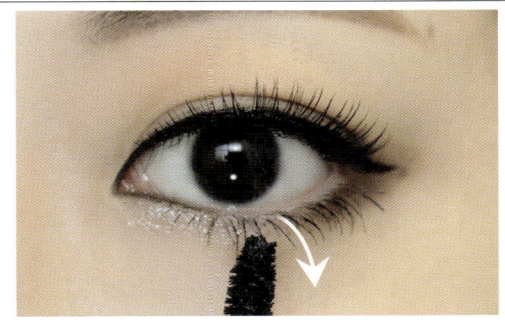 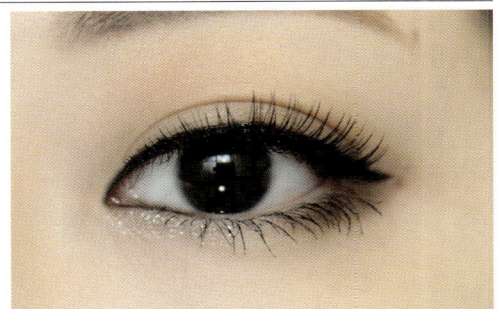

위 속눈썹에 지지 않도록 아래 속눈썹에도 마스카라를 꼼꼼히 발라주면 눈이 커 보이는 아이 메이크업이 완성됩니다.

9

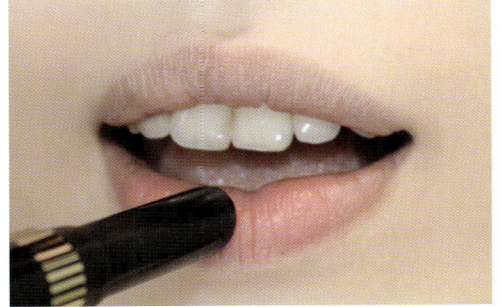 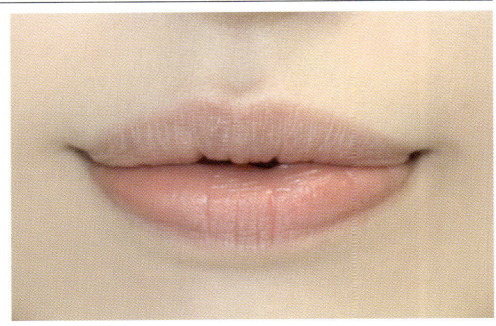

아이 메이크업에 힘을 준 만큼 입술은 톤 낮은 코럴색 립스틱을 이용할게요.
색이 뜨지 않게 톡톡 두드리듯 발라 입술에 밀착시키세요.

아리따움 워너비 쿠션틴트 1 필모어

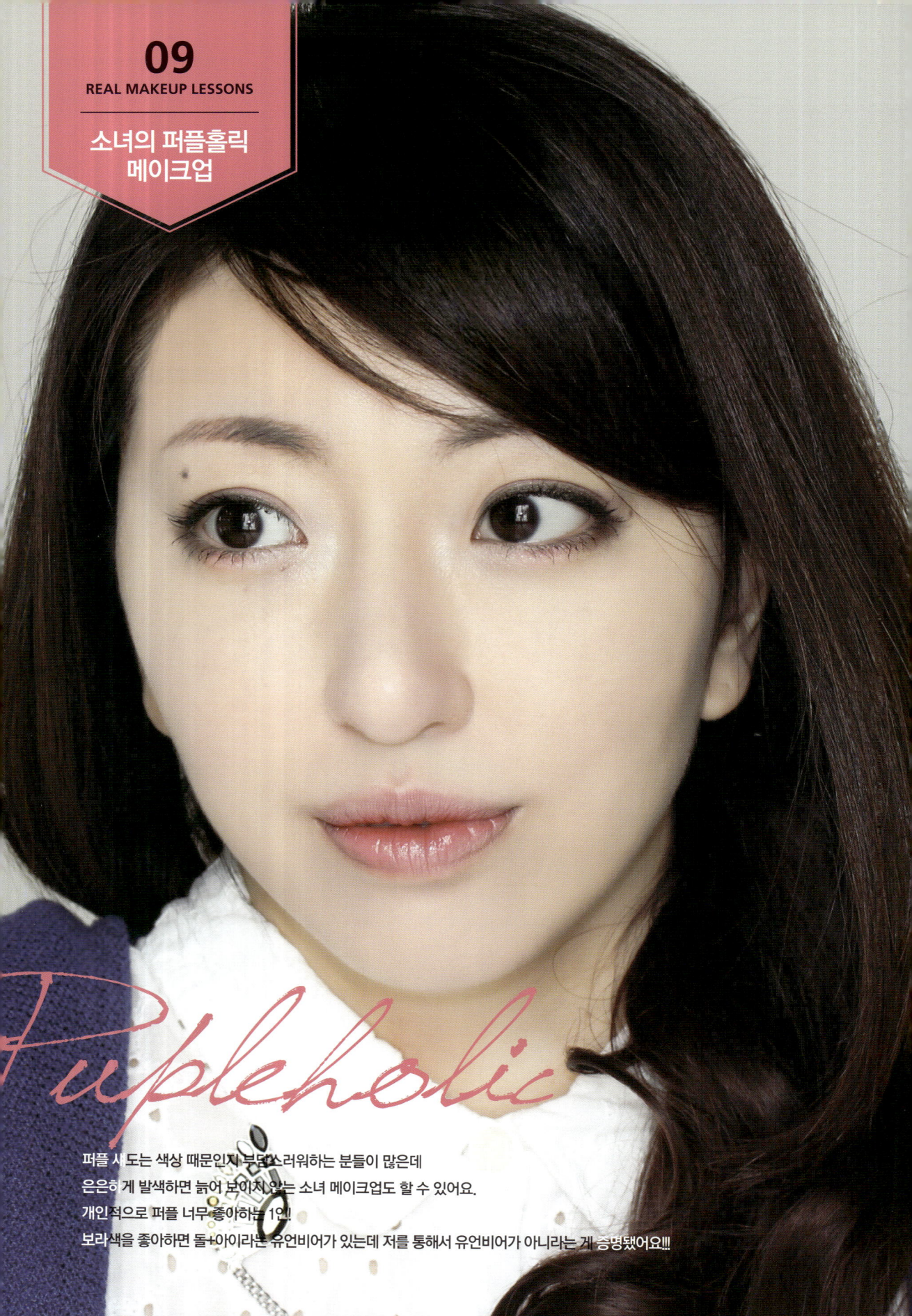

Pupleholic

퍼플 섀도는 색상 때문인지 부담스러워하는 분들이 많은데
은은하게 발색하면 늙어 보이지 않는 소녀 메이크업도 할 수 있어요.
개인적으로 퍼플 너무 좋아하는 1인!
보라색을 좋아하면 돌+아이라는 유언비어가 있는데 저를 통해서 유언비어가 아니라는 게 증명됐어요!!!

1

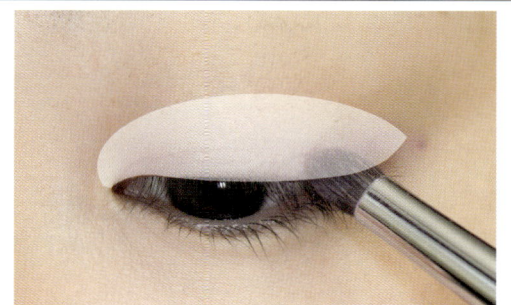 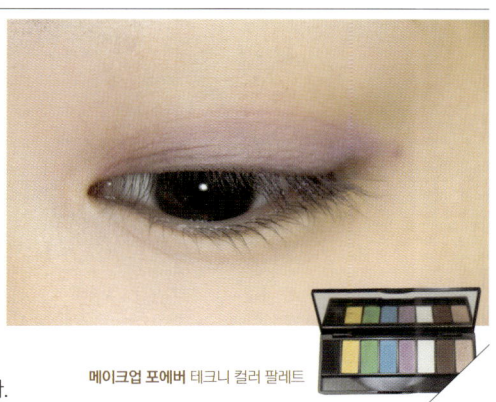

보라색 섀도를 준비하여
쌍꺼풀 라인(눈을 떴을 때 살짝 보이는 정도)에 은은하게 바릅니다.

메이크업 포에버 테크니 컬러 팔레트

2

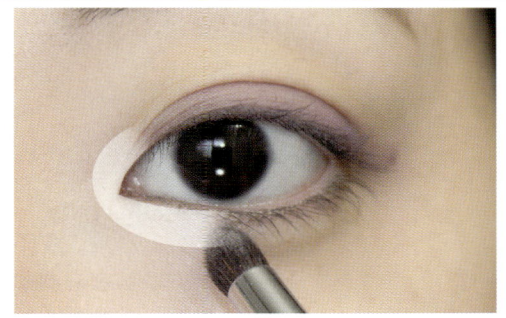 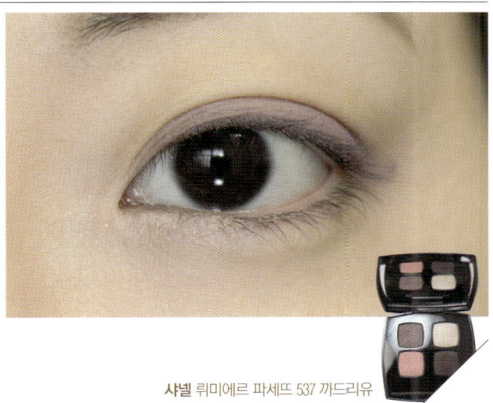

눈 앞머리엔 베이지 펄 섀도를 발라주세요.

샤넬 뤼미에르 파세뜨 537 까드리유

3

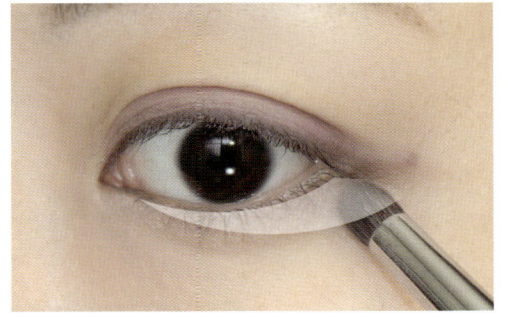 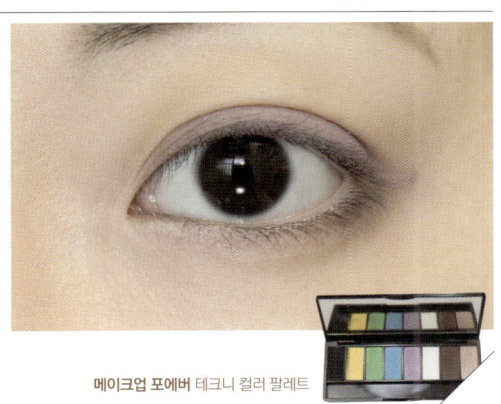

밝은 컬러로 눈 주위를 다 채우면 눈이 작아 보입니다.
눈 밑에는 브라운 섀도를 발라줬어요.

메이크업 포에버 테크니 컬러 팔레트

4

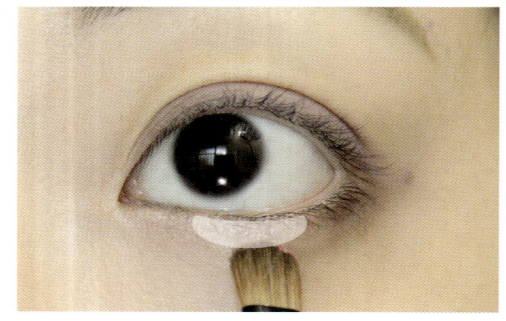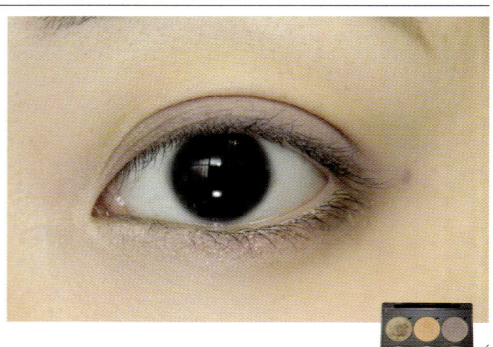

상큼상큼함을 더하기 위해
핑크 펄 섀도를 눈 밑 가운데 부분에만 얹어주세요.

아리따움 모노아이즈 팔레트

5

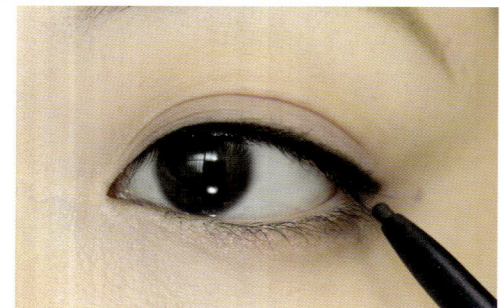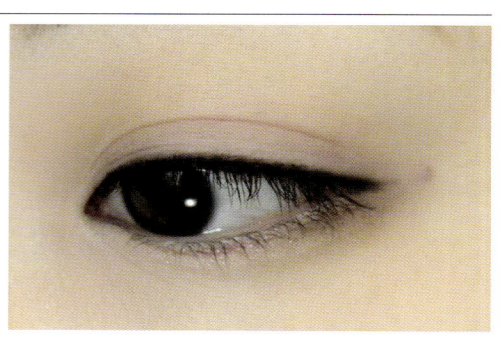

펜슬 아이라이너를 이용해 원하는 스타일의 아이라인을 그린 다음,

가네보 메디아 아이라이너 펜슬

6

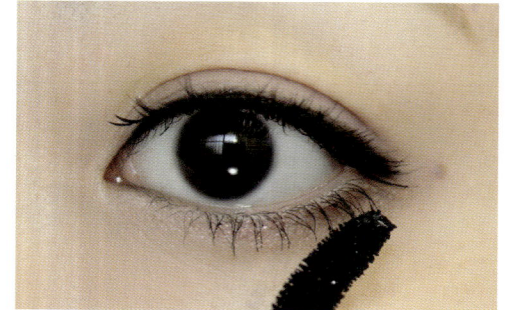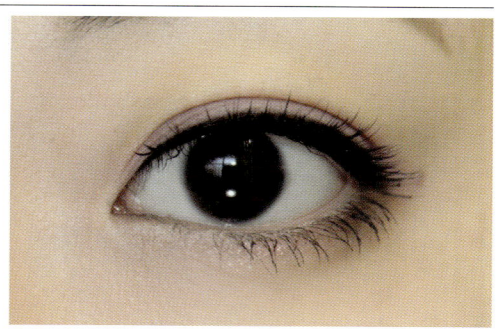

뷰러 후 마스카라를 발라주세요.

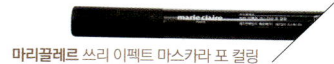

마리끌레르 쓰리 이펙트 마스카라 포 컬링

7

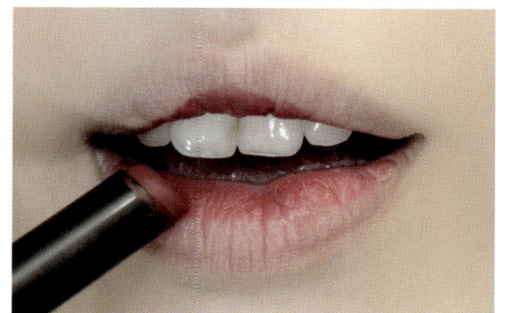 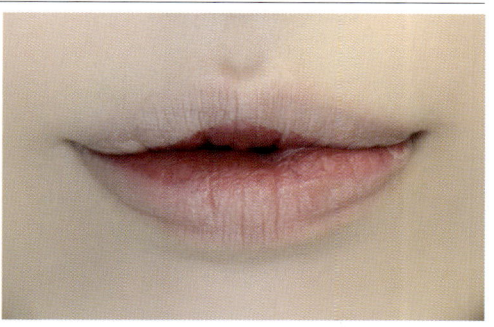

진한 버건디 컬러 립스틱을 입술 안쪽에만 얇게 바른 뒤,

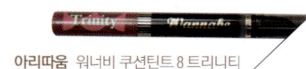

아리따움 워너비 쿠션틴트 8 트리니티

8

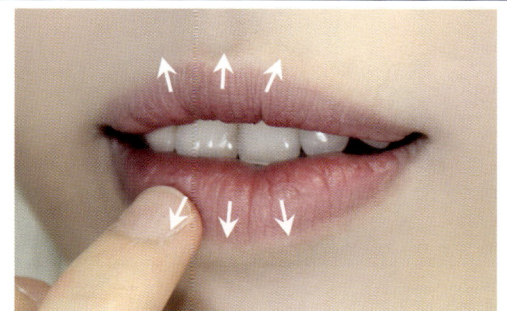 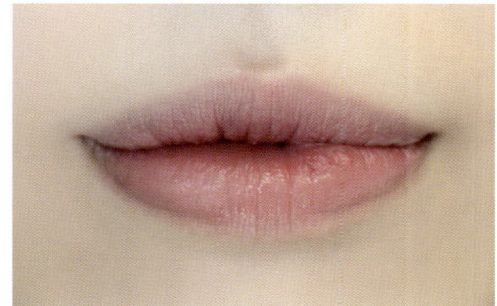

깨끗한 손가락 끝으로 안쪽에서 바깥쪽을 향해 톡톡 두드려 발라주면 컬러가 부담스럽지 않게 발색됩니다.

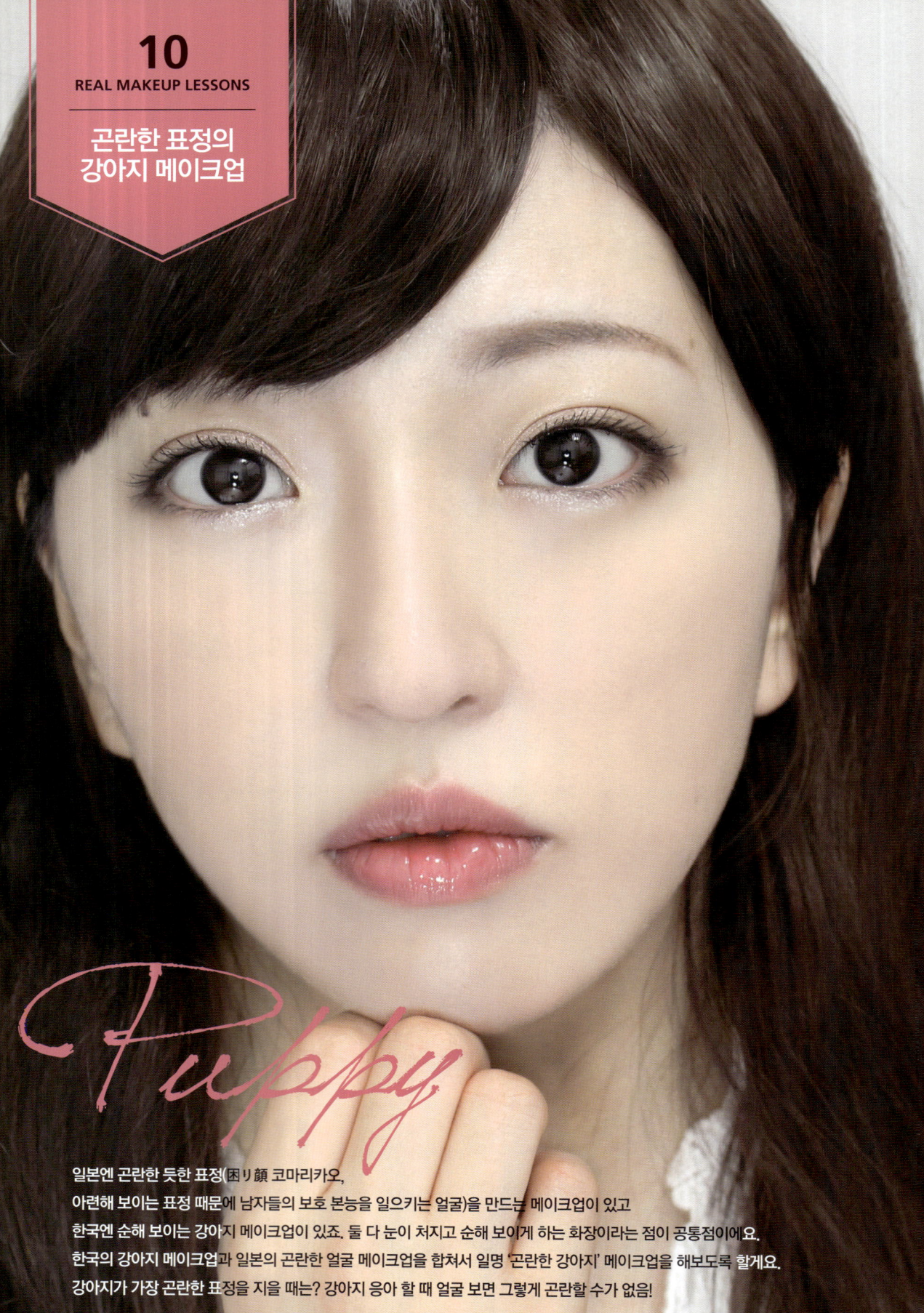

곤란한 표정의 강아지 메이크업

Puppy

일본엔 곤란한 듯한 표정(困り顔 코마리카오,

아련해 보이는 표정 때문에 남자들의 보호 본능을 일으키는 얼굴)을 만드는 메이크업이 있고

한국엔 순해 보이는 강아지 메이크업이 있죠. 둘 다 눈이 처지고 순해 보이게 하는 화장이라는 점이 공통점이에요.

한국의 강아지 메이크업과 일본의 곤란한 얼굴 메이크업을 합쳐서 일명 '곤란한 강아지' 메이크업을 해보도록 할게요.

강아지가 가장 곤란한 표정을 지을 때는? 강아지 응아 할 때 얼굴 보면 그렇게 곤란할 수가 없음!

1

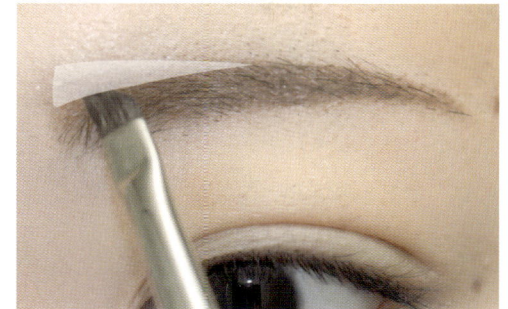 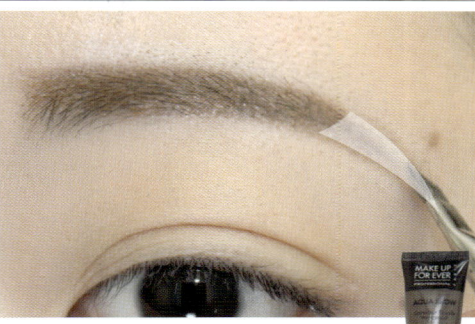

곤란한 표정을 만들기 위해
눈썹 앞머리의 윗부분을 리퀴드 아이브로로 채워주고 눈꼬리 부분은 축 처지게 내려 그리면,

메이크업 포에버 아쿠아 브로우 애쉬

2

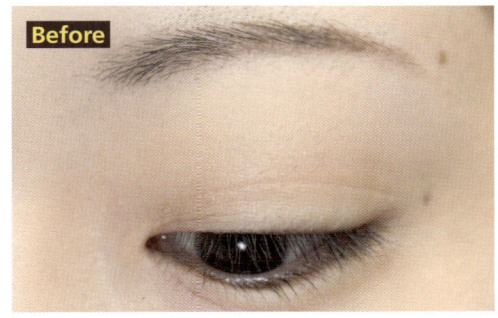 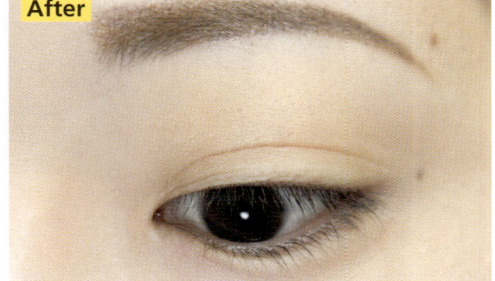

본래 눈썹보다 더 처져 보여서
눈썹만 봐도 억울해 보여요.

3

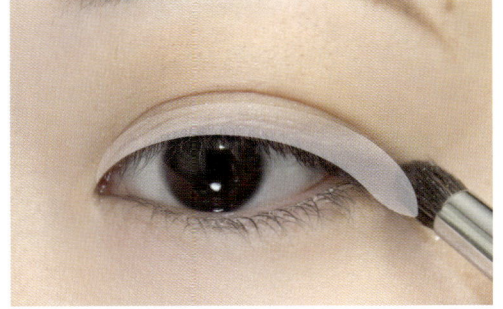 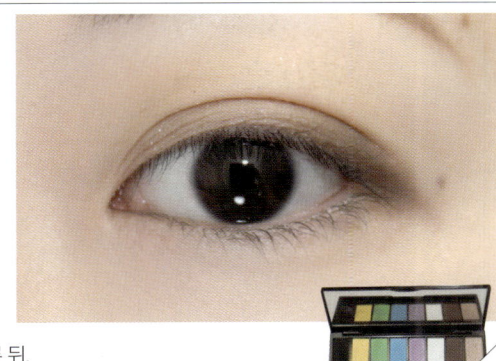

브라운 섀도를 쌍커풀 라인을 따라 눈꼬리 부분이 처지도록 바른 뒤,

메이크업 포에버 테크니 컬러 팔레트

4

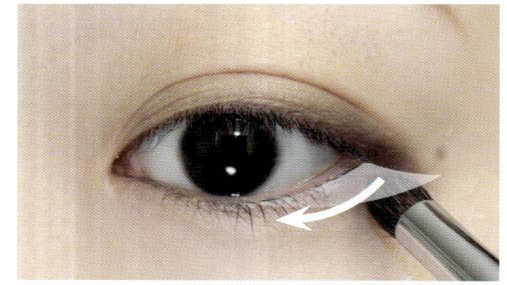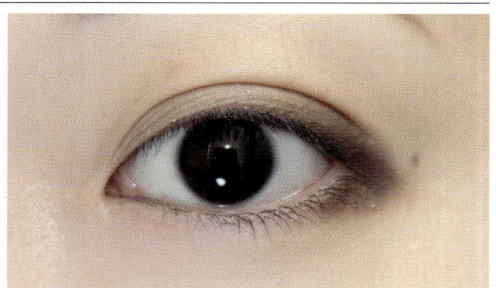

언더라인도 위에 바른 섀도와 연결되도록 같은 컬러로 꼬리 부분을 채운 다음
눈 앞머리쪽으로 중간까지 끌어오듯 발라주세요.

5

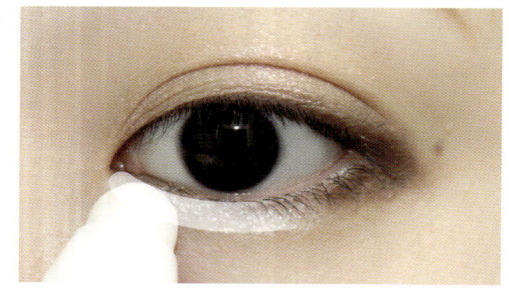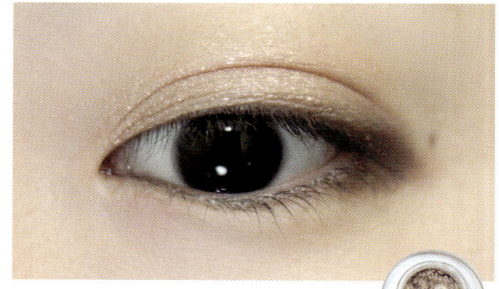

곤란해 보여도 생기는 부여해야 하므로 베이지 펄 섀도를 눈두덩에 바를게요.

아리따움 샤인 픽스 아이즈 03 코코넛 베이

6

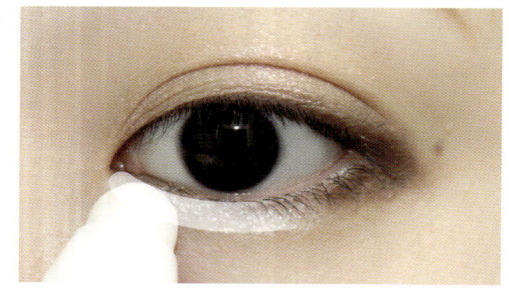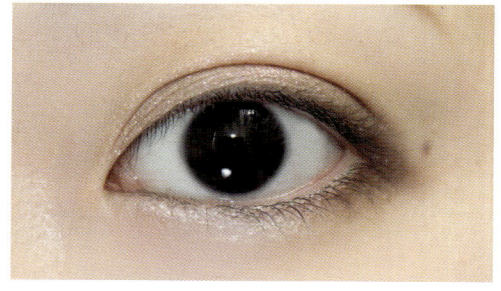

그런 다음 언더라인 앞머리에 화이트 펄 섀도를 발라주세요. 눈가가 촉촉해 보이면서
눈 앞머리가 약간 올라가 보여 눈꼬리가 좀 더 내려가 보이는 착시 효과가 생깁니다.

이니스프리 아이섀도 펜슬 04

7

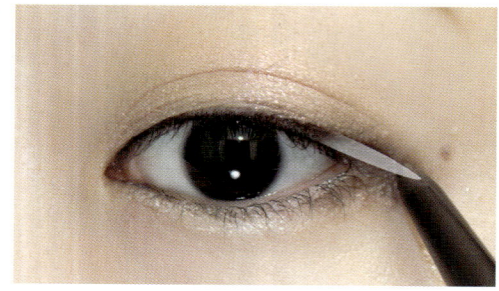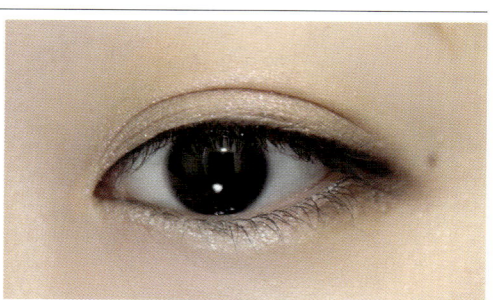

눈 라인에 맞춰 아이라인을 그리는데
처진 눈매를 좀 더 강조하기 위해 꼬리 부분이 처지도록 그려주세요.

비세 컬러 임팩트 젤 라이너 브라운

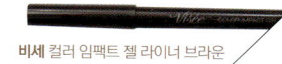

8

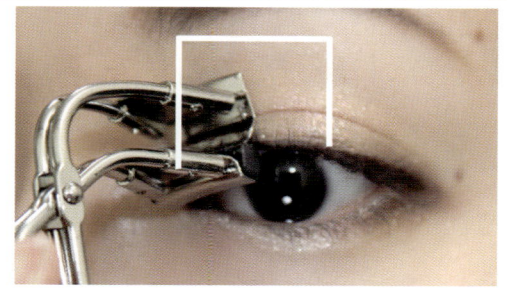 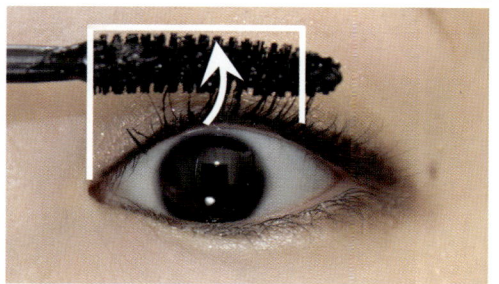

효과적인 눈 처짐을 위해 부분 뷰러로 속눈썹 앞부분 2/3만 집어 올린 다음 마스카라를 위로 쓸어 올리며 발라주고,

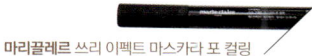
마리끌레르 쓰리 이펙트 마스카라 포 컬링

9

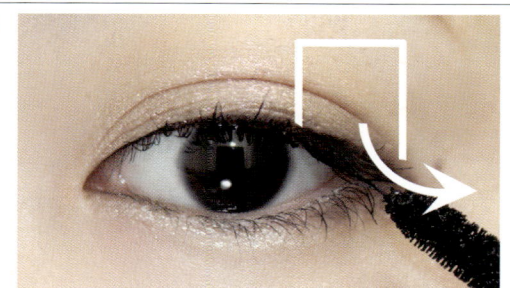 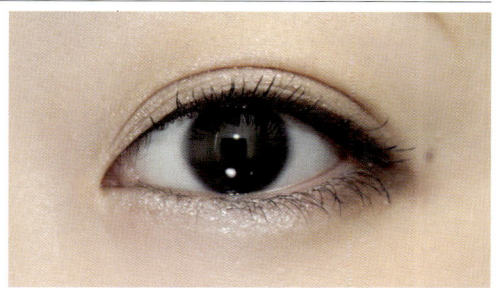

나머지 뒤쪽 속눈썹은 쳐지도록 위에서 아래로 쓸어내리듯 마스카라를 발라주세요.

10

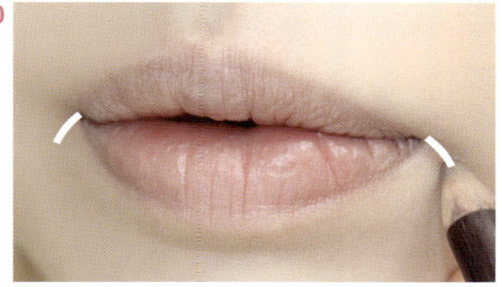 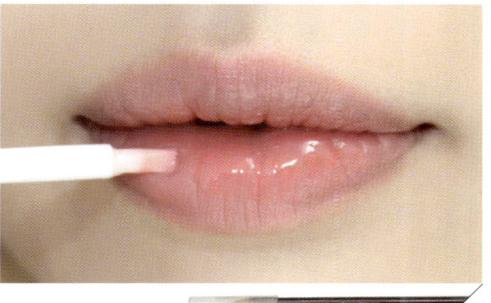

입술도 양 끝이 아래로 처지는 느낌이 나도록 펄이 없는 브라운 라이너를 이용해 끝을 아래로 약간 그린 다음 원하는 컬러를 입혀주세요.

슈에무라 하드 포뮬라 브라운

메이크업 포에버 다쿠아 루즈1

11

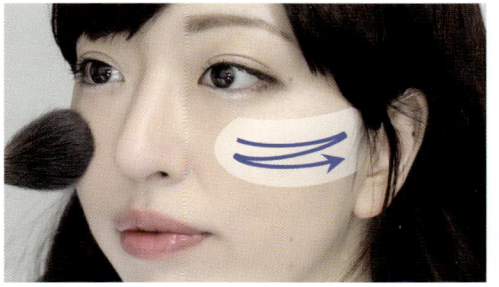

딸기 우유 색상의 블러셔를 묻힌 브러시를 좌우로 움직이면서 가로로 발라주면 얼굴이 길어 보이지 않으면서 귀여운 분위기도 낼 수 있어요.

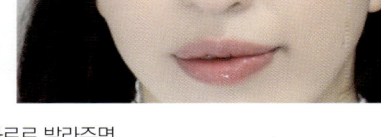
랑콤 라 로즈레 블러쉬 01

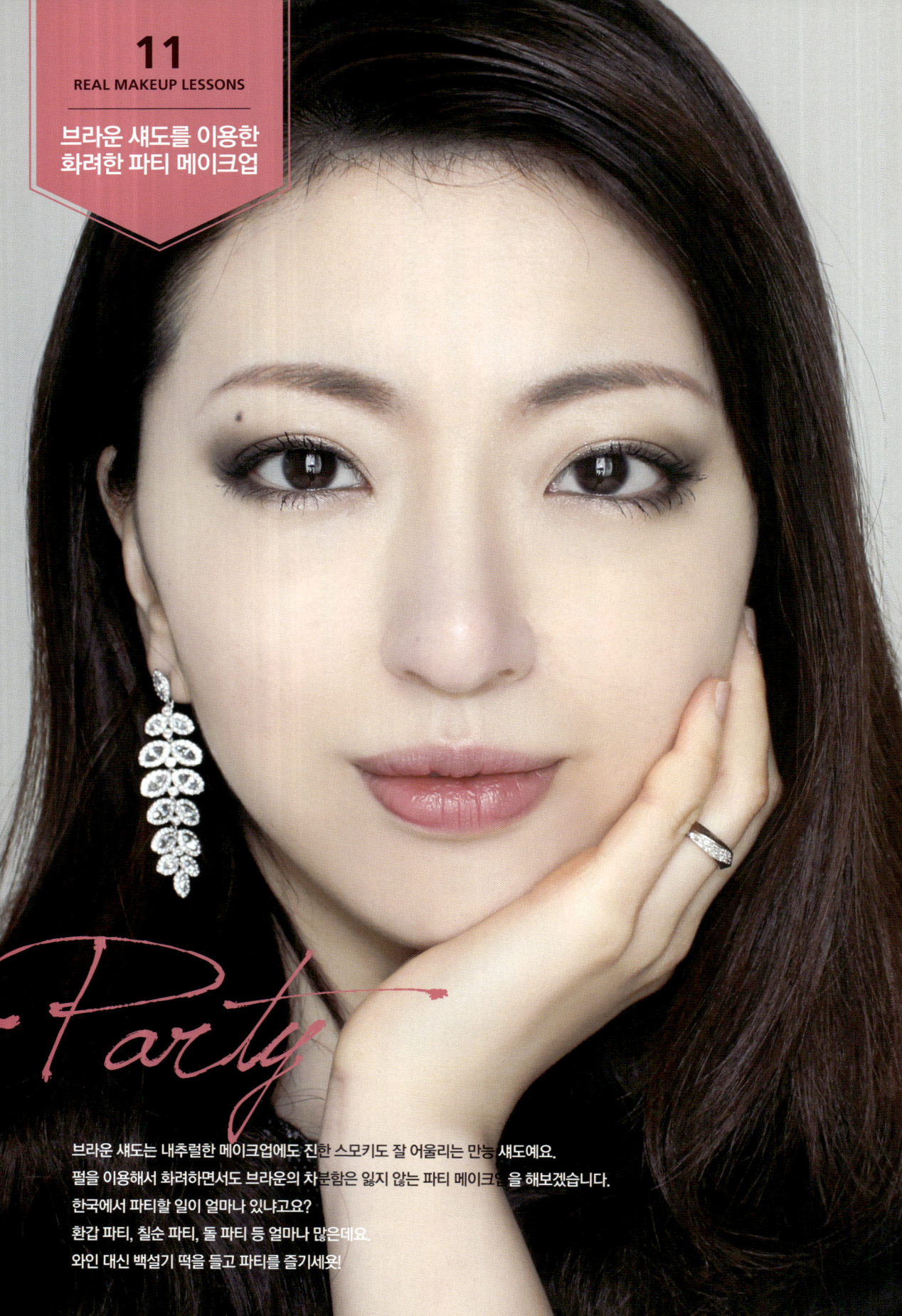

Party

브라운 섀도는 내추럴한 메이크업에도 진한 스모키도 잘 어울리는 만능 섀도예요.

펄을 이용해서 화려하면서도 브라운의 차분함은 잃지 않는 파티 메이크업 을 해보겠습니다.

한국에서 파티할 일이 얼마나 있냐고요?

환갑 파티, 칠순 파티, 돌 파티 등 얼마나 많은데요.

와인 대신 백설기 떡을 들고 파티를 즐기세요!

1

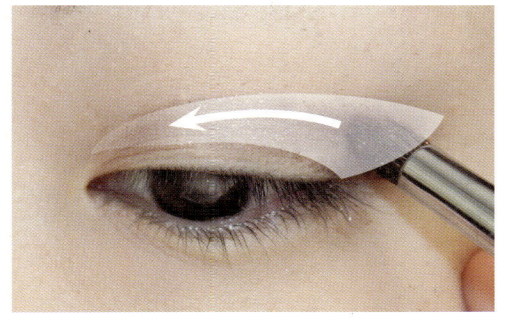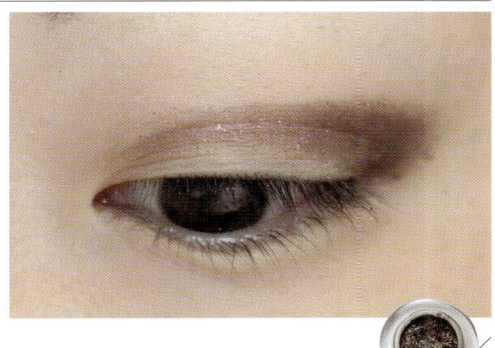

짙은 브라운 섀도로 먼저 눈꼬리 부분을 뾰족하게 강조해 칠하고
브러시를 이동해 눈 앞머리까지 섀도의 색상을 끌어온 다음,

아리따움 샤인 픽스 아이즈 13 브라운 버니

2

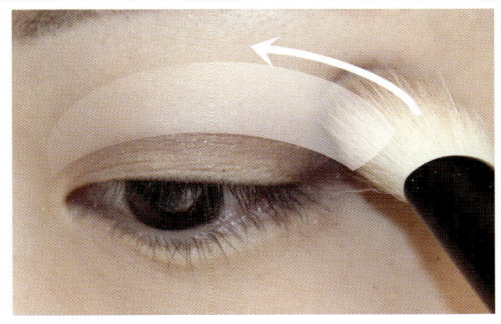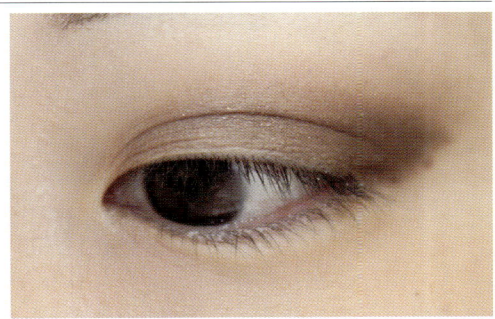

블렌딩 브러시로 섀도를 바른 가장자리를 부드럽게 문질러서
경계선이 생기지 않도록 해주세요.

3

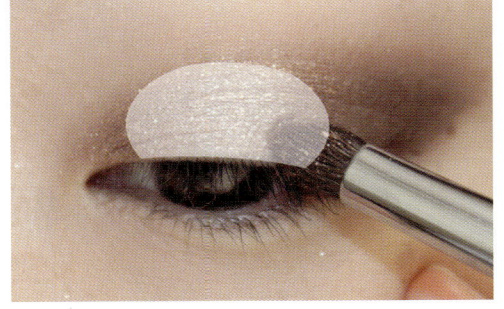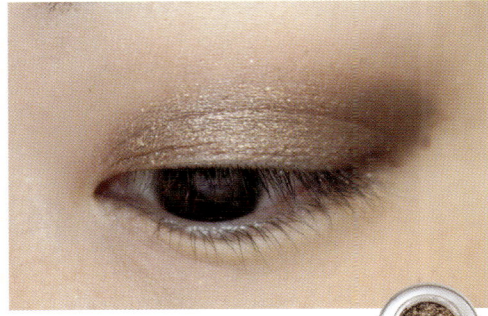

앞에서 바른 섀도보다 밝은 톤의 브라운 펄 섀도를 준비해 눈두덩 가운데에 바르고,

아리따움 샤인 픽스 아이즈 10 어텀브리즈

4

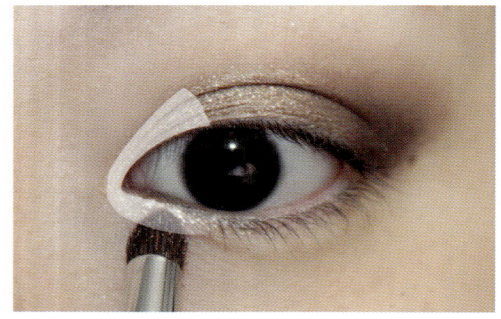 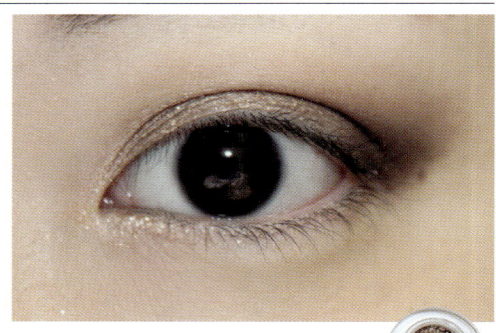

눈 앞머리에 C자 형태로 베이지 펄 컬러 섀도를 발라주세요.
이렇게 하면 자연스럽게 그러데이션을 만들 수 있어요.

아리따움 샤인 픽스 아이즈 03 코코넛 베이

5

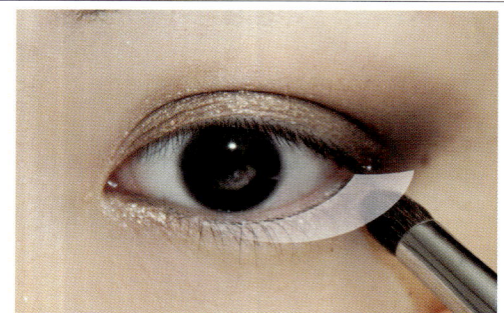 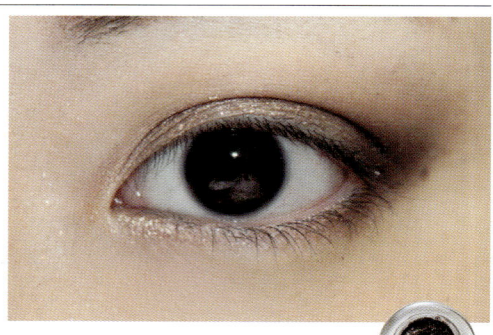

눈두덩에만 섀도를 바르면 눈두덩 부분만 강조되서 하관이 더 길어 보이므로
눈 아래 꼬리 부분에도 짙은 브라운 섀도를 발라줍니다.

아리따움 샤인 픽스 아이즈 13 브라운 버니

6

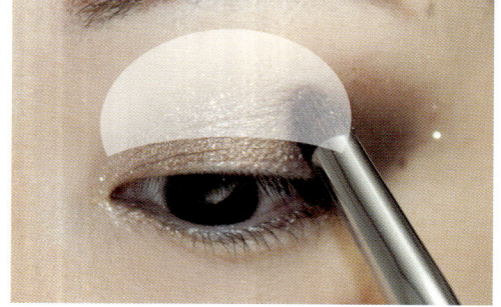 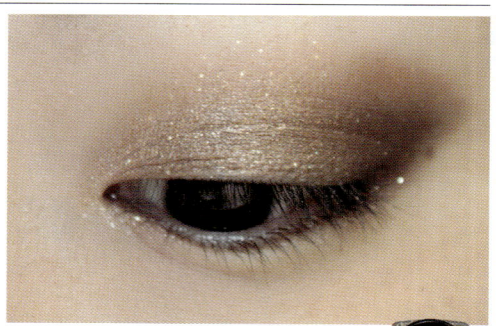

화려함을 더하기 위해 브론즈 펄 섀도를 눈두덩에 전체적으로 발라줬어요.
이렇게 펄 섀도를 맨 마지막에 전체적으로 바르면
그 전에 바른 여러 색상의 섀도가 자연스레 어우러집니다.

메이크업 포에버 다이아몬드 파우더 4

7

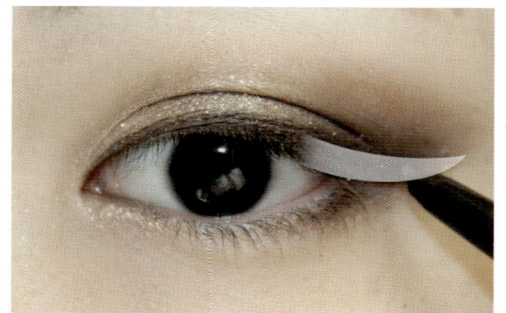 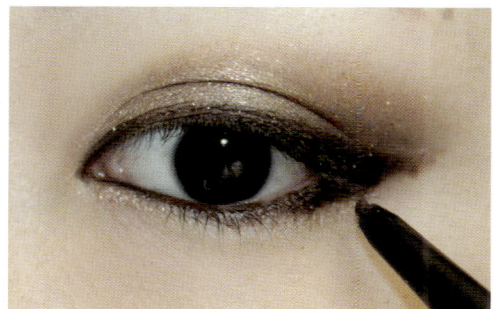

원하는 종류의 아이라이너를 이용해 눈 길이보다 더 연장해 섀도를 바른 부위까지 길게 꼬리를 빼줍니다.
눈 밑에도 그 길이에 맞춘 라인을 그려주세요.

비세 컬러 임팩트 젤 라이너 브라운

8

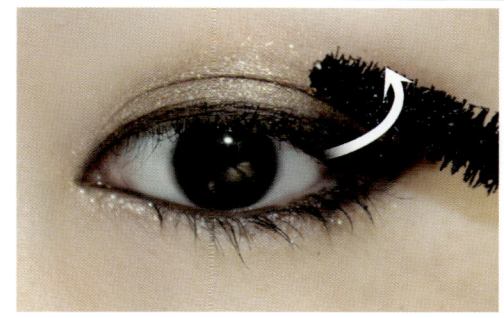 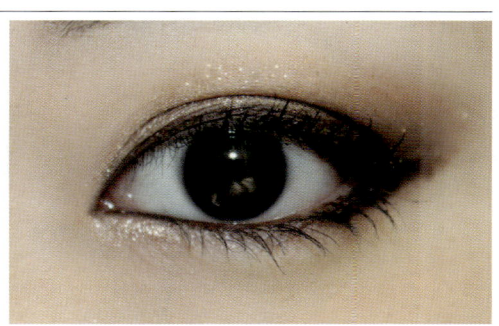

뷰러를 하고 마스카라를 발라주면 아이 메이크업 완성.

메이크업 포에버 아쿠아 스모키 엑스트라 버건트 마스카라

9

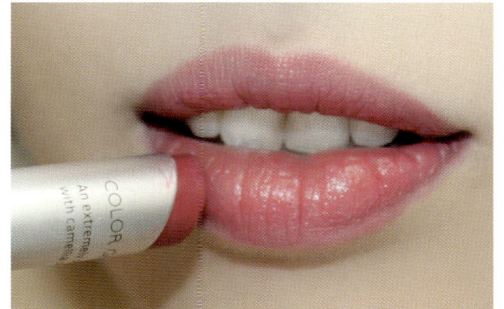 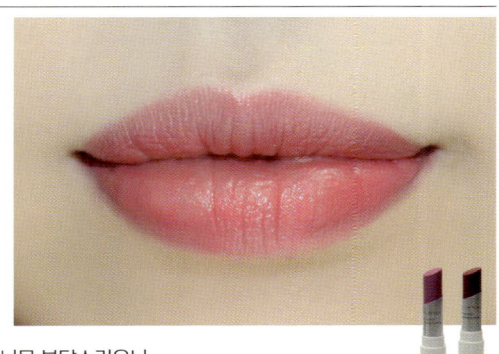

진한 립스틱으로 립 라인까지 강조해 바르면 화장이 전체적으로 너무 부담스러우니
립스틱을 톡톡 두드리듯이 발라 입술선이 너무 도드라지지 않게 연출해주세요.
눈과 입술이 강조된 화장이라 블러셔는 생략합니다.

이니스프리 컬러 글로우 립스틱 7호 6호

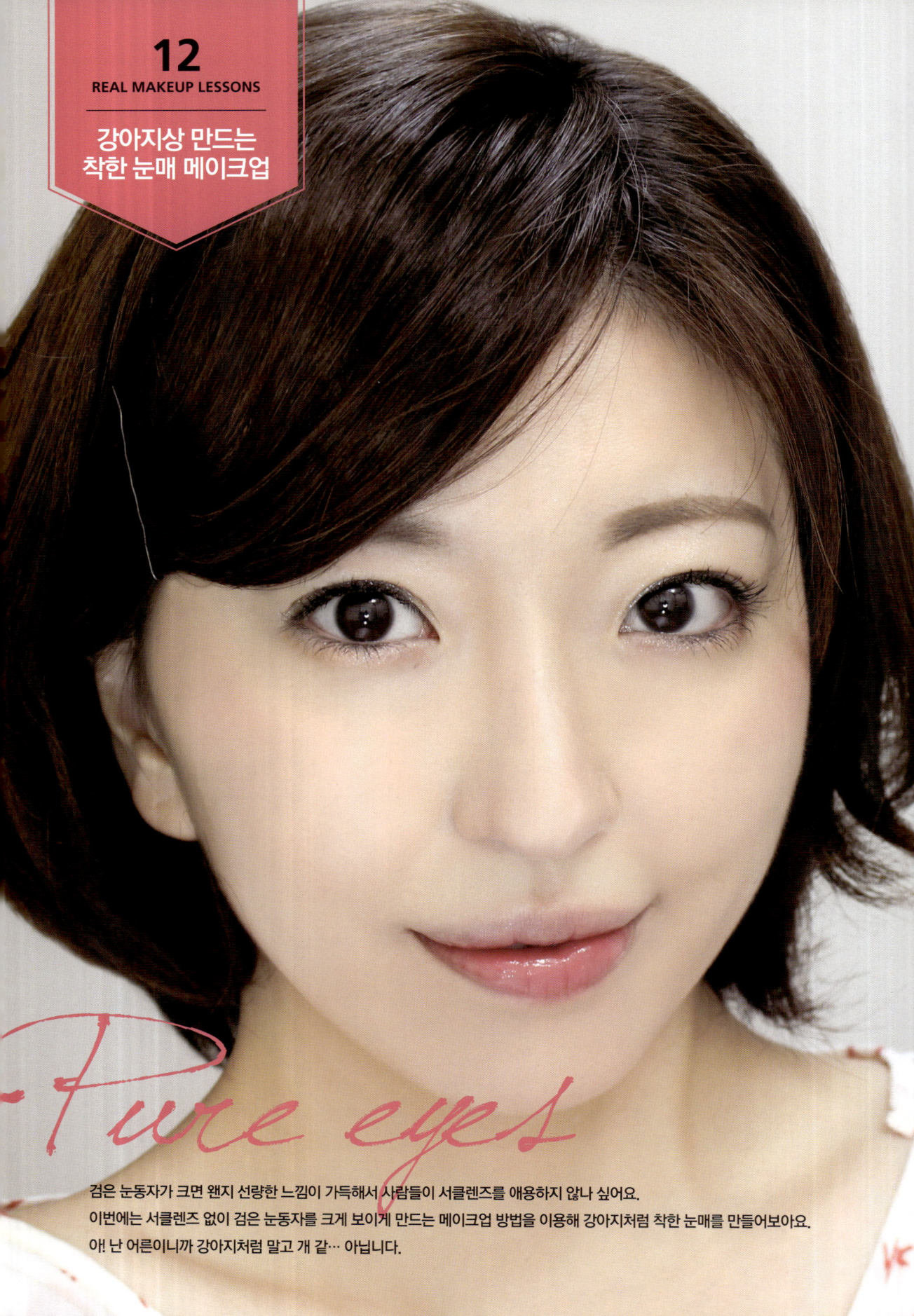

강아지상 만드는
착한 눈매 메이크업

Pure eyes

검은 눈동자가 크면 왠지 선량한 느낌이 가득해서 사람들이 서클렌즈를 애용하지 않나 싶어요.
이번에는 서클렌즈 없이 검은 눈동자를 크게 보이게 만드는 메이크업 방법을 이용해 강아지처럼 착한 눈매를 만들어보아요.
아! 난 어른이니까 강아지처럼 말고 개 같… 아닙니다.

HOW TO MAKE

1
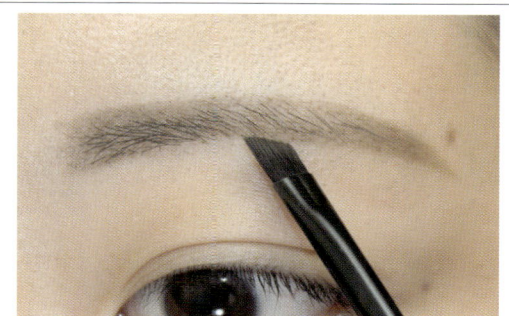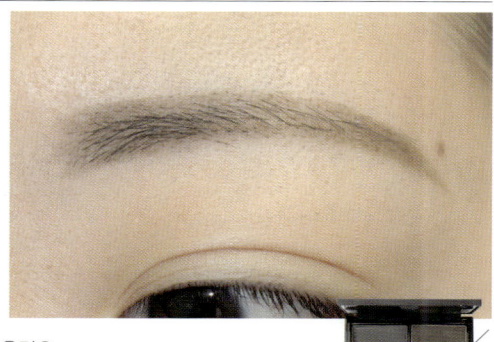

눈썹은 살짝 처지면서 동그란 모양으로 그려야 착한 눈매와 잘 어울려요.

마리끌레르 다우더리 아이브로 케익
#102 그레이 브라운

2
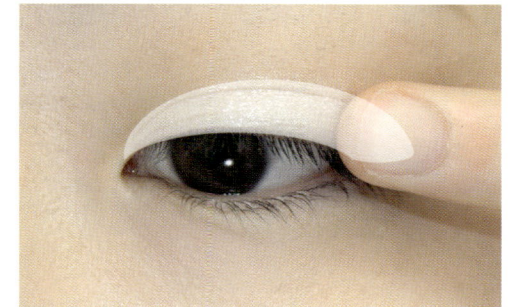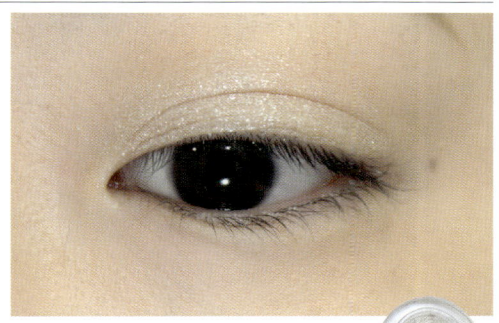

눈에 너무 진한 섀도를 바르면 싸납데기 스타일이 되니까 화이트 펄 섀도로 촉촉한 느낌만 주겠습니다.
먼저 쌍커풀 부위에 얇게 섀도를 바른 다음,

아리따움 사인 픽스 아이즈 01 스노우 매직

3
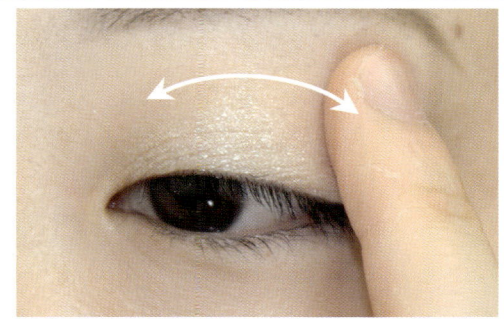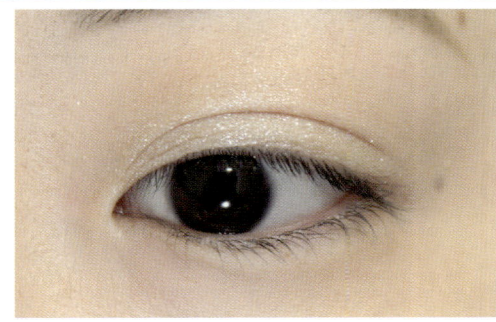

손가락을 이용해 섀도를 눈두덩에 넓게 펴 발라주세요.

4

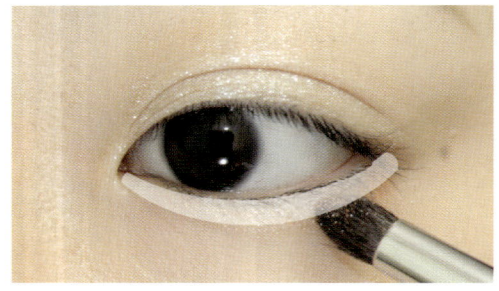
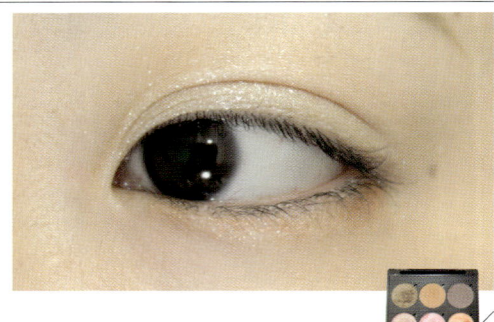

눈 밑에는 밝은 오렌지 컬러 섀도를 발라주고,

아리따움 모노아이즈 팔레트

5

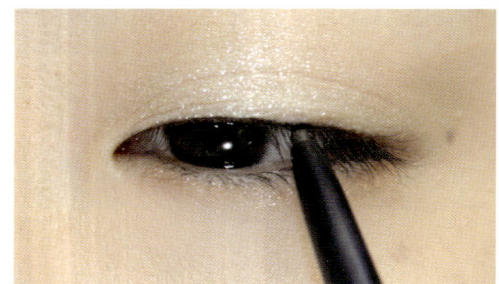
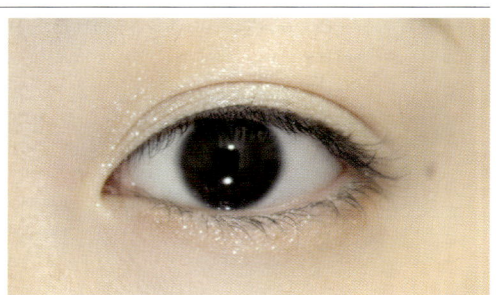

속눈썹 사이사이를 블랙 펜슬 아이라이너로 채워주세요.

가네보 메디아 아이라이너 펜슬

6

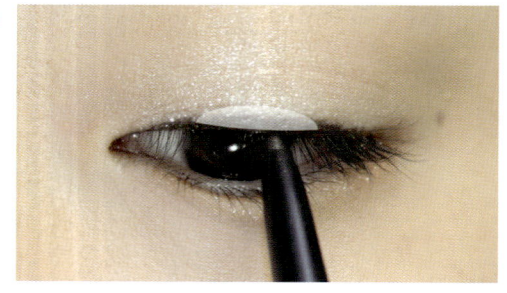
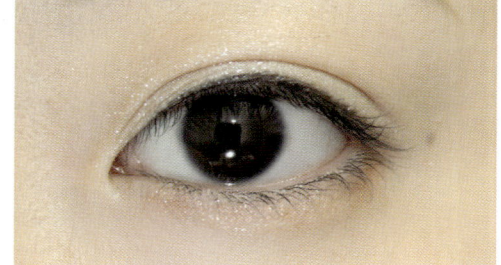

다시 한 번 펜슬 아이라이너로 눈 가운데만 눈동자 폭만큼 볼록하게 라인을 그려주면 눈동자가 좀 더 땡그래 보여요.

7

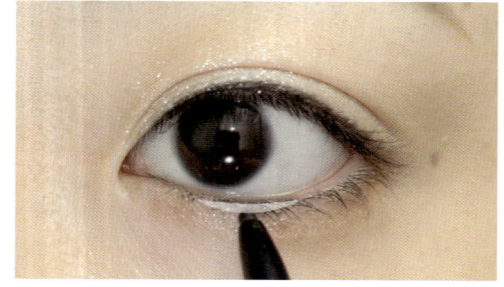
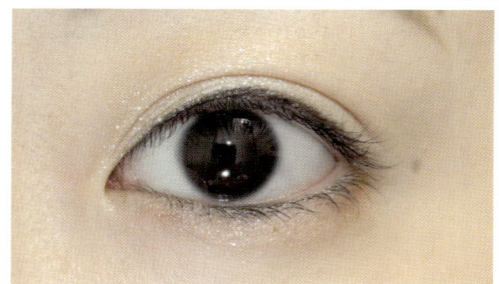

그런 다음 눈 밑 점막 가운데에 눈동자 폭 만큼 펜슬 라이너로 라인을 그려주면
눈동자가 더 커 보이면서 눈이 동그랑땡처럼 땡그래 보인답니다.

8

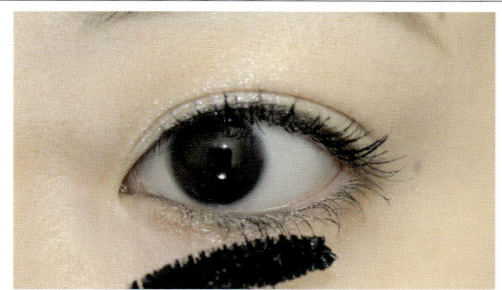
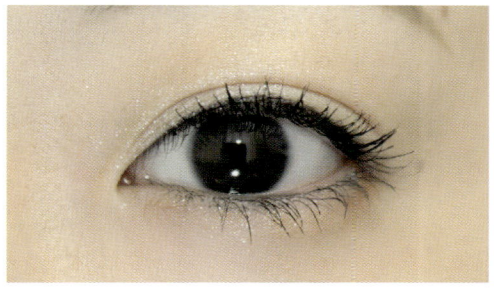

마지막으로 뷰러를 하고 마스카라를 바르는데
이때 속눈썹 가운데를 좀 더 강조해 발라주면 동그란 눈을 연출하는 데에 효과적이에요.

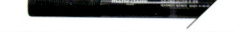
마리끌레르 쓰리 에펙트 마스카라 포 컬링

9

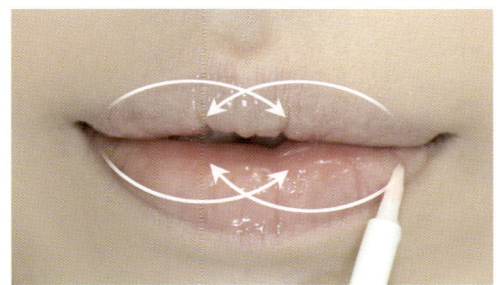
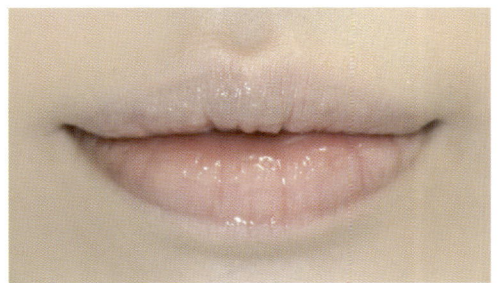

촉촉하고 혈색 있는 입술을 만들기 위해 립글로스를 바깥에서 안쪽으로 바른 다음,

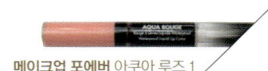
메이크업 포에버 아쿠아 루즈 1

10

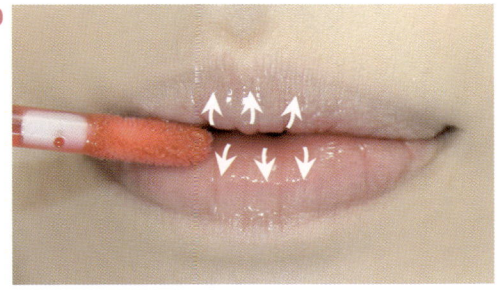
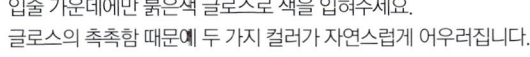
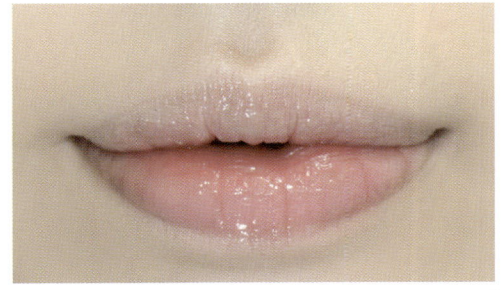

입술 가운데에만 붉은색 글로스로 색을 입혀주세요.
글로스의 촉촉함 때문에 두 가지 컬러가 자연스럽게 어우러집니다.

마리끌레르 루쥬 글로스 01 시크릿 레드

11

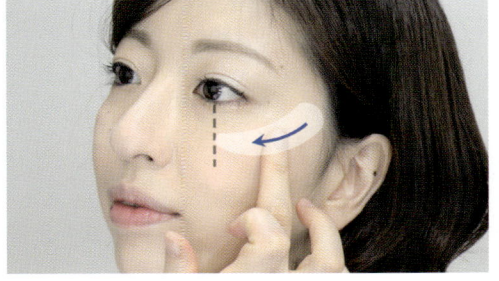
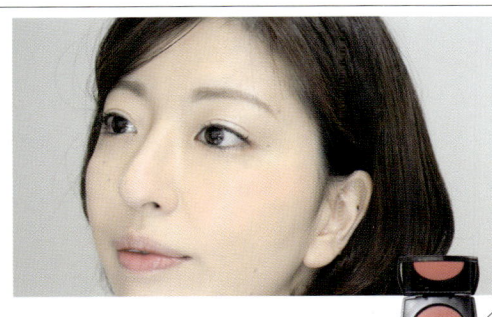

핑크색 블러셔를 얼굴 바깥에서 안쪽으로 눈 가운데 부분까지 펴 발라주세요.
얼굴이 전체적으로 혈색 있고 입체적으로 보여 핑크 컬러도 부담스럽지 않아요.

샤넬 르 블러쉬 크렘드 샤넬 인토네이션

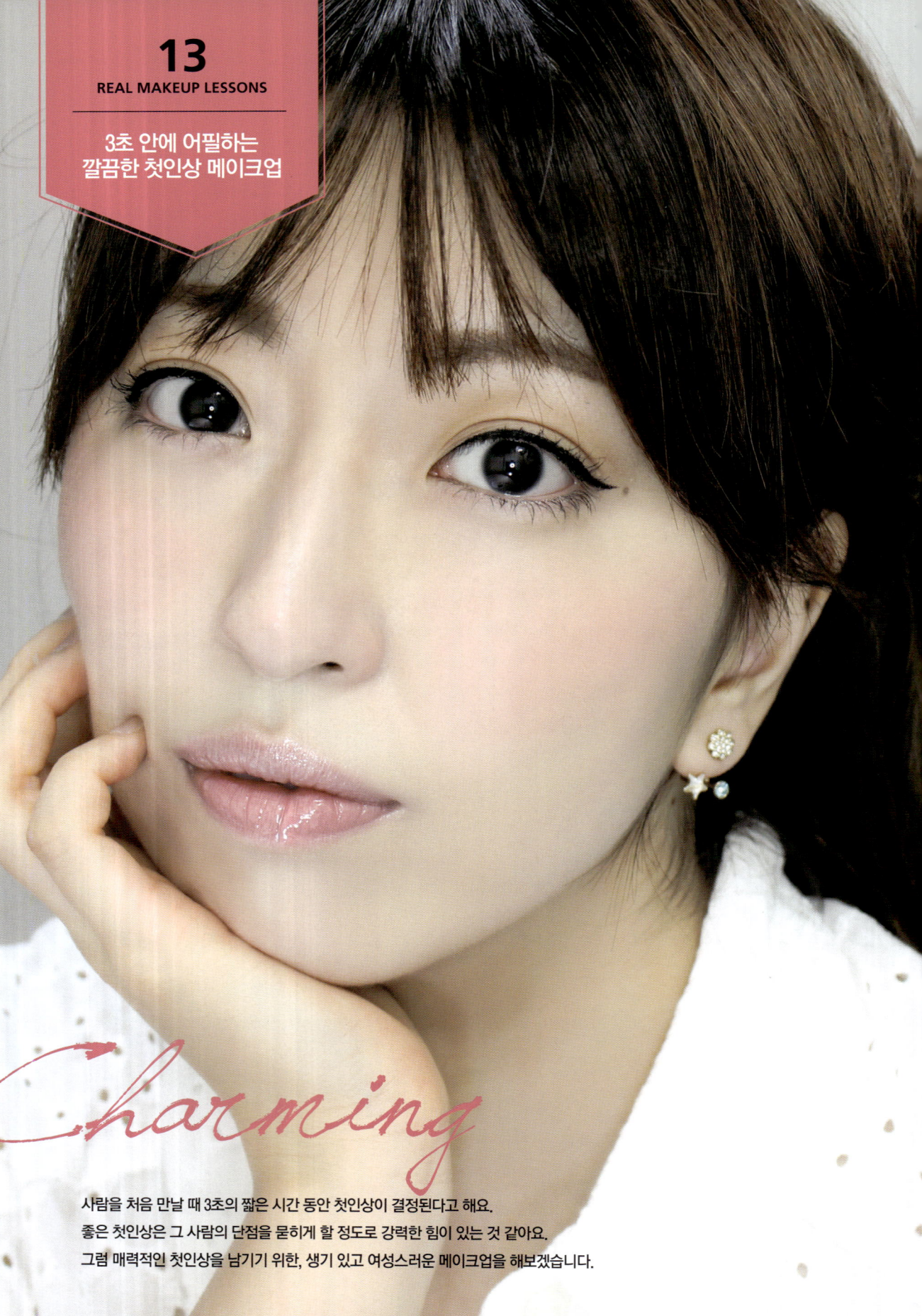

3초 안에 어필하는
깔끔한 첫인상 메이크업

Charming

사람을 처음 만날 때 3초의 짧은 시간 동안 첫인상이 결정된다고 해요.
좋은 첫인상은 그 사람의 단점을 묻히게 할 정도로 강력한 힘이 있는 것 같아요.
그럼 매력적인 첫인상을 남기기 위한, 생기 있고 여성스러운 메이크업을 해보겠습니다.

1

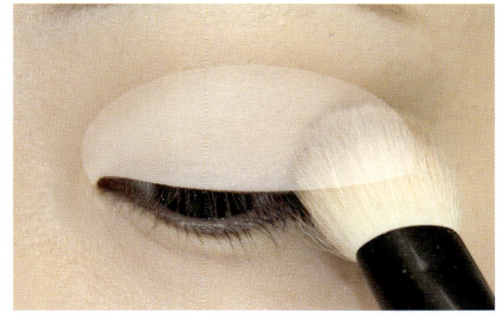
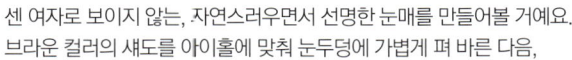
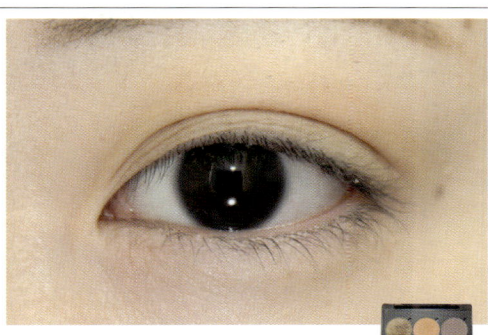

센 여자로 보이지 않는, 자연스러우면서 선명한 눈매를 만들어볼 거예요.
브라운 컬러의 섀도를 아이홀에 맞춰 눈두덩에 가볍게 펴 바른 다음,

아리따움 모노아이즈 팔레트

2

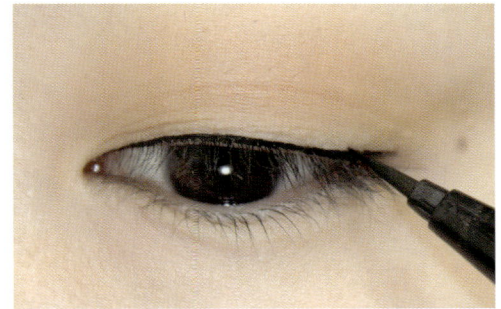
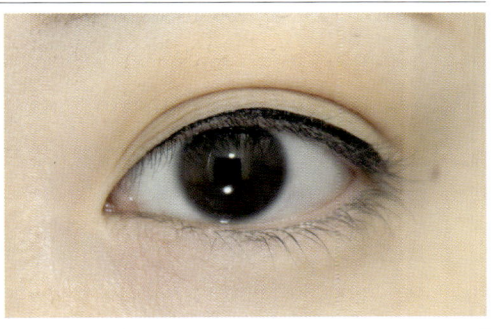

원하는 아이라이너를 이용해 일단 얇게 아이라인을 그려주세요.
이렇게 끝내면 눈을 떴을 때 속눈썹 사이사이가 비어 보이니까,

마리끌레르 실키 드로잉 아이라이너 블랙

3

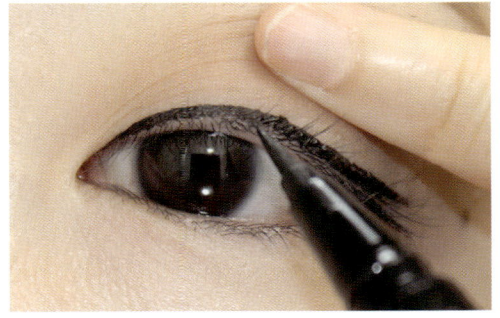
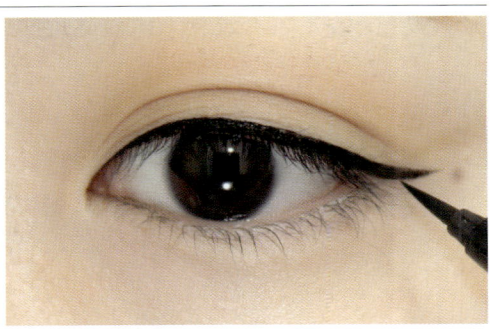

눈두덩을 살짝 올려서 아이라이너로 속눈썹 사이사이를 채워주고
적당히 눈꼬리를 빼서 아이라인을 완성해주세요.

4

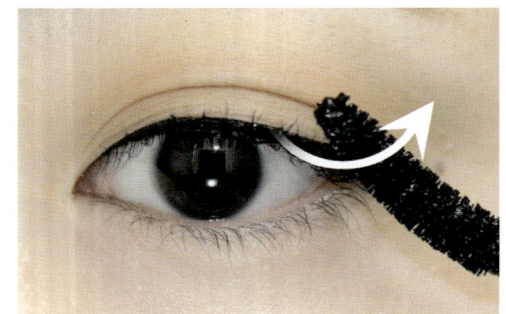 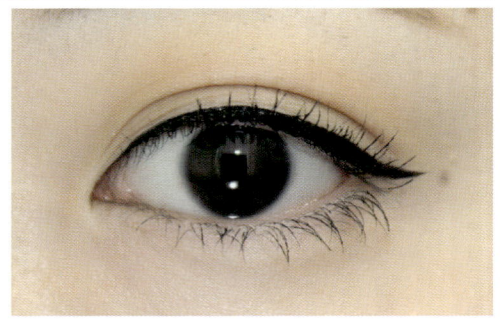

뷰러로 속눈썹 전체를 올려준 다음 마스카라를 바르는데 뭉침 없이 깔끔하게 바르는 것이 중요해요.
여러 번 덧바르지 말고 속눈썹 뿌리부터 한 번만 쓱 발라주세요.

마리끌레르 쓰리 이펙트 마스카라 포 컬링

5

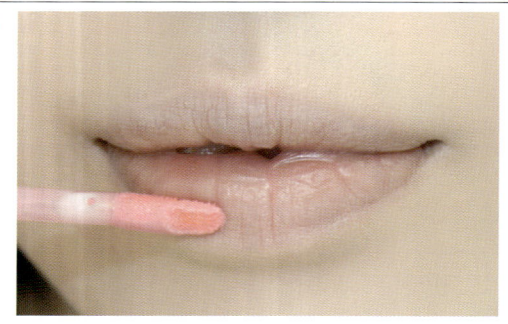 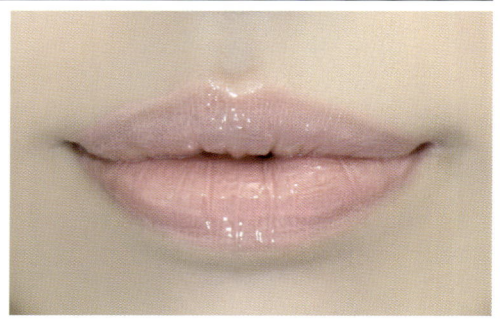

입술에는 여성스러운 느낌을 주기 위해 핑크 립글로스를 발랐어요.

마리끌레르 루즈 글로스 04 새틴 피치

6

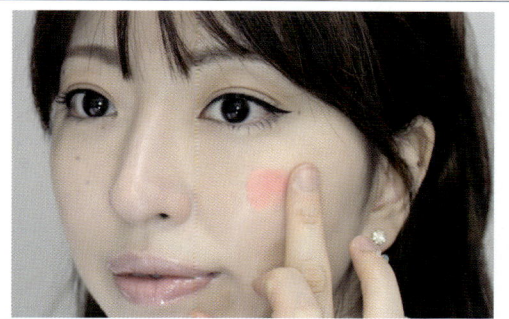 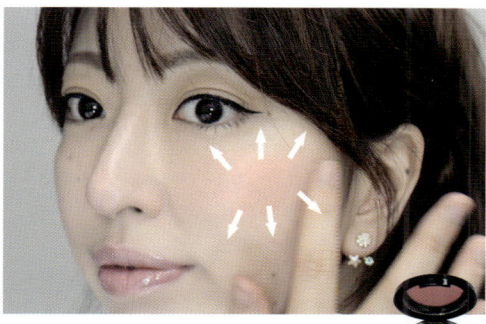

마지막으로 볼에는 텁텁한 느낌 없이 물든 듯한 표현하기 위해 크림 타입의 핑크 블러셔를 손가락에 찍어
바를 부위의 중간에 올린 뒤 손가락으로 가볍게 펴 발라주세요.

메이크업 포에버 HD 블러쉬 215

TIP

**화장품 개봉 후
신선하게 사용하기**

일반적인 화장품 유효기간입니다. 수분이 많은 제품일수록 유효기간이 짧답니다. 같은 종류라도 브랜
드마다 더 길게 표시된 것도 있고 짧게 표시된 것도 있고 가지각색이더라고요. 요새 많이 나오는 천연
화장품이나 무방부제 제품은 개봉 전이라 할지라도 몇 개월 이내로 써야 하는 것도 있어요. 이런 만큼
화장품 살 때도 가급적 신선한 제품으로 고르는 게 필요합니다. 또 제조일자도 중요하지만 화장품을
오픈한 이후의 기간이 더 중요한 만큼 개봉 날짜를 적어 놓는 센스를 발휘하는 것이 좋겠고요.

화장품 종류	개봉 전 (제조일로부터 ~년 이내)	개봉 후 (개봉 후 ~년 안팎)
스킨, 로션, 크림, 메이크업베이스, 파운데이션	2~3년	1년
파우더, 팩트	4년	2~3년
마스카라	2년	6개월
립글로스	1년	6개월
립스틱	2년	1~2년
아이섀도	4년	2~3년

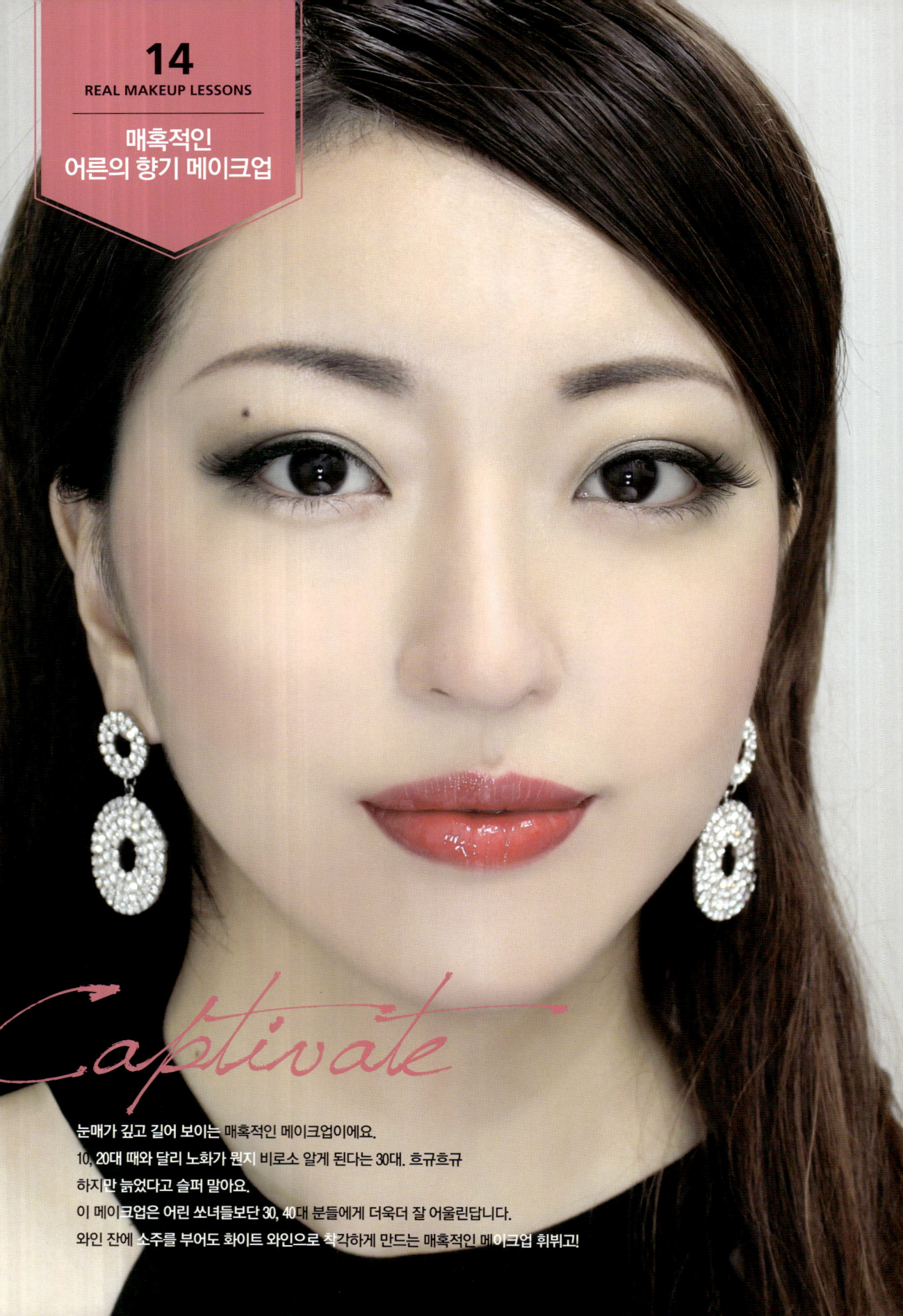

Captivate

눈매가 깊고 길어 보이는 매혹적인 메이크업이에요.

10, 20대 때와 달리 노화가 뭔지 비로소 알게 된다는 30대. 흐규흐규

하지만 늙었다고 슬퍼 말아요.

이 메이크업은 어린 쏘녀들보단 30, 40대 분들에게 더욱더 잘 어울린답니다.

와인 잔에 소주를 부어도 화이트 와인으로 착각하게 만드는 매혹적인 메이크업 휘뷔고!

1

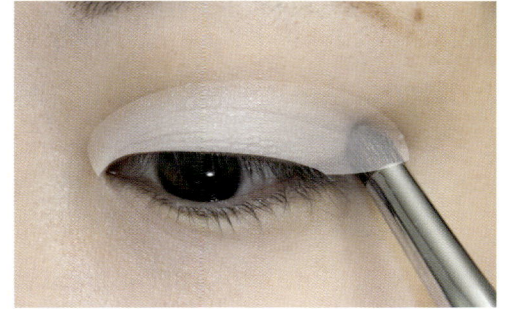 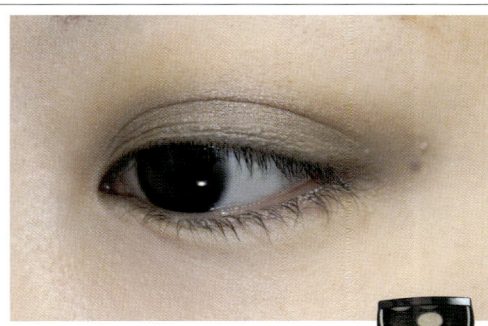

깊어 보이면서 양쪽으로 쫙 찢어진 듯한 눈을 만들기 위해
그레이 섀도를 이용해 내 눈 길이보다 눈 앞머리는 2~3mm, 눈꼬리는 1cm 정도 넓게 발라주세요.

샤넬 레 꺄트르 옹브르 43 미스테르

2

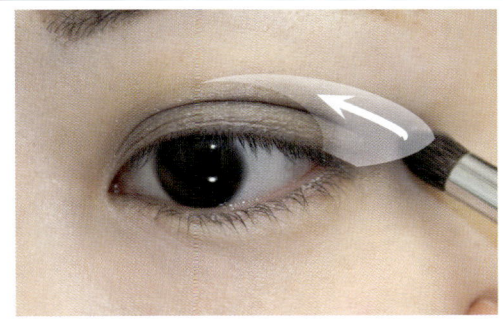 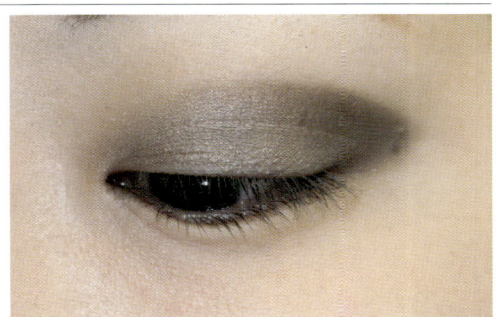

싱크홀처럼 눈이 푹 꺼져야 깊어 보이기 때문에
아이홀을 따라 눈꼬리 쿠분부터 다크 그레이 섀도를 바르기 시작해
눈두덩의 가운데까지 글어와요.

3

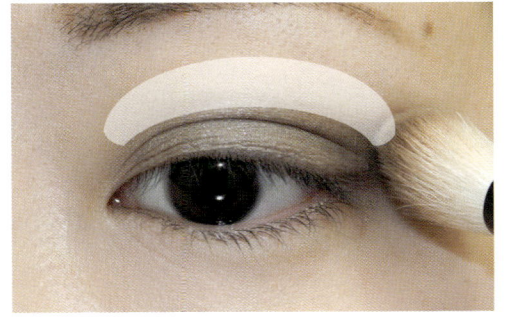 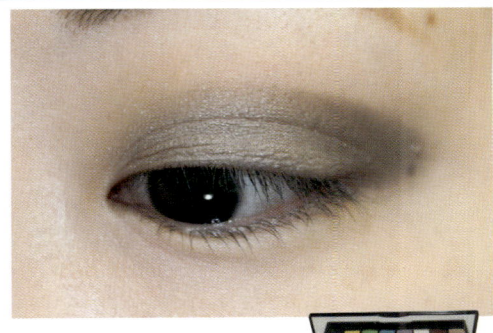

섀도의 라인을 살리면서 자연스러운 느낌을 주기 위해 밀착되도록 잠시 놔둔 다음
모가 풍성한 브러시에 브라운 섀도를 묻혀
앞서 바른 섀도의 가장자리에만 발라주세요.

메이크업 포에버 테크니 컬러 팔레트

4

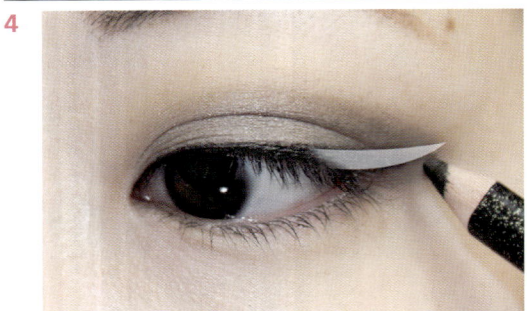
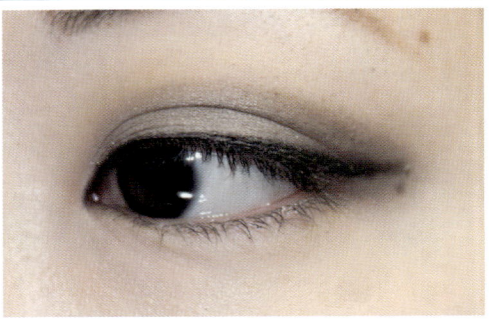

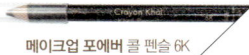

메이크업 포에버 콜 펜슬 6K

'내 눈꼬리는 섀도의 끝부분이다'라고 최면을 걸면서
펜슬 아이라이너로 섀도의 끝 부분까지 과감하게 아이라인을 그려주세요.

5

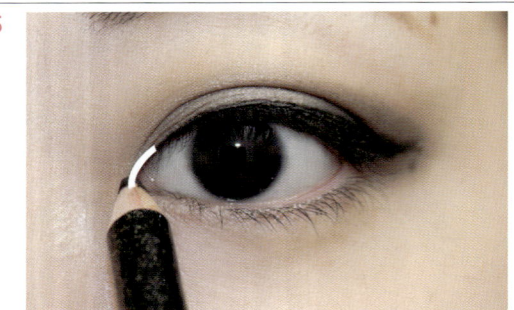
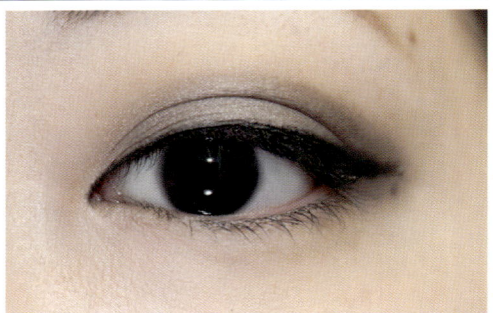

눈 앞머리도 아이라이너로 채워주세요. 이때는 아주 얇게 선을 그려야 지저분해 보이지 않으면서 눈이 길어 보여요.

6

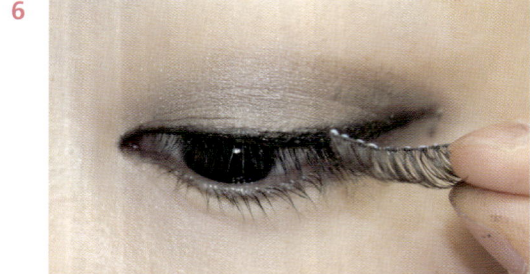
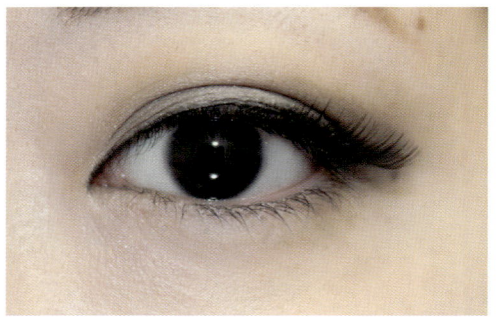

아이라인까지 그리고 끝내도 되지만 이번에는 인조 속눈썹을 붙여 화려함을 더했어요.
뒷부분이 더 긴 인조 속눈썹을 준비해 적당한 길이로 자른 다음 눈꼬리 부분에만 4에서 그린 아이라인을 따라 붙여주세요.
(인조 속눈썹 붙이는 법은 64쪽 참조)

7

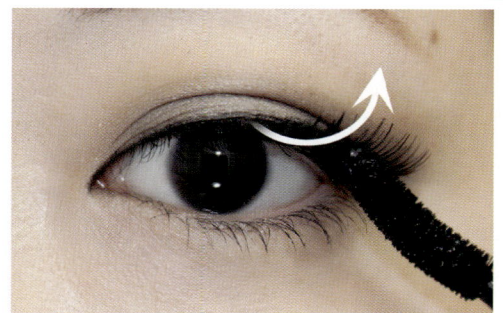 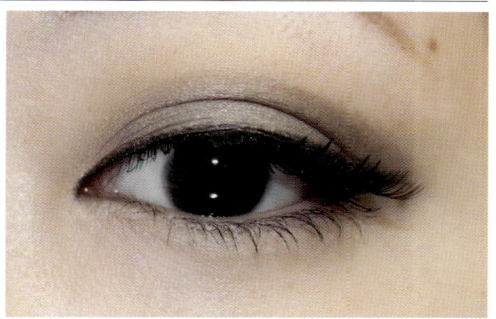

마지막으로 인조 속눈썹과 내 속눈썹이 따로 놀지 않도록 마스카라를 같이 발라주세요.

마리끌레르 쓰리 이펙트 마스카라 포 컬링

8

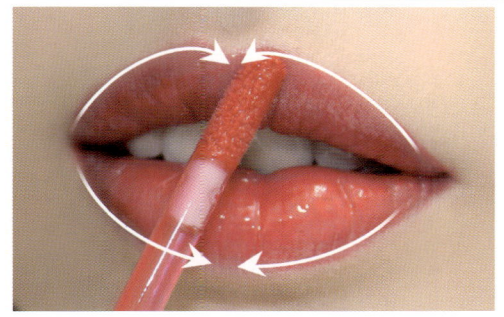 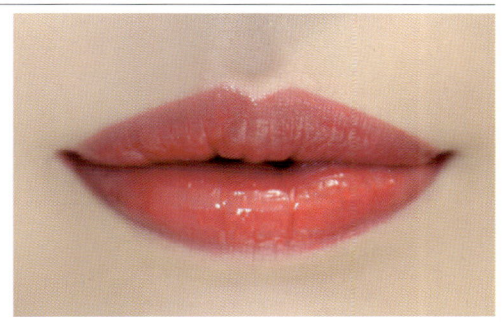

립은 누디한 컬러도 잘 어울리지만 이번에는 깊은 눈매에 맞춰
진한 레드 립글로스로 쥐 잡아 먹은 듯한 스타일을 연출해봤어요.
립글로스를 세워서 바르면 라인을 좀 더 섬세하게 그릴 수 있어요.

마리끌레르 루쥬 글로스 01 시크릿 레드

9

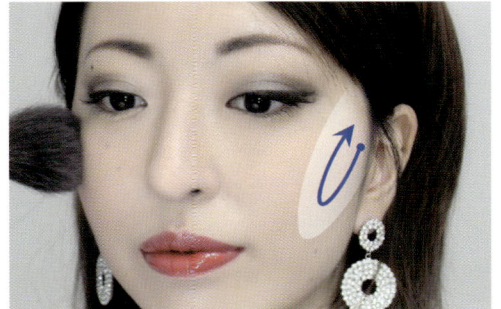 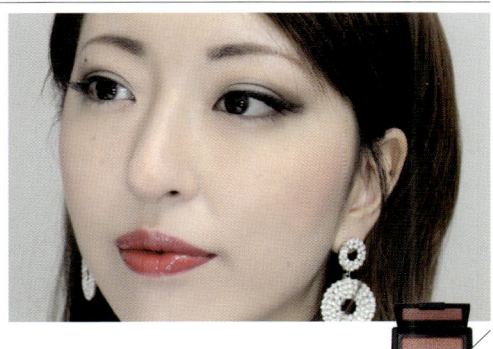

어른스러운 분위기를 내는 붉은 립 컬러에 맞춰
붉은 블러셔를 이용해 귀 윗부분에서 시작해 사선으로 내려 그려주세요.
원하는 정도로 발색될 때까지 반복하면 됩니다.

나스 블러쉬 수퍼 오르가즘

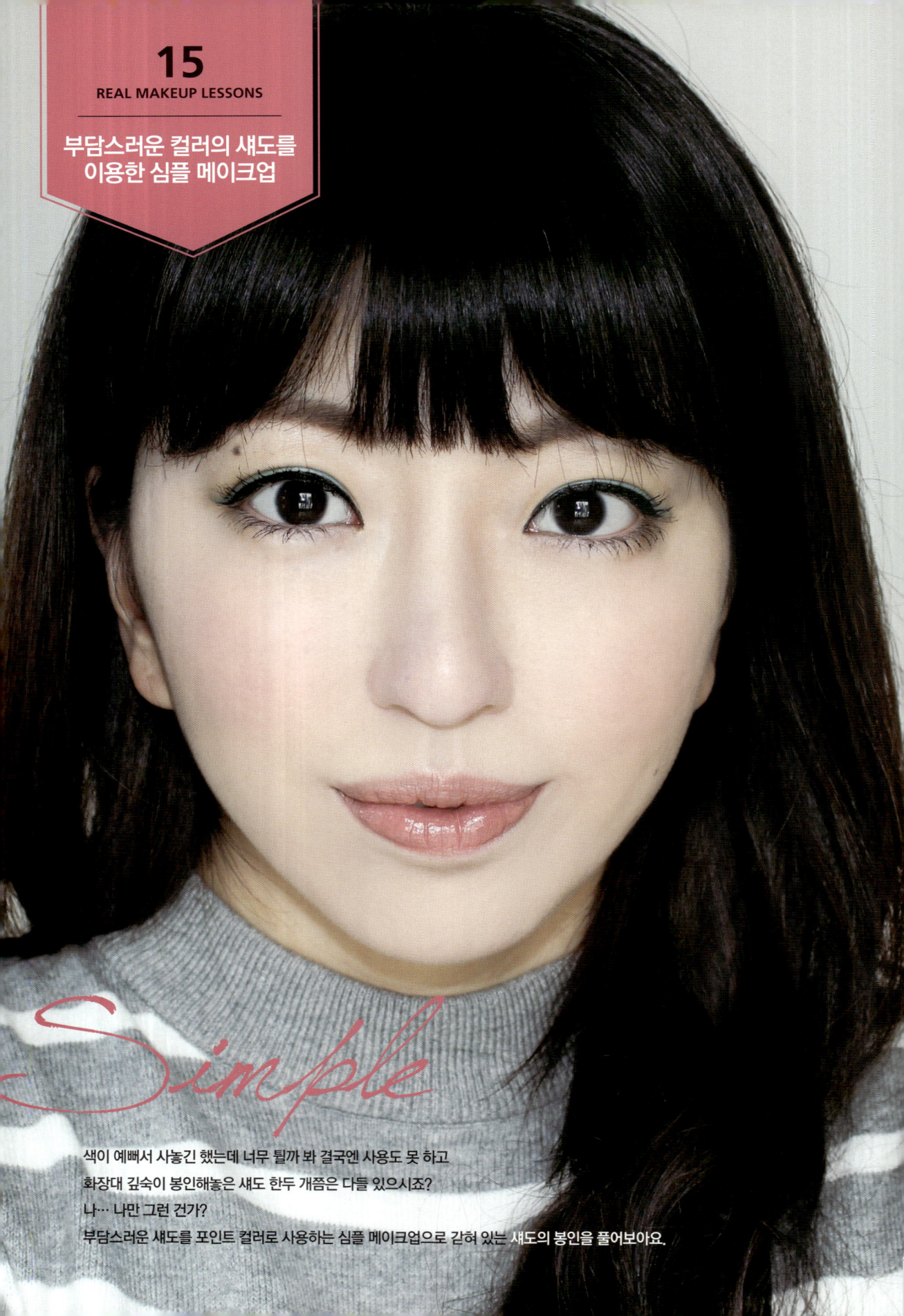

부담스러운 컬러의 섀도를
이용한 심플 메이크업

Simple

색이 예뻐서 사놓긴 했는데 너무 튈까 봐 결국엔 사용도 못 하고
화장대 깊숙이 봉인해놓은 섀도 한두 개쯤은 다들 있으시죠?
나… 나만 그런 건가?
부담스러운 섀도를 포인트 컬러로 사용하는 심플 메이크업으로 갇혀 있는 섀도의 봉인을 풀어보아요.

1

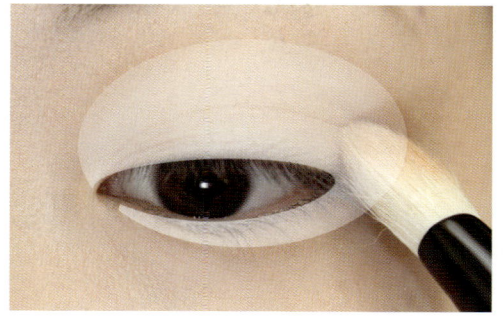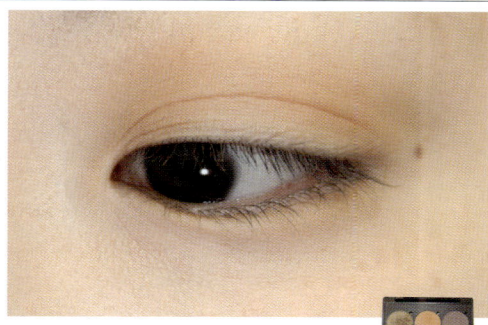

포인트 컬러를 바르기 전에 아이 메이크업의 전체적인 밸런스를 맞추기 위해
브라운 섀도를 눈 위아래에 둥그렇게 발랐어요.

아리따움 모노아이즈 팔레트

2

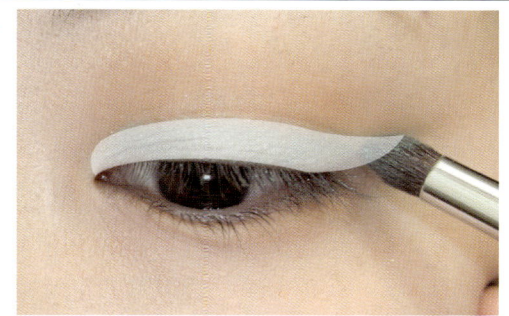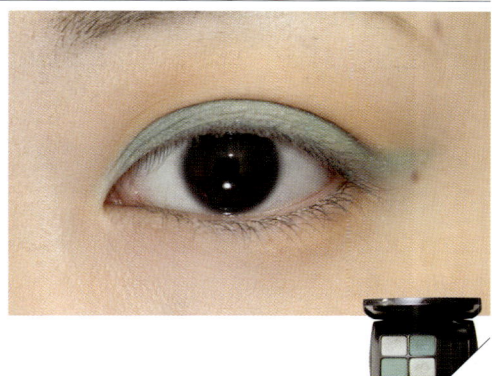

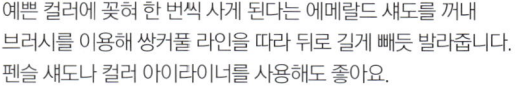

예쁜 컬러에 꽂혀 한 번씩 사게 된다는 에메랄드 섀도를 꺼내
브러시를 이용해 쌍커풀 라인을 따라 뒤로 길게 빼듯 발라줍니다.
펜슬 섀도나 컬러 아이라이너를 사용해도 좋아요.

샤넬 레 꺄트르 옹브르 43 미스테르

3

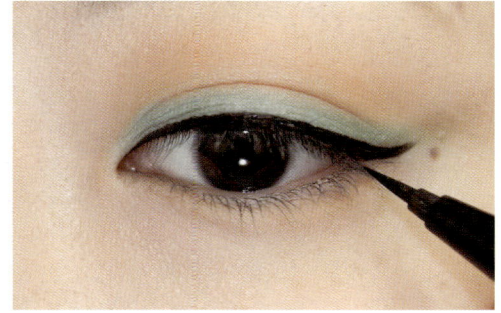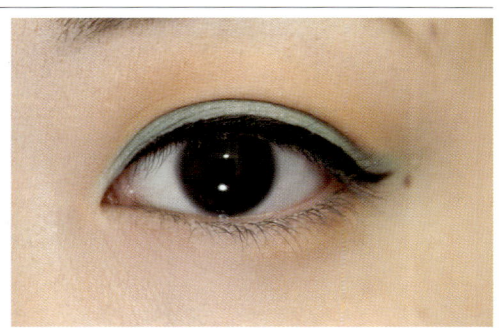

그런 다음 블랙 아이라이너로 위쪽 아이라인을 그립니다.

마리끌레르 실키 드로잉 아이라이너 블랙

4

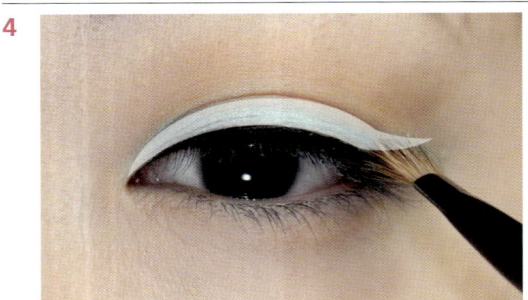 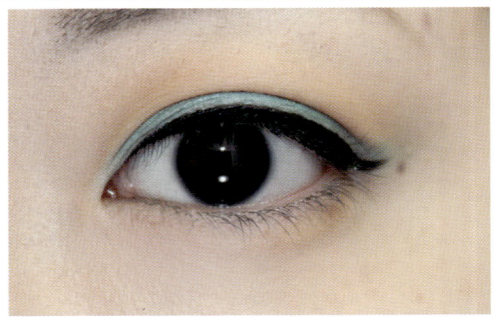

좀 더 선명한 컬러를 위해 금방 발랐던 에메랄드 섀도를 물 묻힌 브러시로 찍어 아이라인 바른 부분을 피해 가늘게 발라주세요.

5

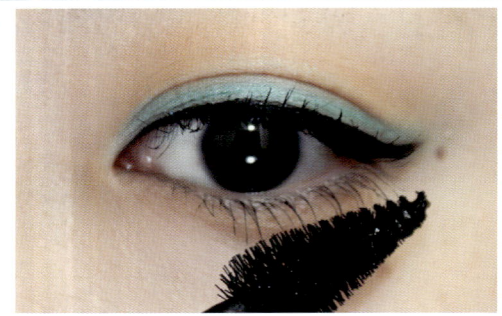 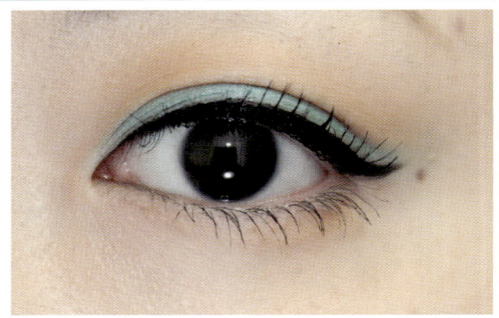

뷰러를 하고 마스카라를 바르는데
눈 윗부분만 강조된 상태이므로 너무 아래가 휑해 보이지 않도록
아래 속눈썹도 꼼꼼히 발라주세요.

메이크업 포에버 아쿠아 스모키 엑스트라 버건트 마스카라

6

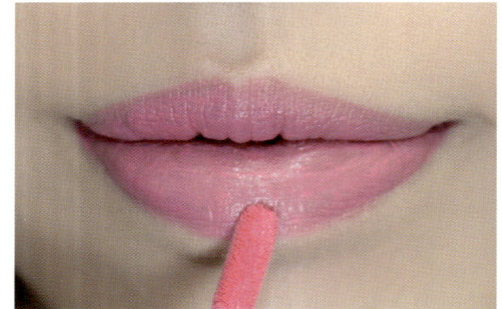 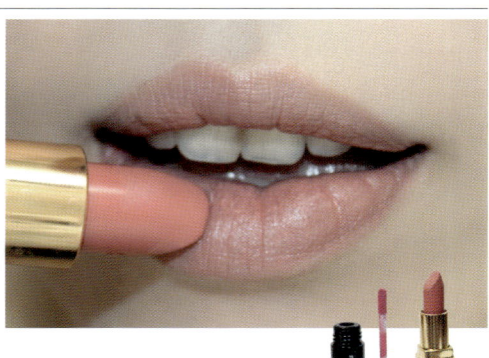

핑크빛이 도는 베이지 컬러를 만들기 위해
먼저 핑크 립 라커나 틴트를 입술 전체에 바른 다음 티슈로
가볍게 닦아내고 그 위에 베이지 립스틱을 톡톡 두드리며 발라주세요.

마리끌레르 라커 루즈 05 스위트 핑크
샤넬 루즈 코코 61 쉐리

7

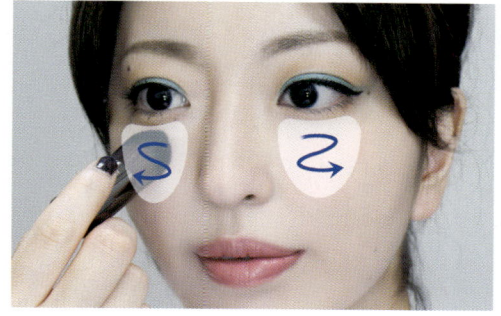 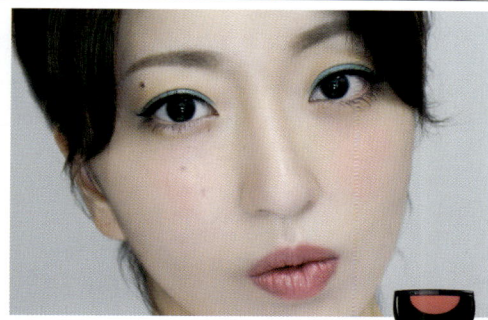

블러셔는 붉은 계열을 사용했어요.
눈 바로 아래부터 시작해 애플존까지 발라주면 사랑스러우면서도(나 말고 볼때기가)
너무 어려 보이지 않아요.

샤넬 르 블러쉬 크렘드 샤넬
69 인토네이션

화장 직전 피부에 수분 주기

화장 하기 전에 마스크팩을 해주면 그날 화장이 더 잘 먹지만 하기도 번거롭고 흡수시키는데 시간도 오래 걸리는 편이죠. 그래서 전 일본에서 유행한 간단한 수분팩을 자주 활용합니다.

1 세안 후 먼저 화장솜에 스킨을 덜어 부드럽게 닦아내 피부 정리를 해주세요. 그런 다음 새로운 화장솜에 물을 살짝 적셔 꽉 짠 후 화장솜을 나눠주세요. 나눌 수 있는 만큼 많이. 7 곰 화장솜 중에 4~5 겹으로 나뉘어지는 것도 있어요. (이렇게 해야 화장솜 낭비 안 하게 돼요.)

2 나눈 화장솜에 스킨을 덜어주세요. 평소에 사용하는 스킨을 사용하면 되는데, 알코올이 많이 든 스킨보다는 수분감이 풍부한 보습 성분의 스킨이 좋답니다. 처음부터 마른 화장솜에 스킨을 부으면 엄청 많이 부어야 화장솜이 촉촉해지지만 이렇게 화장솜을 한 번 물로 적셔 쓰면 스킨을 아낄 수 있어요.

3 스킨을 머금은 화장솜을 얼굴에 얹고 3분 정도 후에 떼어낸 다음 손가락으로 남은 스킨을 흡수시키고 스킨 다음 단계인 에센스나 크림 등을 평소에 바르는 순서대로 발라주세요.

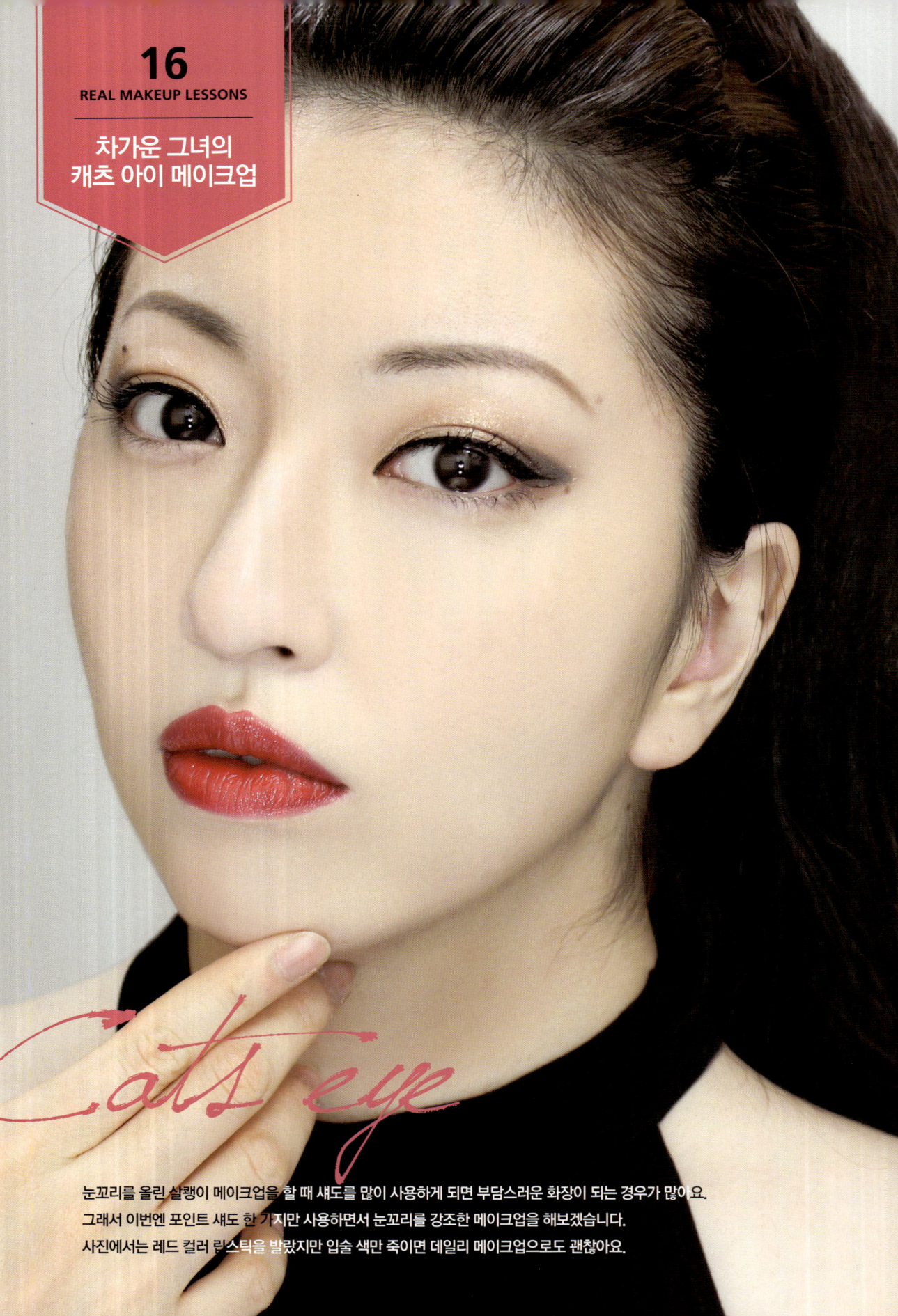

차가운 그녀의 캐츠 아이 메이크업

Cats Eye

눈꼬리를 올린 살캥이 메이크업을 할 때 섀도를 많이 사용하게 되면 부담스러운 화장이 되는 경우가 많아요.
그래서 이번엔 포인트 섀도 한 가지만 사용하면서 눈꼬리를 강조한 메이크업을 해보겠습니다.
사진에서는 레드 컬러 립스틱을 발랐지만 입술 색만 죽이면 데일리 메이크업으로도 괜찮아요.

HOW TO MAKE

1

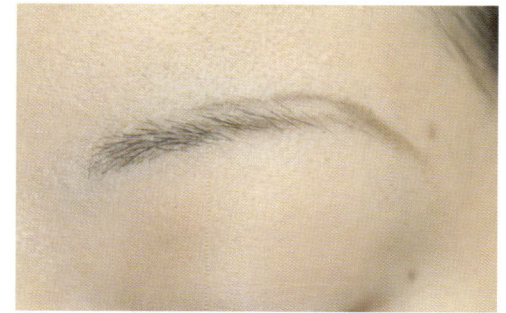 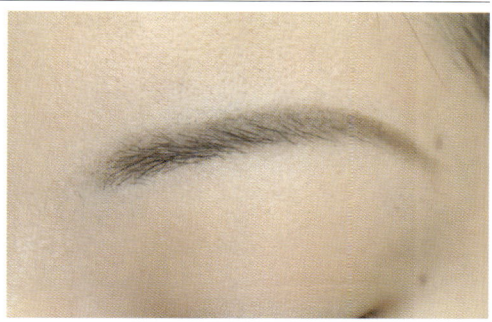

눈꼬리를 강조하는 화장을 할 때는 눈썹 산을 올려 얇고 날카롭게 그리면 눈매가 더욱더 강해져요.
하지만 데일리 메이크업으로 할 때는 평소대로 그려주는 게 더 자연스러워요.

슈에무라 하드 포뮬라 브라운

2

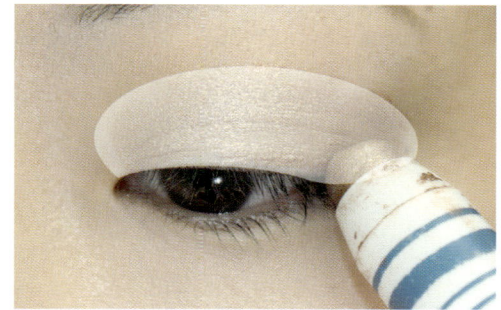 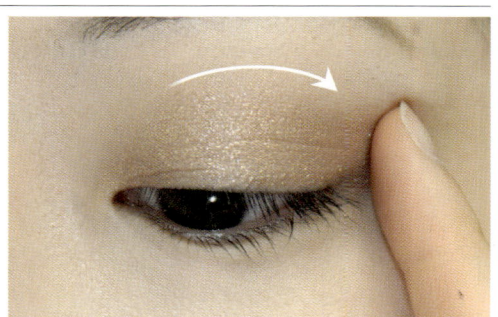

골드 펄 브라운 크림 섀도를 눈두덩 전체에 내 눈길이보다 조금 더 길게 발라준 뒤,
손가락으로 막 문지르지 말고 한 방향으로 가볍게 쓸어
크림 섀도의 뭉침을 풀어주면서 섀도의 경계선을 없애주세요.

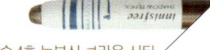

이니스프리 섀도우 펜슬 4호 눈부신 크라운 시티

3

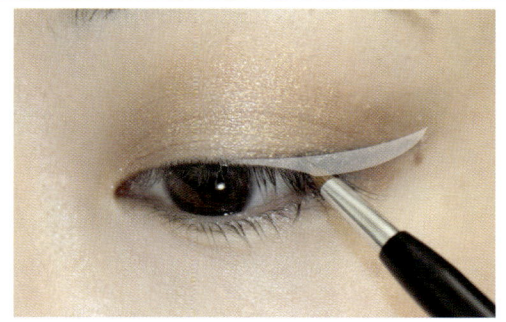 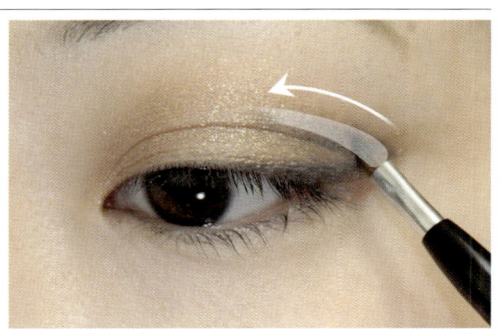

눈꼬리 부분이 강조되도록 다크 그레이 섀도를 브러시에 묻혀
눈꼬리 부분을 위로 뾰족하게 올려 그린 다음,
이어서 반대 방향으로 섀도를 끌어올리듯 발라주세요.

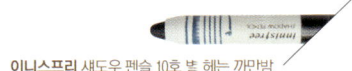

이니스프리 섀도우 펜슬 10호 별 헤는 까만밤

4

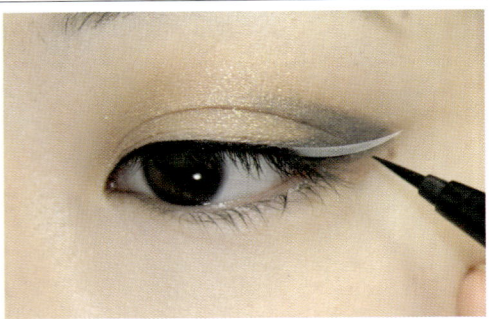

이런 식으로 어두운 색의 섀도로 꼬리 부분만 강조해주면
마치 속눈썹의 그림자 같아 보이면서 눈꼬리가 올라간 듯한 착시 효과를 줘요.
다음 다크 그레이 섀도의 끝에 맞추어 리퀴드 아이라이너로 아이라인을 그리고,

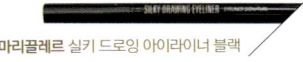

마리끌레르 실키 드로잉 아이라이너 블랙

5

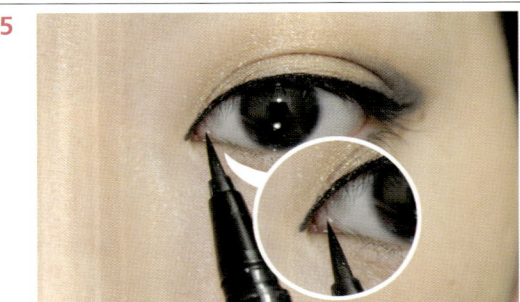
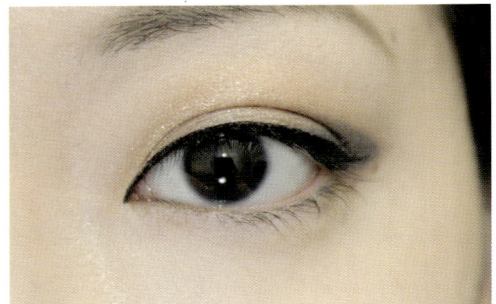

눈을 뜬 채로 눈 앞머리 라인대로 아주 얇은 아이라인을 그려주면 점점 더 살캥이 스멜~

6

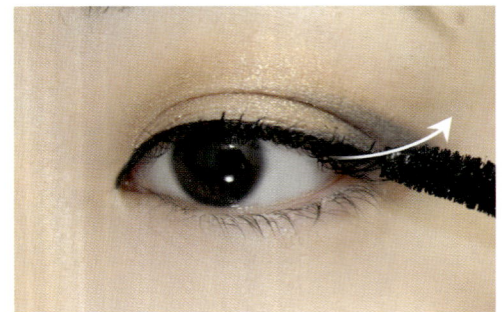
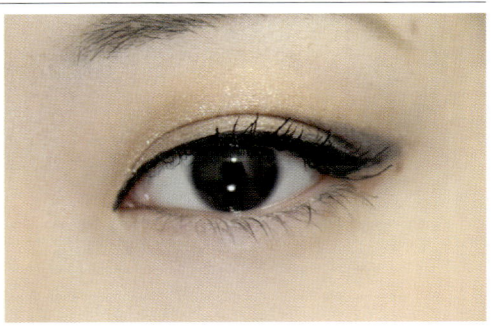

마지막으로 뷰러를 하고 위 속눈썹에만 마스카라를 발라주세요.
아래 속눈썹까지 마스카라를 바르면 눈이 좀 처져 보여
열심히 눈꼬리 올린 게 의미 없어지므로 아래 속눈썹은 마스카라 생략할게요.

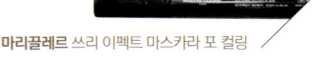

마리끌레르 쓰리 이펙트 마스카라 포 컬링

7

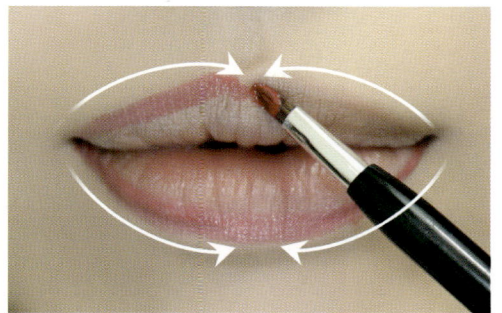
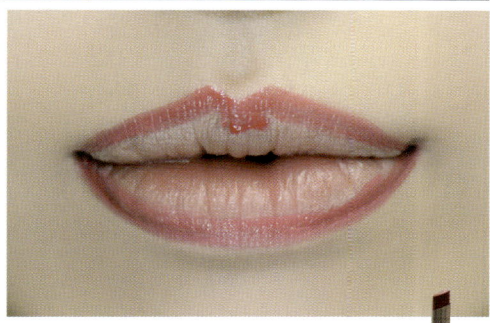

입술에는 레드 컬러 립스틱을 바르는데, 먼저 립 브러시를 이용하여 깔끔하게 입술 라인을 그립니다.
이때 입술을 좌우로 너무 늘린 채로 바르면 입을 다물었을 때 립 라인이 울퉁불퉁해지므로
살짝 미소만 지은 채로 그려주세요.

이니스프리 크림 멜로우 립스틱 #8 촉촉 물 먹은 레드

8

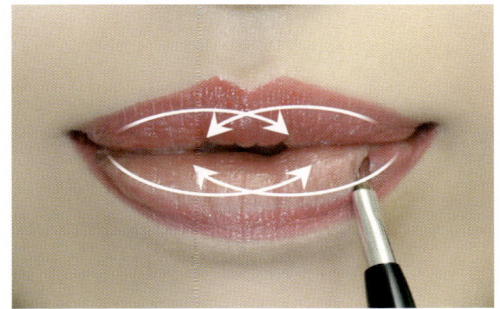
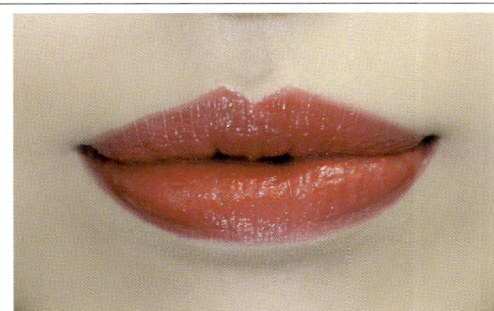

입술의 나머지 부분은 립 브러시를 이용해 바깥에서 안쪽으로 채워주세요.
입술 주름이 많다면 브러시를 세워 발라보세요. 주름에 색이 채워져 주름이 덜 도드라져요.

9

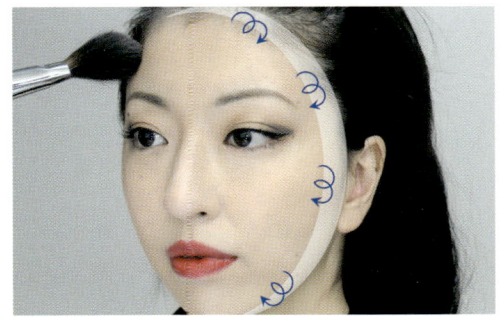
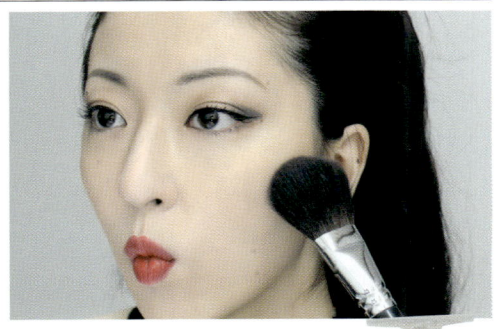

컬러풀한 블러셔는 생략하고 브론저를 이용해 얼굴 가장자리를 브러시로 여러 번 굴리면서 색상을
스머지한 다음 브러시게 남은 양으로 광대뼈를 따라 사선으로 발라주면 세련되면서 차가운 인상을 줍니다.

벨레미 페드 탄 브론저

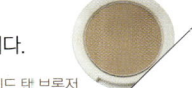

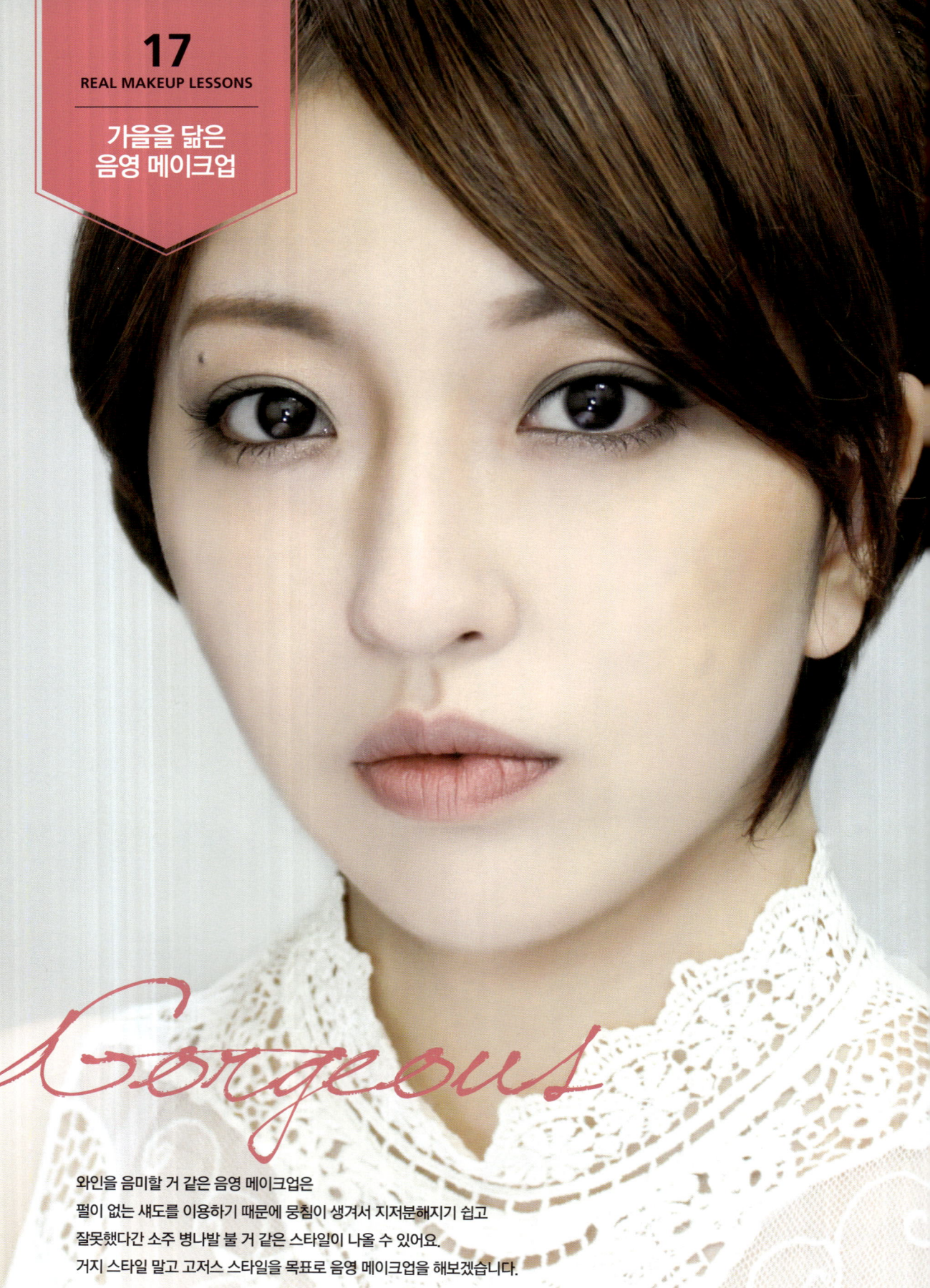

가을을 닮은
음영 메이크업

Gorgeous

와인을 음미할 거 같은 음영 메이크업은
펄이 없는 섀도를 이용하기 때문에 뭉침이 생겨서 지저분해지기 쉽고
잘못했다간 소주 병나발 불 거 같은 스타일이 나올 수 있어요.
거지 스타일 말고 고저스 스타일을 목표로 음영 메이크업을 해보겠습니다.

HOW TO MAKE

1

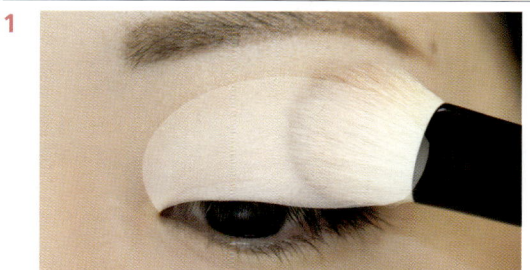
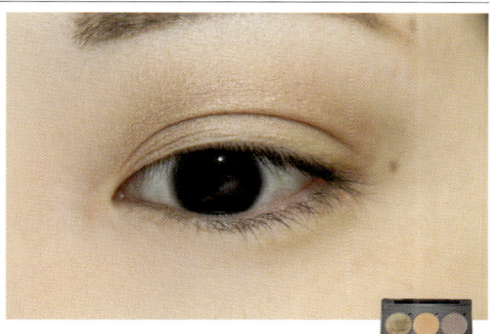

눈두덩에 브라운 섀도를 바릅니다.
경계가 생기지 않도록 여러 번 브러시를 움직여 넓게 펴 발라주세요.

아리따움 모노아이즈 팔레트

2

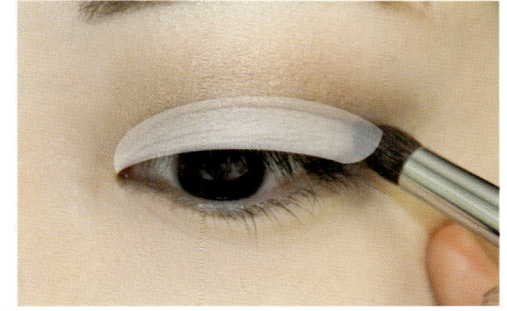
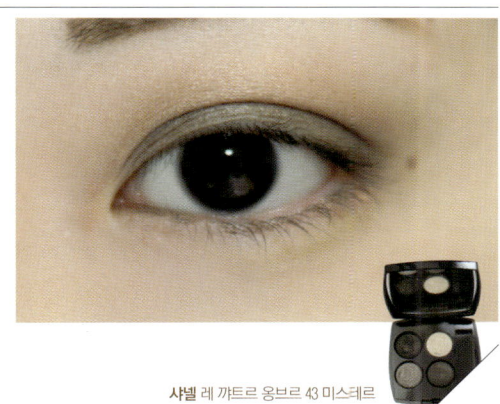

쌍꺼풀 라인에 블랙 섀도를 발라 깊은 눈매를 만들어주고,

샤넬 레 꺄트르 옹브르 43 미스테르

3

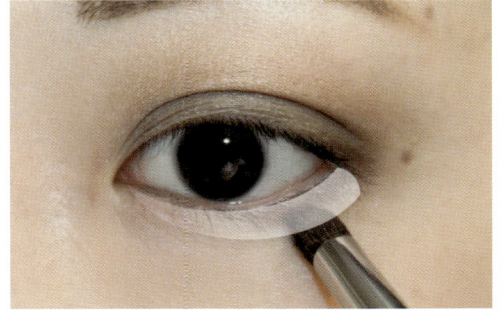
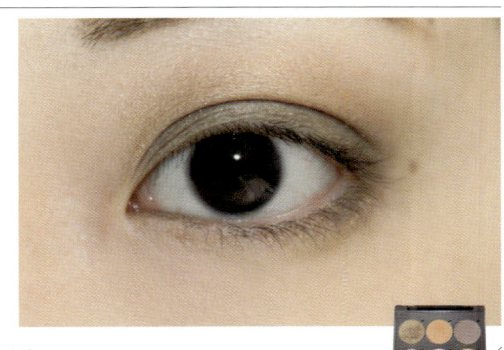

눈 밑에는 블랙 섀도 ㄱ · 아닌, 처음에 발랐던 브라운 섀도를 바릅니다.
다크서클 같아 보이지 않도록 얇게 발라야 해요.

아리따움 모노아이즈 팔레트

4

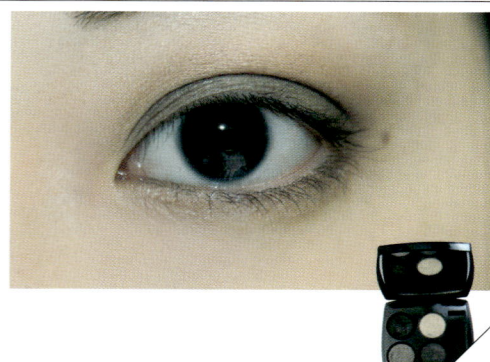

칙칙함을 극뽁~하기 위해 눈 앞머리에 베이지 펄 셰도를 바르고,

샤넬 레 까트르 옹브르 43 미스테르

5

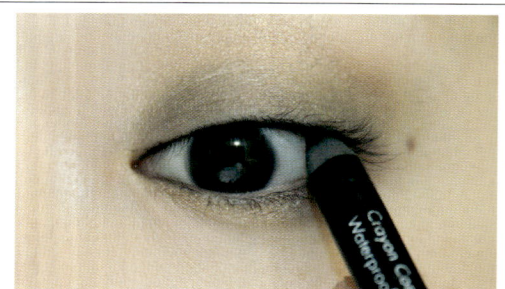
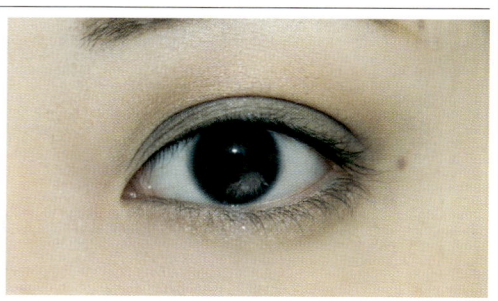

블랙 펜슬 아이라이너로 속눈썹 사이사이를 채워주세요.

메이크업 포에버 아쿠아 아이즈 블랙

6

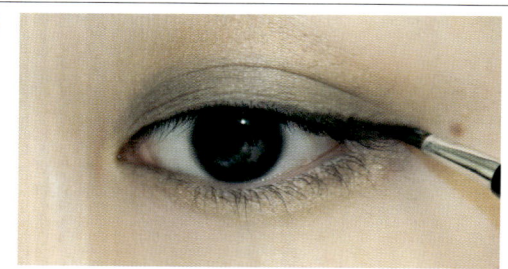
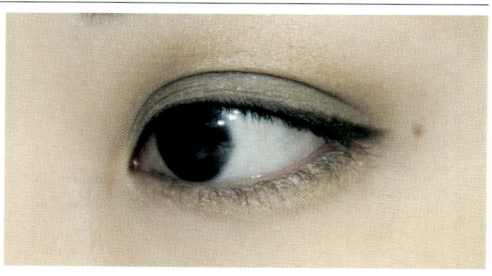

위의 단계에서 끝내도 되지만 전 쌍꺼풀이 두꺼워서
아이라이너 브러시에 방금 사용한 펜슬 아이라이너를 찍어 꼬리 부분을 살짝 더 강조해줬어요.

7

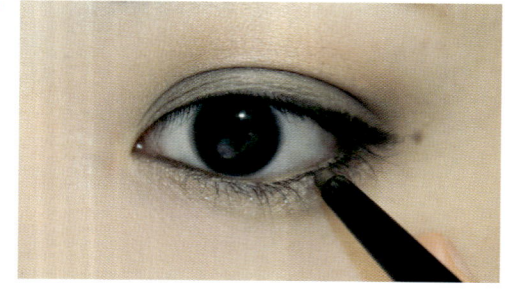
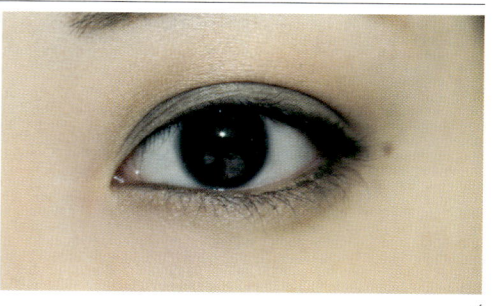

눈 밑 점막에는 블랙 아이라이너를 바르면 눈이 오히려 작아 보일 수 있어요.
좀 더 열려 있는 느낌이 나도록 카키 브라운 아이라이너를 이용해 채워주세요.

샤넬 스틸로 이으 워터프루프 카키프레시오

8

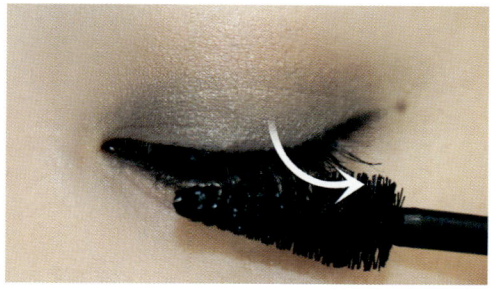

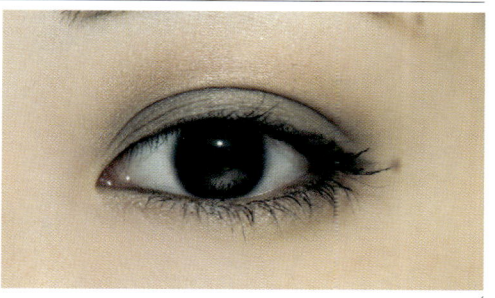

눈두덩의 섀도를 방해하지 않으면서 분위기 쩌는 눈매를 만들기 위해
마스카라를 위에서 아래로 축축 처지도록 발라주면 끝!

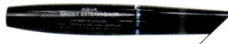

메이크업 포에버 아쿠아 스모키 엑스트라 버건트 마스카라

9

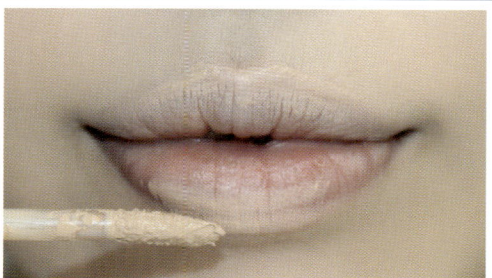

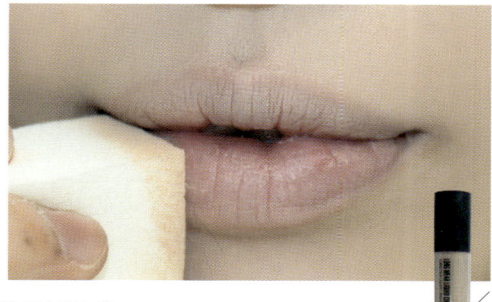

입술에는 누디한 컬러를 바를 거예요. 이때 입술색을 죽이면 컬러가 더 살아나요.
컨실러를 입술 라인에 바른 뒤 스펀지(또는 손가락)로 톡톡 두드려 입술 전체에 얇게 펴주세요.

메이크업 포에버 아쿠아 루즈 1

10

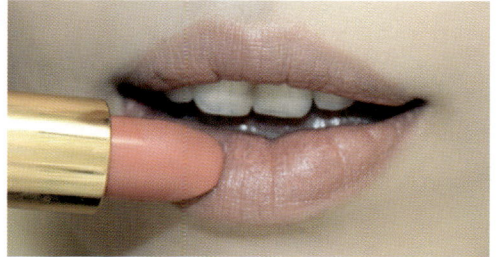

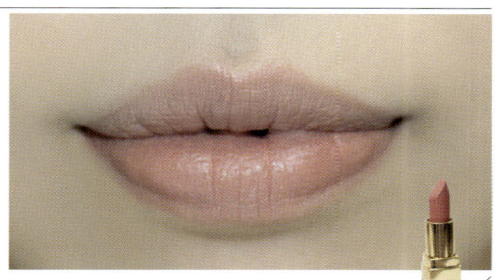

핑크 베이지 컬러의 립스틱을 발라줍니다.

샤넬 루즈 코코 61 쉐리

11

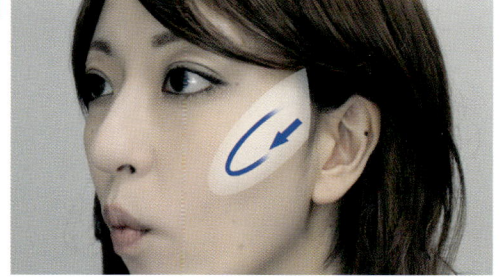

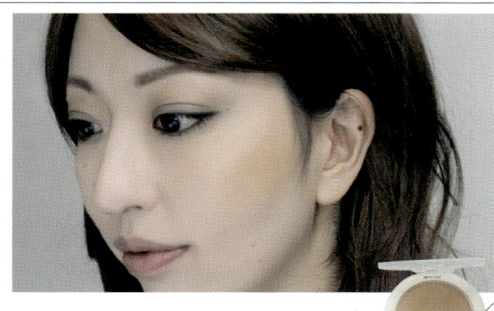

입술을 펭귄처럼 오므리면 광대뼈 밑의 볼이 쏙 들어가는데 거기가 바로 빈곤 zone!
그 윗부분에 셰이딩을 해 분위기 있는 라인을 연출해주세요.

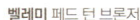

벨레미 페드 턴 브론저

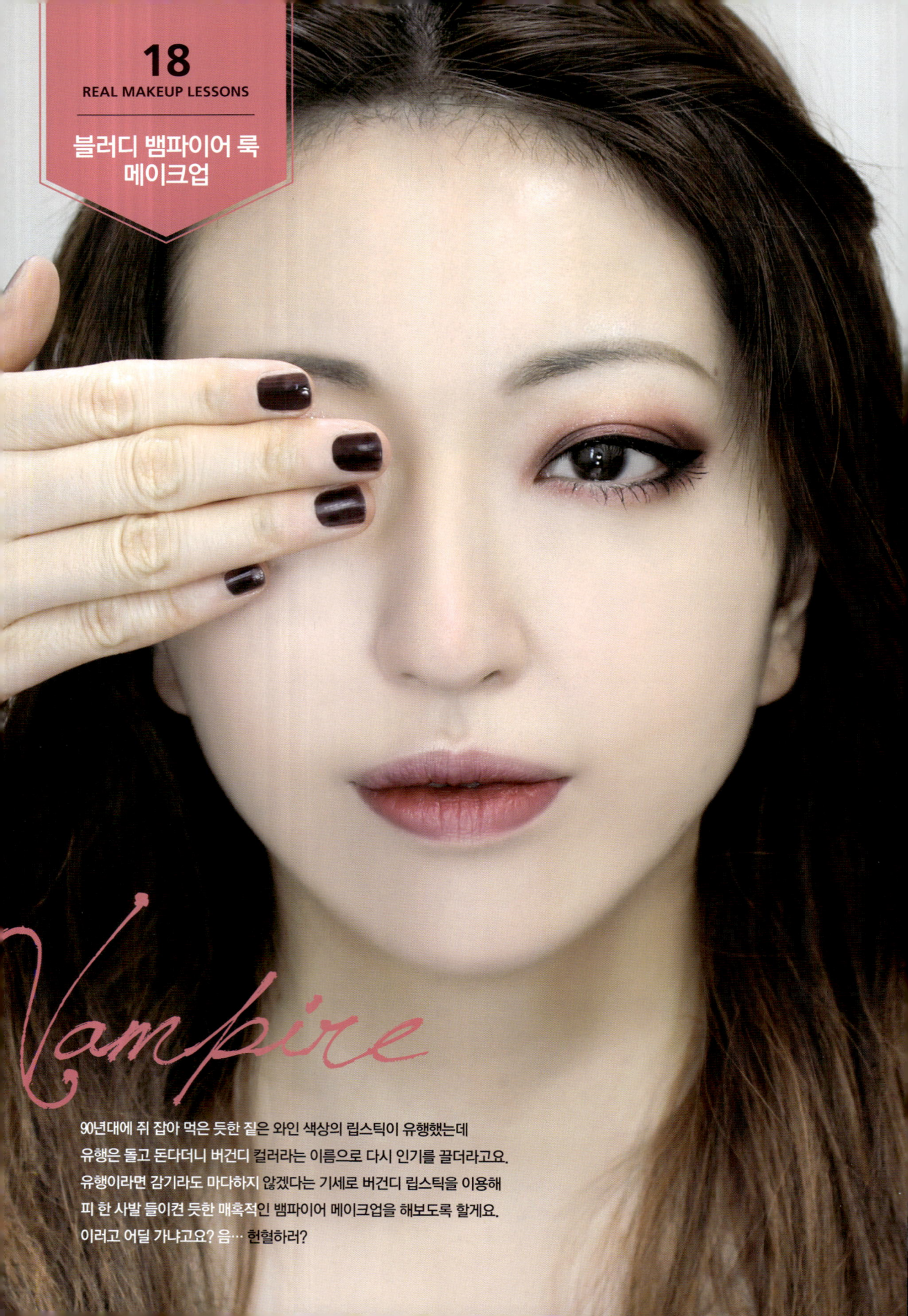

블러디 뱀파이어 룩
메이크업

Vampire

90년대에 쥐 잡아 먹은 듯한 짙은 와인 색상의 립스틱이 유행했는데
유행은 돌고 돈다더니 버건디 컬러라는 이름으로 다시 인기를 끌더라고요.
유행이라면 감기라도 마다하지 않겠다는 기세로 버건디 립스틱을 이용해
피 한 사발 들이켠 듯한 매혹적인 뱀파이어 메이크업을 해보도록 할게요.
이러고 어딜 가냐고요? 음… 헌혈하러?

HOW TO MAKE

1

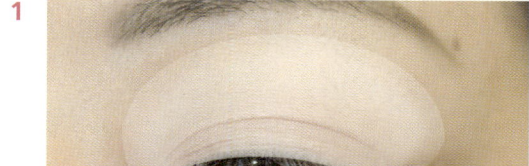
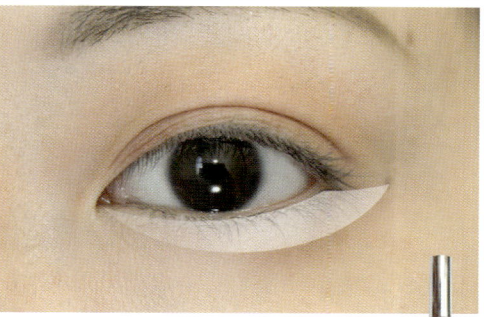

먼저 로즈핑크 섀도를 팁에 발라 눈두덩과 눈 아래에 섀도 경계가 생기지 않도록 주의하며 바릅니다.
이때 안에서 바깥으로 갈수록 힘을 빼며 발라주세요.

RMK 에어리 매트 아이즈 에거리 로즈핑크

2

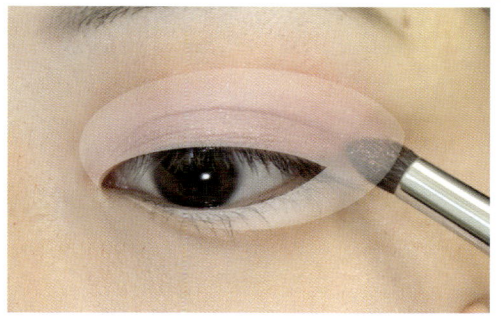
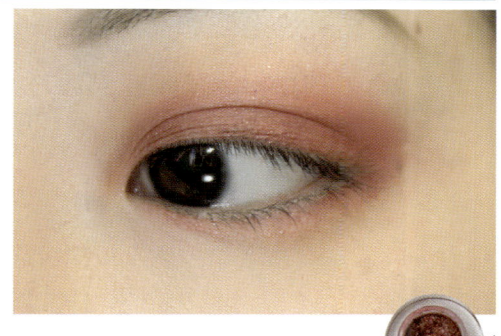

아이홀 부분에 레드 섀도를 바릅니다.
눈 아랫부분에도 눈두덩과 이어지도록 얇게 발라주세요.

아리따움 샤인 픽스 아이즈 01 스노우 매직

3

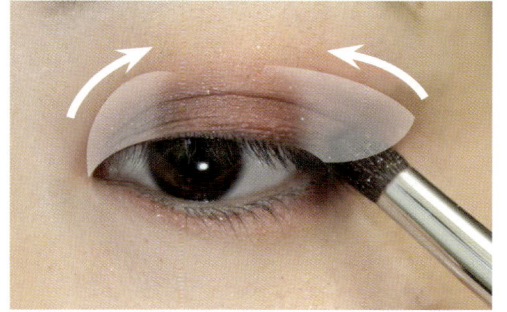
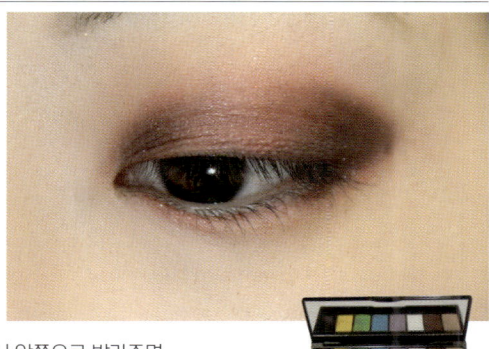

블랙 섀도를 브러시를 이용해 톡톡 두드리는 느낌으로 눈 바깥에서 안쪽으로 발라주면
눈이 길어 보이는 효과가 생겨 더욱 그윽한 눈매를 만들 수 있어요.

메이크업 포에버 테크니 컬러 팔레트

4

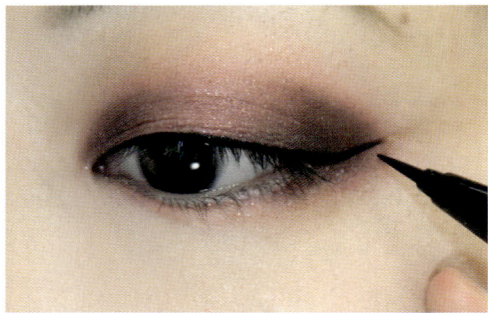

눈 밑 꼬리 부분에만 블랙 섀도를 바른 다음 아이라인을 그립니다.
눈 모양을 따라 그리다가 라인 꼬리 부분은 아이섀도의 끝 부분까지 길게 빼 올려주세요.

마리끌레르 실키 드로잉 아이라이너 블랙

5

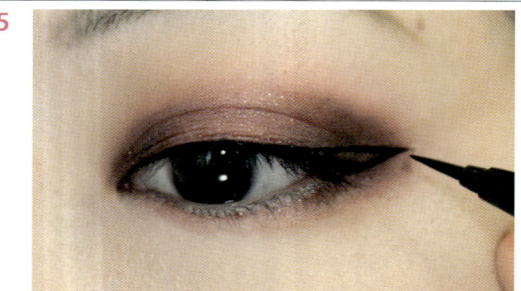
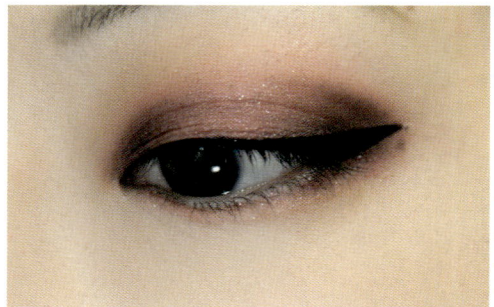

그런 다음 눈을 게슴츠레하게 뜬 채로 일직선을 그어 삼각형 형태를 그리고 안을 채워주면
자연스럽게 올라간 비행기 날개가 완성돼요.

6

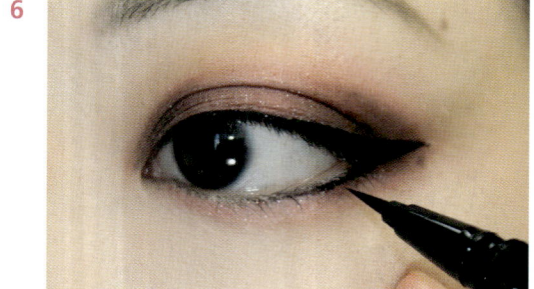
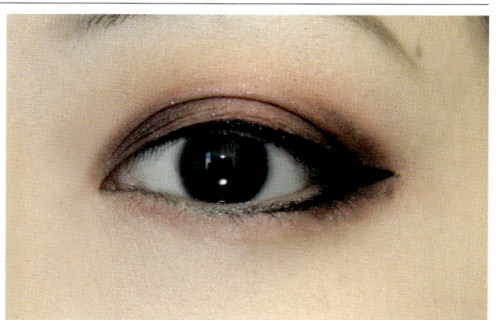

눈 밑 부분은 아이라이너를 이용해 꼬리 부분만 채웁니다.
리퀴드 아이라이너를 사용한다면 점막이 아닌 속눈썹 사이사이를 채워야 눈물에 지워지지 않아요.

7

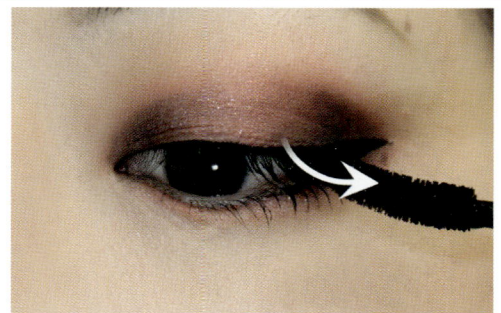
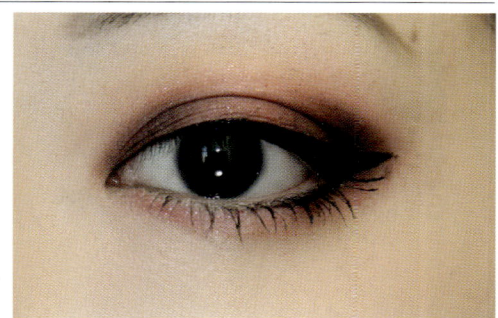

마지막으로 뷰러는 생략하고 마스카라를 바르는데 섀도가 강조되도록
속눈썹을 위에서 아래로 쓸어내리며 발라주세요.
속눈썹이 섀도를 방해하지 않게 축축 처지게 만들어주는 것이 중요해요.

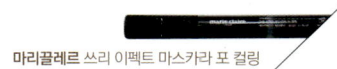

마리끌레르 쓰리 이펙트 마스카라 포 컬링

8

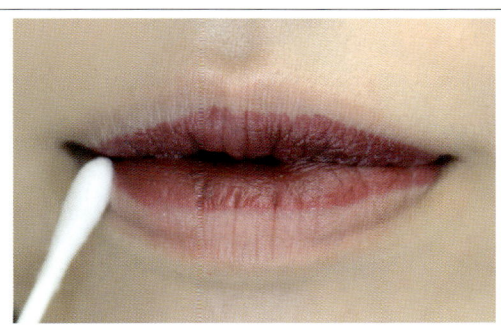
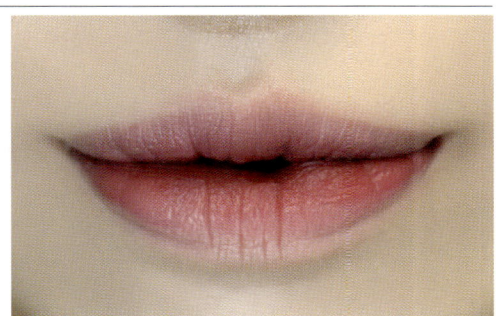

가장 중요한 포인트인 버건디 립!
진한 와인 립스틱을 입술 안쪽에만 바른 다음 면봉을 이용해
입술 라인까지 펴 발라즈세요.
눈과 입술이 강렬한 화장이라 볼터치는 생략합니다.

아리따움 워너비 쿠션틴트 8 트리니티

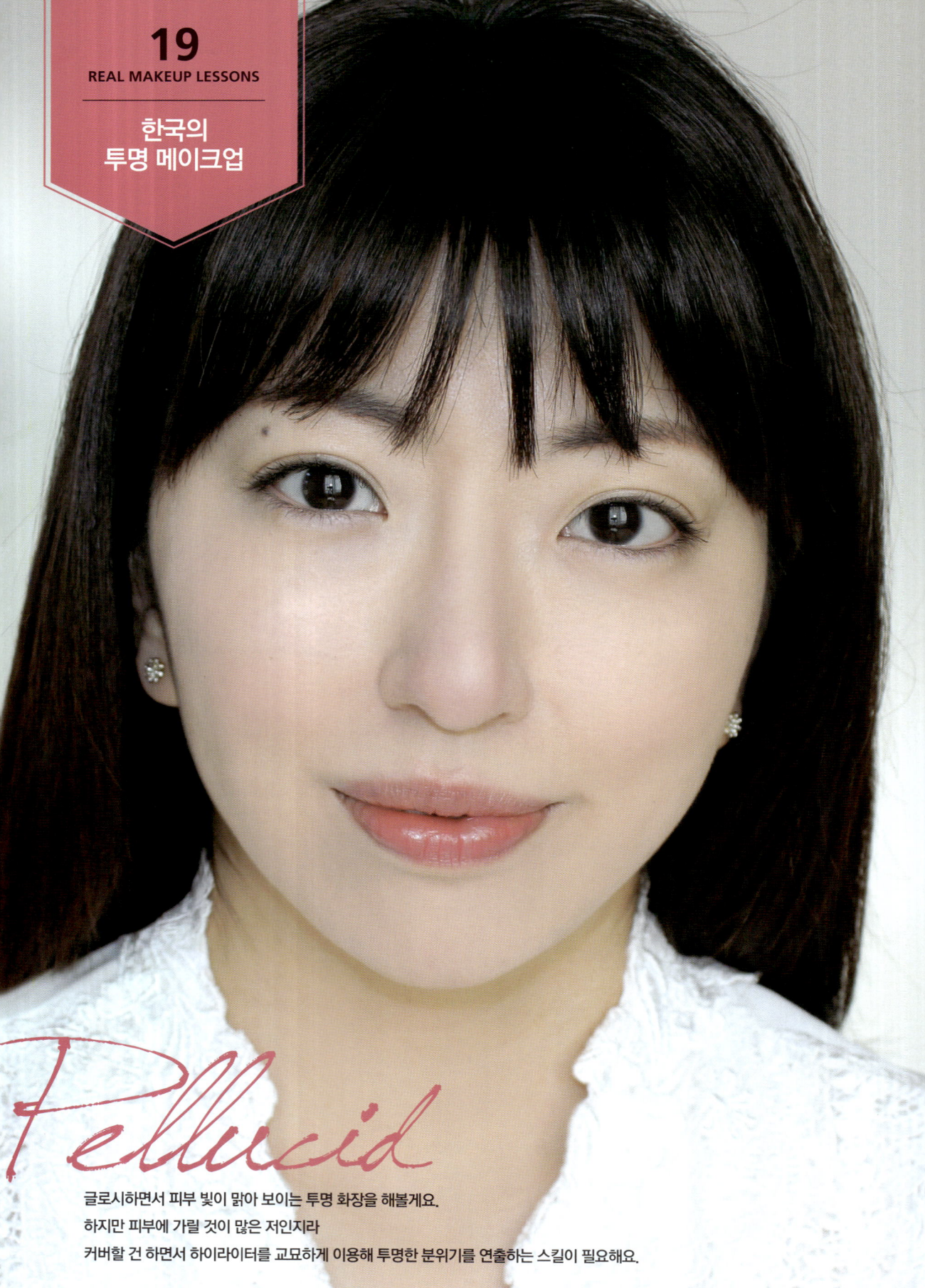

Pellucid

글로시하면서 피부 빛이 맑아 보이는 투명 화장을 해볼게요.

하지만 피부에 가릴 것이 많은 저인지라

커버할 건 하면서 하이라이터를 교묘하게 이용해 투명한 분위기를 연출하는 스킬이 필요해요.

HOW TO MAKE

1

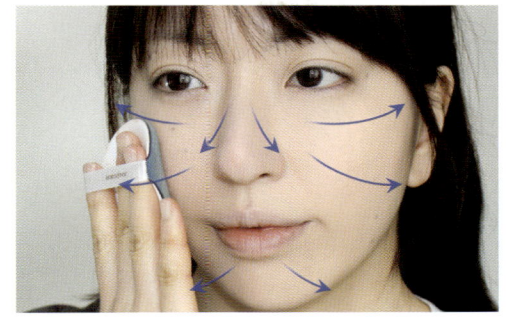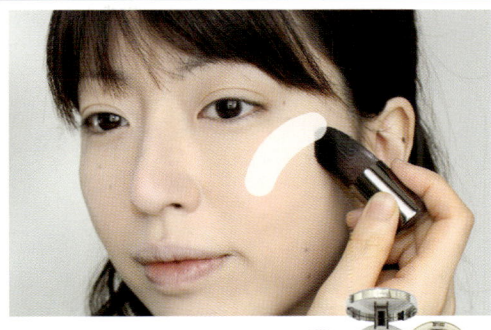

촉촉하면서도 커버력이 좋은 쿠션 파운데이션을 써볼게요.
제품을 퍼프에 묻혀 가볍게 누른 채로 피부 안쪽에서 바깥쪽으로 결을 따라 발라주세요.
다음 시머 펄의 크림 하이라이터를 이용해 얼굴에서 가장 톡 튀어나온
부분(광대뼈, 코끝, 이마 턱 등)에 광을 내주세요. 파우더를 사용하면
텁텁한 느낌이 나서 투명한 피부 연출에 적당하지 않으므로 생략합니다.

다이오페 에어쿠션 XP 21
벨레미 스위치 업 크림 하이라이터 # 펄리 라이트

2

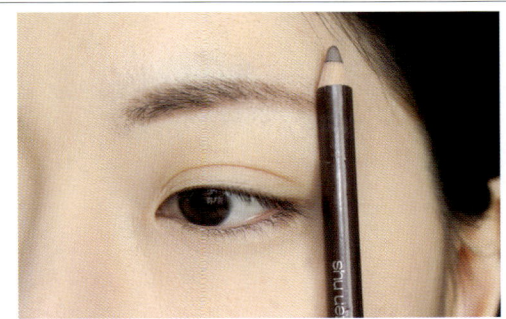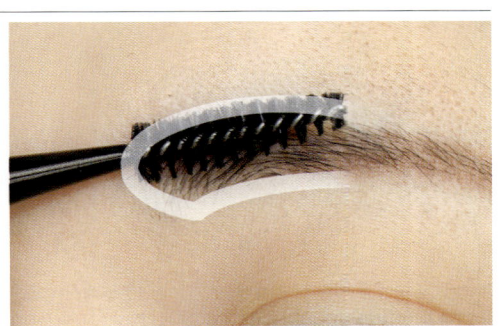

투명 메이크업에 임꺽정 눈썹은 어색해 보여요.
아이브로 펜슬을 이용허 내 눈썹에서 많이 벗어나지 않는 모양으로 형태를 잡으며
빈 공간을 채워주세요. 기때 눈썹을 약간 짧게(눈꼬리보다 0.5cm 정도만 길게)
그리면 동안 효과도 줄 수 있어요. 그런 다음 스크류 브러시로
눈썹 앞머리와 가장자리를 쓸어서 아이브로 펜슬 경계를 없애주세요.

슈에무라 하드 포뮬라 브라운

3

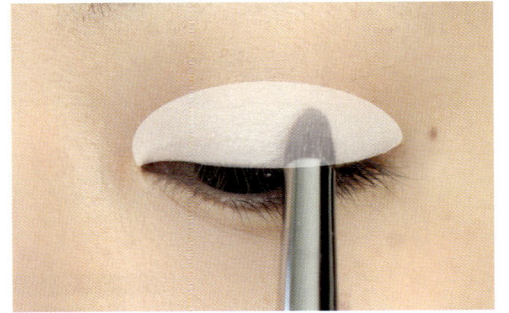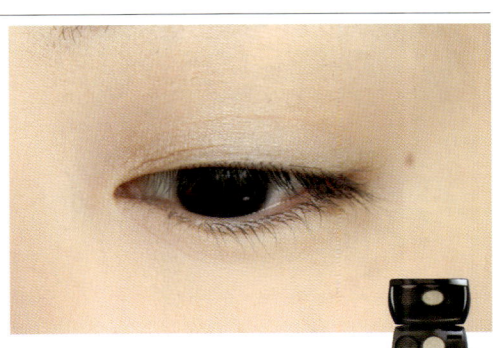

섀도는 은은한 베이지 펄을 이용해 밥 한 끼 굶은 사람처럼 힘없이 브러시를 움직여
섀도를 바른 듯 안 바른 듯하게 은은한 광택만 살짝 주세요.

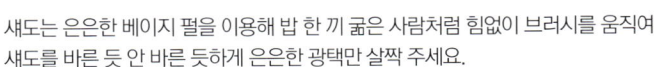

샤넬 레 꺄트르 옹브르 43 마스테르

4

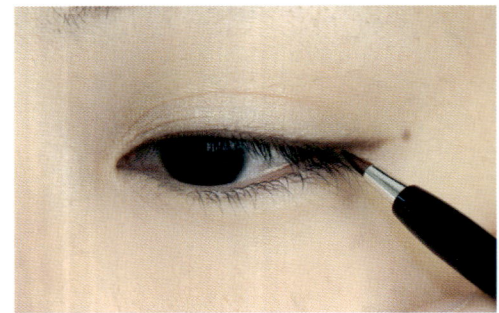
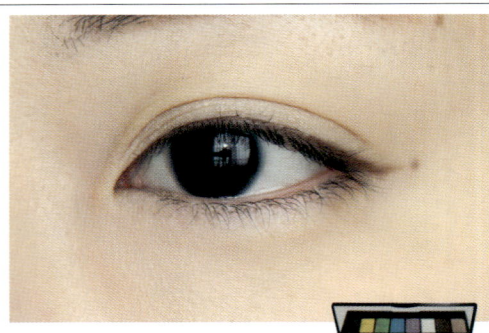

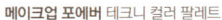

자연스러운 눈매를 만들기 위해서 아이라이너 대신 진한 밤색 섀도를
아이라이너 브러시에 찍어 속눈썹에 아주 가깝게 붙여 얇은 아이라인을 그려주세요.
보통 아이라이너로 라인을 그릴 때는 속눈썹 사이도 채우지만 여기처럼 섀도로 라인을
그리면 속눈썹 사이사이가 비어 있는 느낌이 나지 않아서 굳이 채울 필요가 없어요.

메이크업 포에버 테크니 컬러 팔레트

5

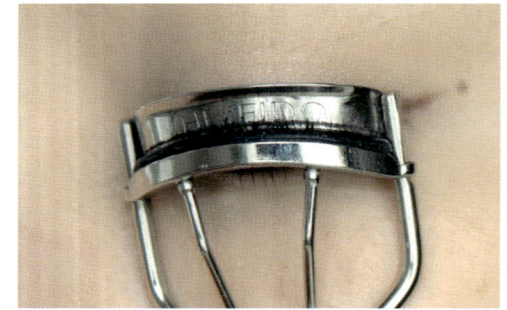
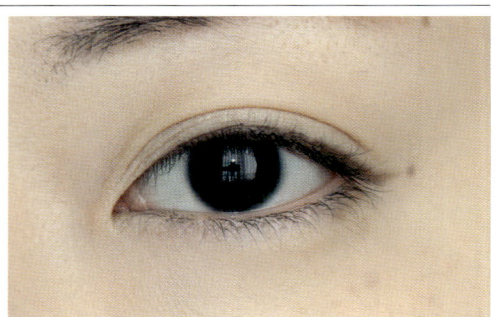

그런 다음 뷰러를 하는데 속눈썹이 과하게 올라가지 않도록
속눈썹 뿌리에 뷰러를 바짝 붙이지 않고 눈에서 살짝 띄운 채로 가볍게 집어주세요.

6

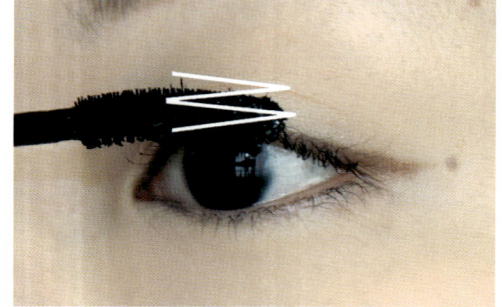
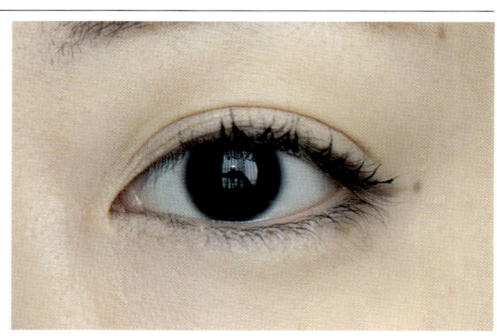

담배 끊은 지 3일 정도 되는 손 떨림을 이용해 마스카라를 지그재그로 움직이며
속눈썹 뿌리부터 위까지 뭉침 없이 마스카라를 발라주세요.
자연스러운 느낌을 위해 아래 속눈썹은 바르지 말아욧!

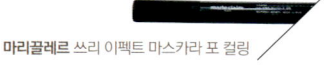

마리끌레르 쓰리 이펙트 마스카라 포 컬링

7

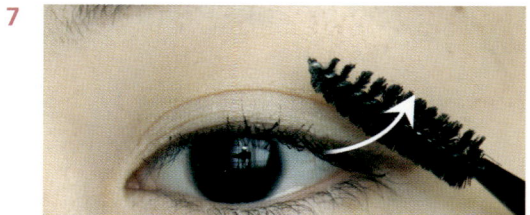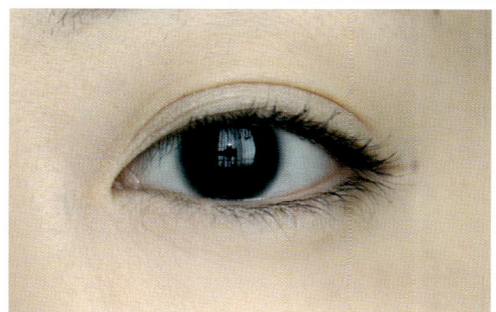

마스카라가 많이 뭉칠 때는 마스카라를 바르자마자 스크류 브러시로 속눈썹을 쓸어서 뭉침을 풀어주세요.

8

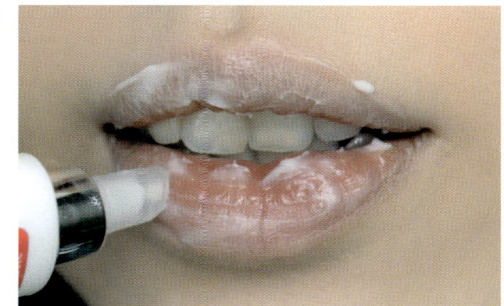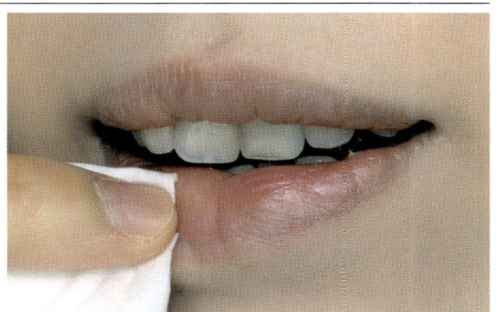

립글로스의 인위적인 광택이 없으면서도 촉촉한 입술을 연출할 수 있다면 좋겠죠?
립버터나 립밤을 이렇게나 많이? 싶을 정도로 듬뿍 바르고 5~10분 정도 지난 후
티슈로 가볍게 닦아내면 립밤에 붙은 각질이 떨어져 나가
입술이 매끄럽고 촉촉해져요.

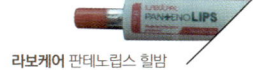

라보케어 판테노립스 힐밤

9

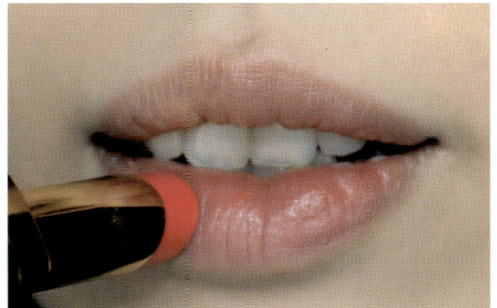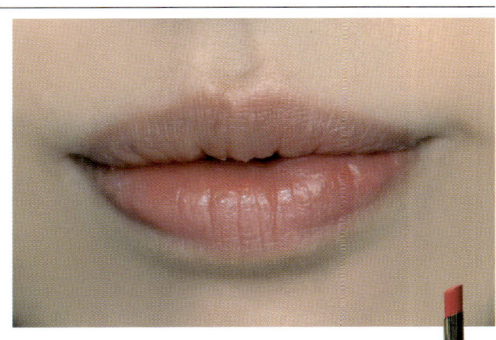

촉촉해진 입술에 핑크 립스틱을 톡톡 두드리듯 발라 입술 전체에 얇게 밀착시켜 주세요.

샤넬 루즈 코코 샤인 91 보헤므

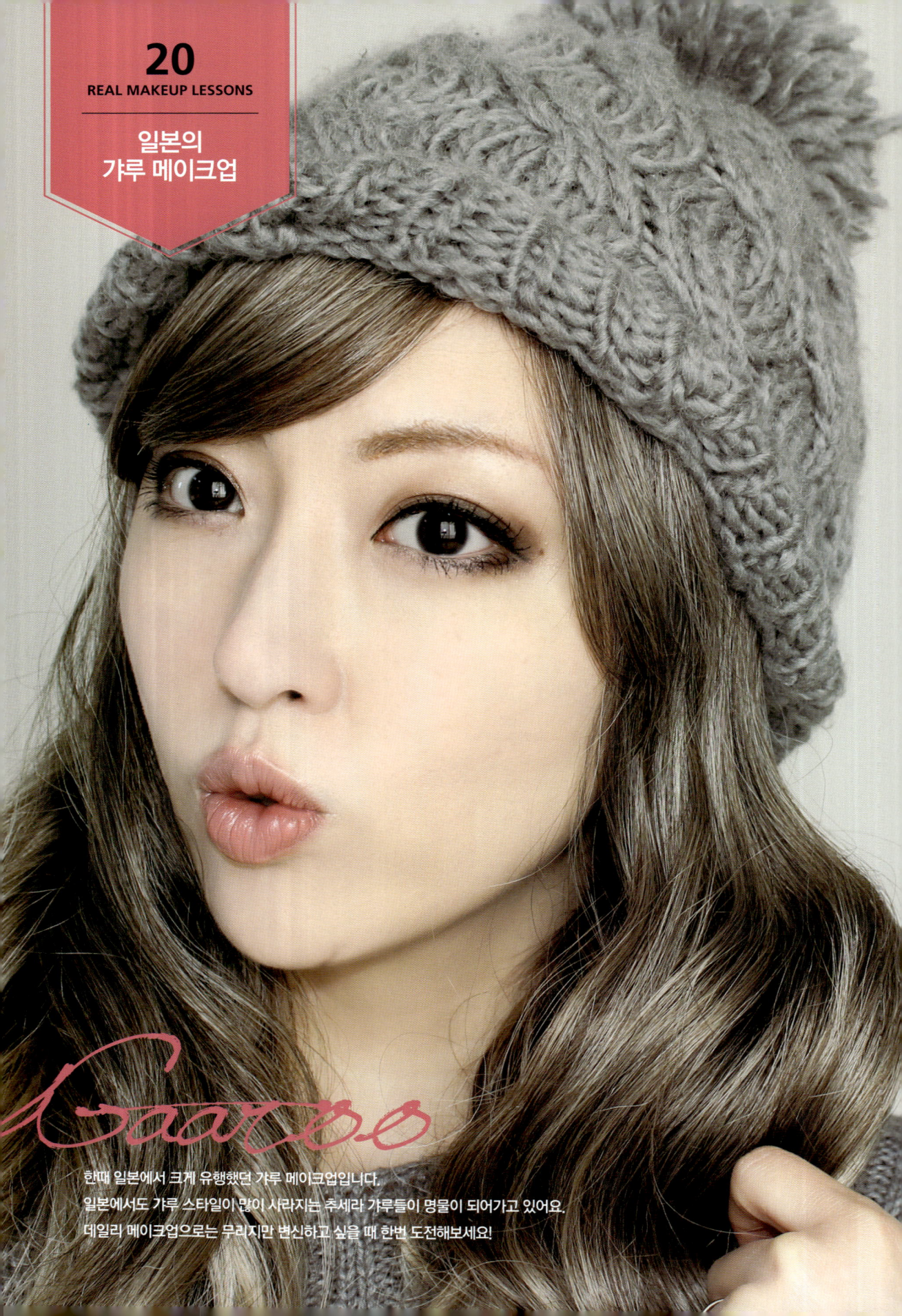

Gatoo

한때 일본에서 크게 유행했던 갸루 메이크업입니다.
일본에서도 갸루 스타일이 많이 사라지는 추세라 갸루들이 명물이 되어가고 있어요.
데일리 메이크업으로는 무리지만 변신하고 싶을 때 한번 도전해보세요!

1

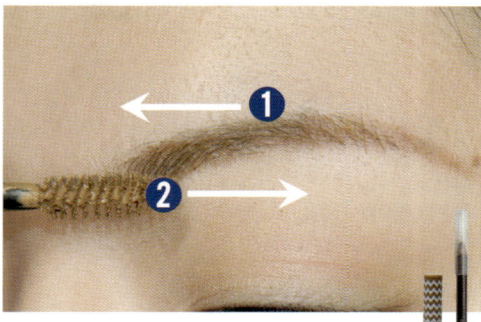

가루 메이크업은 눈이 주연, 다른 부위는 엑스트라이므로 눈썹은 너무 강조되지 않도록 얇게 그려줘요.
펜슬로 모양을 잡은 다음 밝은 컬러의 아이브로 마스카라를 이용해
눈썹 반대 방향으로 쓸어 안쪽에 컬러를 입히고
다시 눈썹 방향대로 쓸어 바깥에 컬러를 입혀 눈썹 모양을 정리해주세요.

슈에무라 하드 포뮬라 브라운
아리따움 스타일 팝 브로우 마스카라 1 치즈케익

2

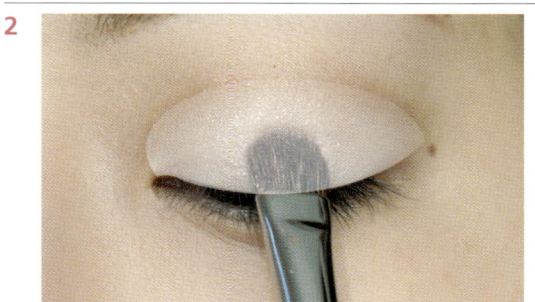
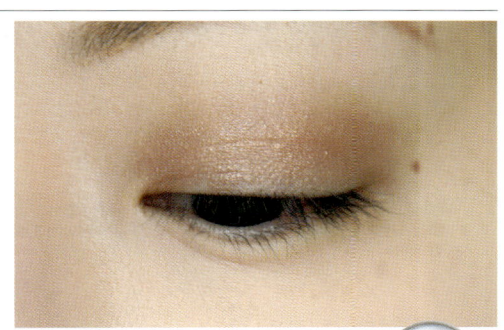

펄이 함유된 브라운 아이섀도를 눈두덩에 바른 다음,

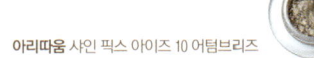
아리따움 샤인 픽스 아이즈 10 어텀브리즈

3

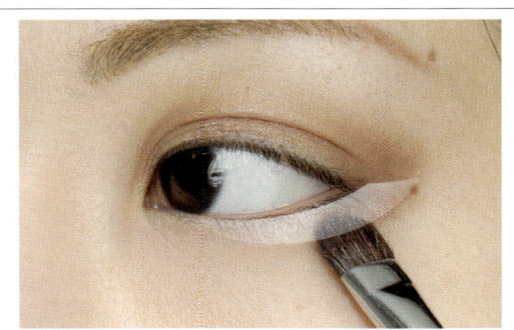
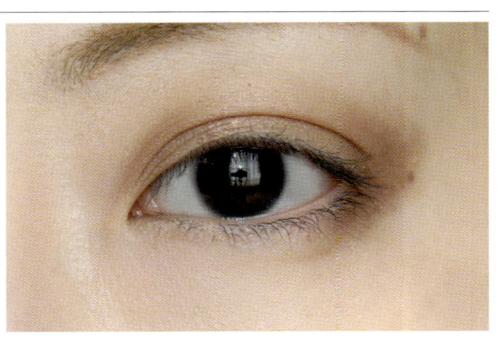

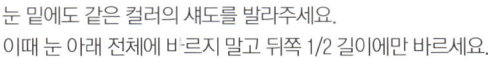

눈 밑에도 같은 컬러의 섀도를 발라주세요.
이때 눈 아래 전체에 바르지 말고 뒤쪽 1/2 길이에만 바르세요.

4

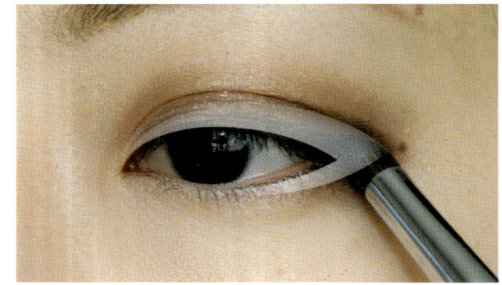 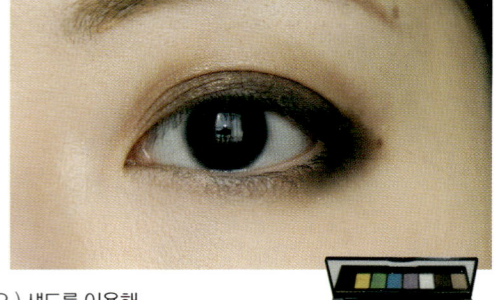

밤색(브라운과 블랙 섀도를 번갈아가며 브러시에 묻혀 만들었어요.) 섀도를 이용해
눈꼬리를 강조해 발라주면 처져 보이는 눈을 만들 수 있어요.

메이크업 포에버 테크니 컬러 팔레트

5

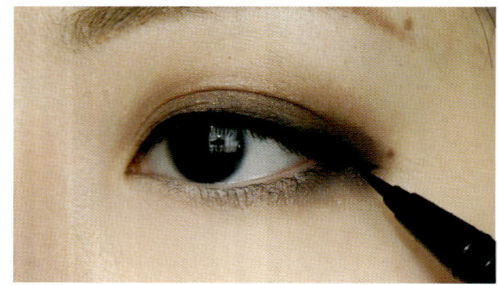 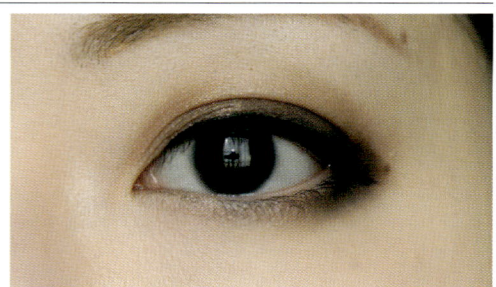

블랙 아이라이너를 이용해 아이라인을 그립니다.
눈꼬리가 확 처져 보이도록 섀도를 바른 부위까지 과감하게 쭉 내려주세요.

마리끌레르 실키 드로잉 아이라이너 블랙

6

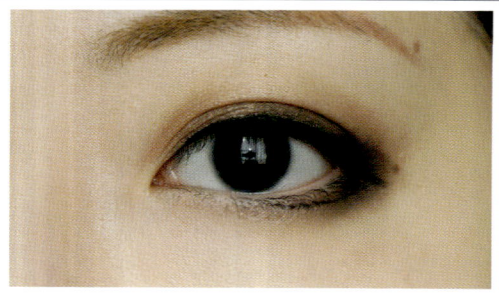 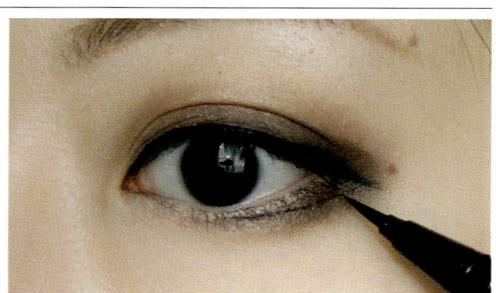

눈이 더 처져 보이도록 아래 아이라인을 그립니다.
눈 가운데를 시작으로 눈꼬리 부분까지 일직선이 되도록 라인을 그려주세요.

7

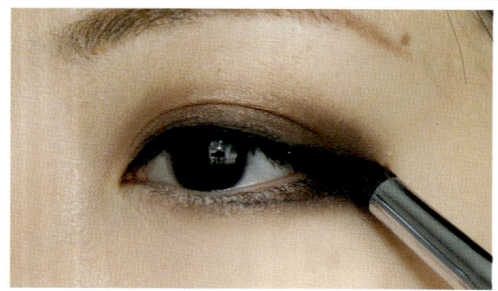 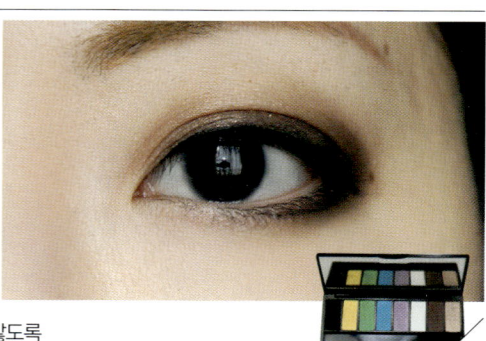

라커드 아이라이너를 사용했기 때문에 아이라인이 붕 떠 보이지 않도록
브라운 섀도를 브러시에 찍어 아이라인 위를 가볍게 쓸어주세요.

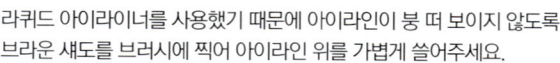

메이크업 포에버 테크니 컬러 팔레트

8
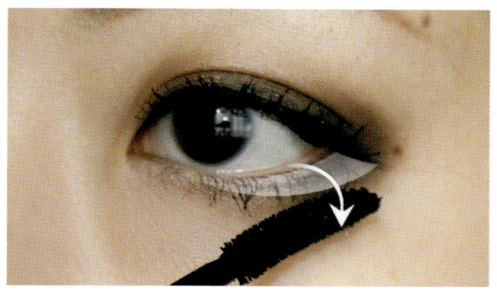
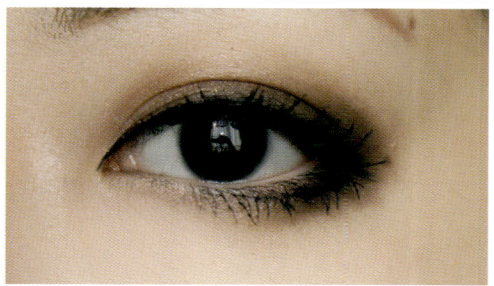

속눈썹을 뷰러로 바짝 집은 다음 마스카라를 여러 번 덧발라 풍성하게 연출합니다. 인조 속눈썹을 붙여도 좋아요.
아래 속눈썹에는 아이라인을 그린 뒷부분에만 마스카라를 발라주세요.

9
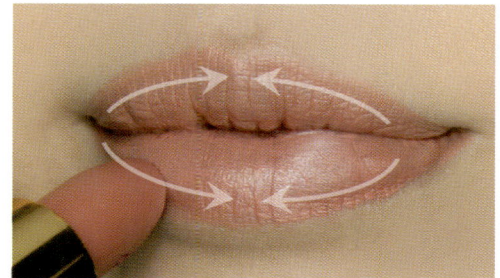
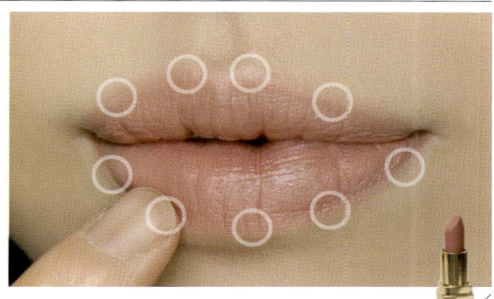

갸루 메이크업은 눈을 강조해야 하므로 입술에는 누드 톤 립스틱을 발라주세요.
손가락으로 립 라인을 가볍게 두드려주면 자연스러운 누드 립을 만들 수 있어요.

샤넬 루즈 코코 61 쉐리

10
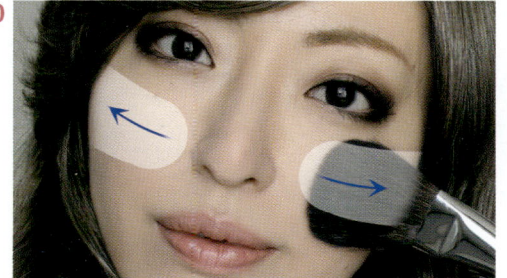
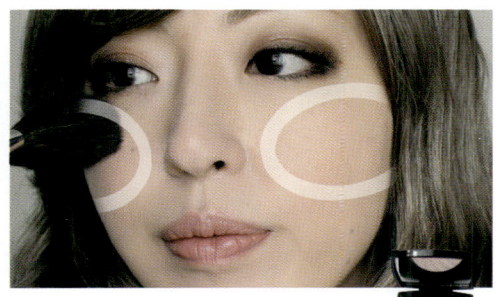

마지막으로 핑크 블러셔를 브러시에 묻혀 볼 가운데에서 바깥쪽으로 쓸어준 다음
브러시에 하이라이터를 발라 블러셔를 바른 바깥 부분을 둥그렇게 쓸어주면 완성입니다.

랑콤 라 로즈레 블러쉬 01

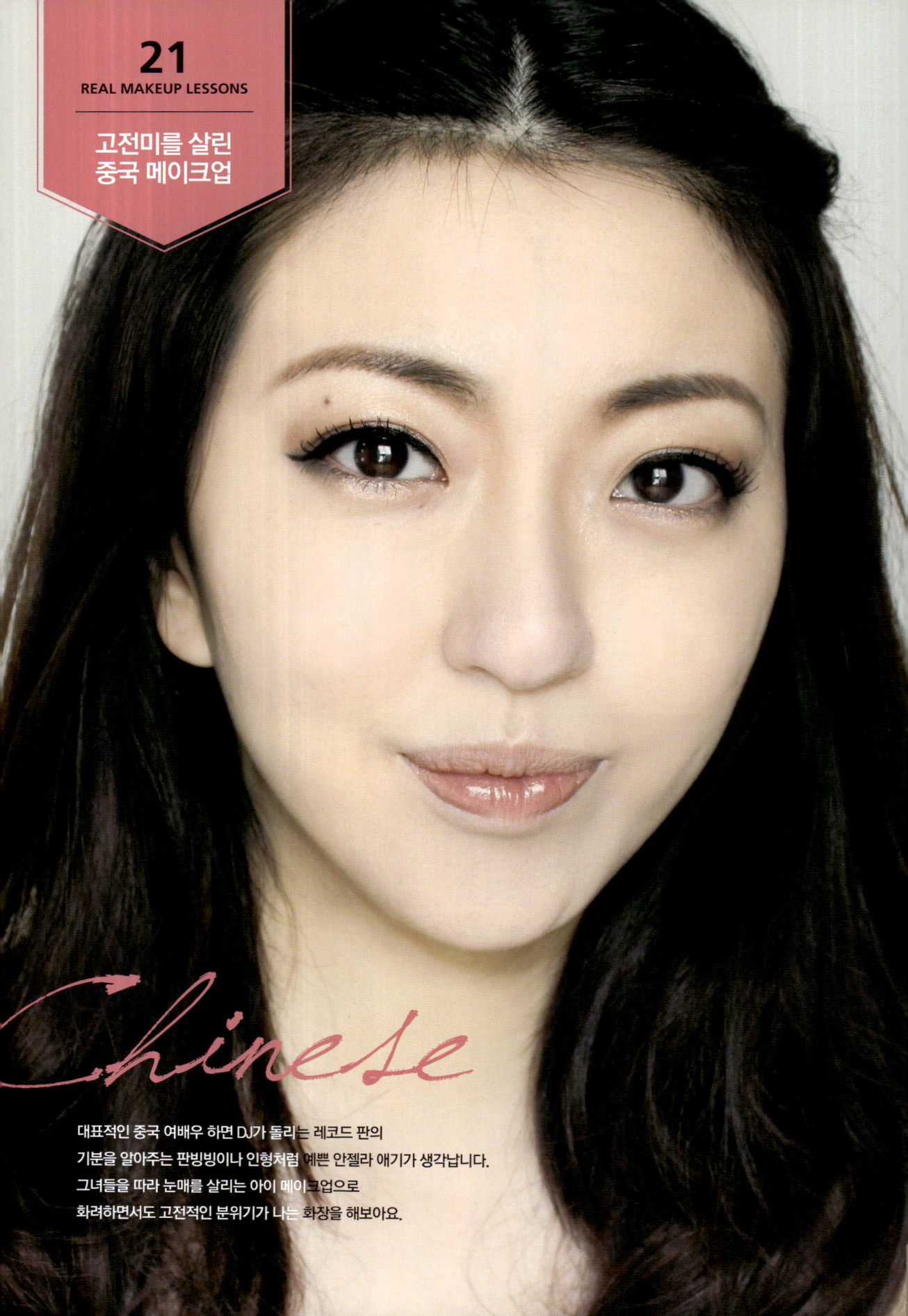

고전미를 살린
중국 메이크업

Chinese

대표적인 중국 여배우 하면 DJ가 돌리는 레코드 판의

기분을 알아주는 판빙빙이나 인형처럼 예쁜 안젤라 애기가 생각납니다.

그녀들을 따라 눈매를 살리는 아이 메이크업으로

화려하면서도 고전적인 분위기가 나는 화장을 해보아요.

HOW TO MAKE

1

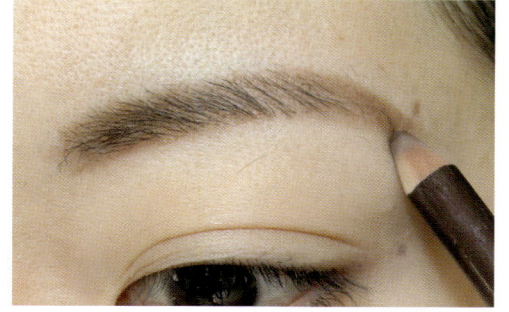
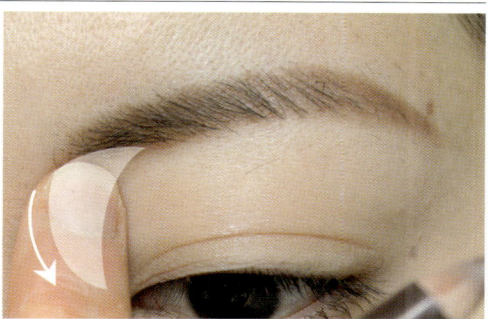

먼저 눈썹의 모를 풍성하게 만들기 위해 꼼꼼하게 눈썹 사이사이를 채우고
눈 앞머리까지 진하게 펜슬로 그려주세요.
그런 다음 눈 앞머리 부분을 손가락으로 가볍게 쓸어주고
다시 눈썹 앞머리를 펜슬로 채우는 동작을 2~3번 반복하면
눈썹 앞머리에 짙은 음영이 생겨 좀더 풍성한 눈썹을 만들 수 있어요.

슈에무라 하드 포뮬라 브라운

2

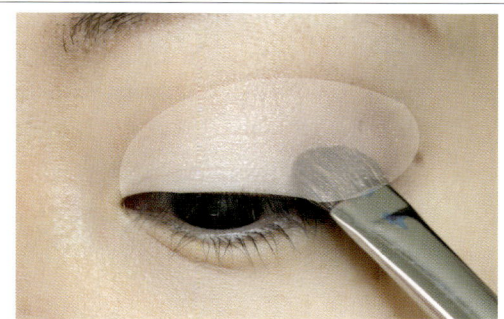
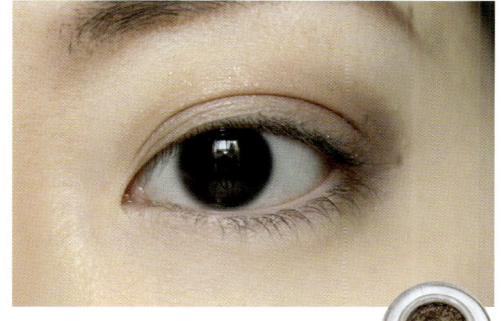

아이라인을 강조하는 메이크업이라 섀도는 진하게 하지 않을 거예요.
눈두덩에 은은한 펄 브라운 섀도를 경계가 지지 않도록 잘 펴 발라 밀착시킵니다.

아리따움 샤인 픽스 아이즈 12 모던타임즈

3

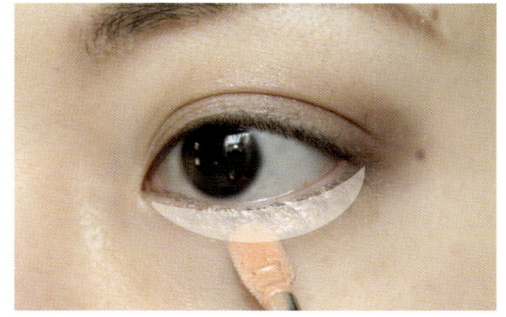
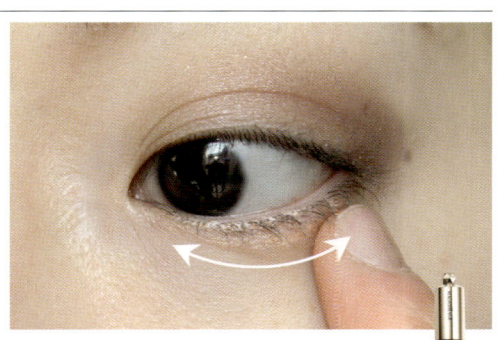

눈 밑에는 베이지 컬러의 미세한 펄이 함유된 리퀴드 섀도를 바른 다음
손가락으로 가볍게 쓸어서 펄의 뭉침을 없애주세요.

마끼아쥬 에센스 글래머러스 가이즈 BE232

4

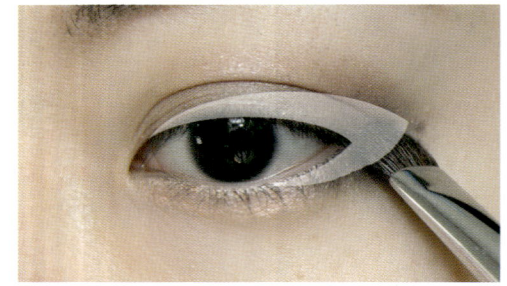

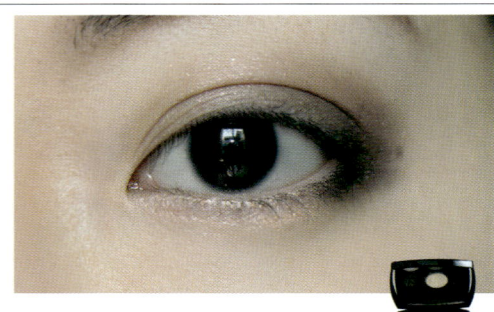

눈꼬리 부분을 다크 그레이 섀도로 강조한 뒤,

샤넬 레 꺄트르 옹브르 43 미스테르

5

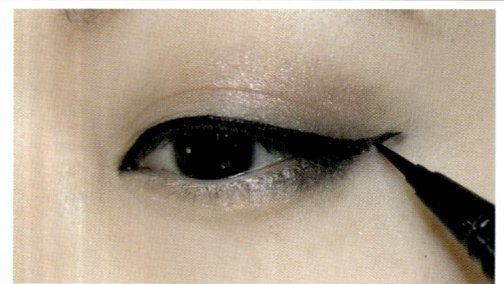

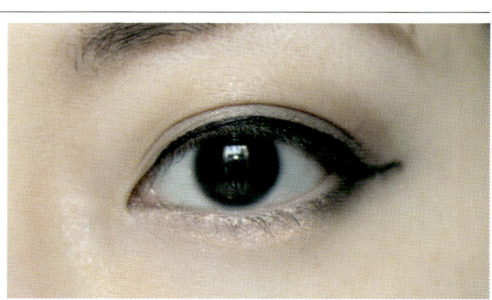

리퀴드 아이라이너로 과감하게 눈꼬리를 살린 진한 아이라인을 만들어주세요.
근데 이렇게 끝내면 속눈썹 부분이 Beer 보이죠?

마리끌레르 실키 드로잉 아이라이너 블랙

6

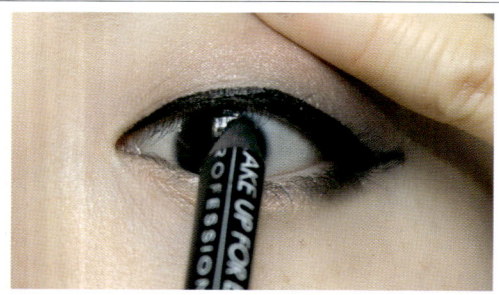

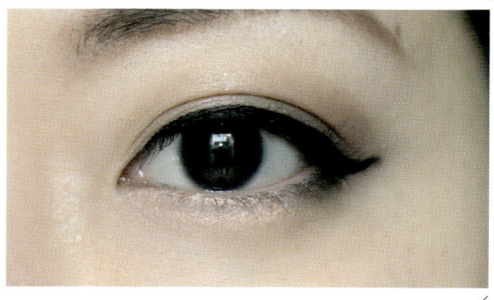

눈두덩을 살짝 눌러 아이라인이 잘 보이게 만든 다음
블랙 펜슬 아이라이너를 이용해 속눈썹 사이사이를 메워줍니다.

메이크업 포에버 아쿠아 아이즈 블랙

7

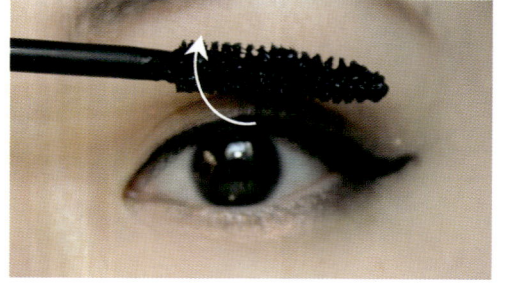

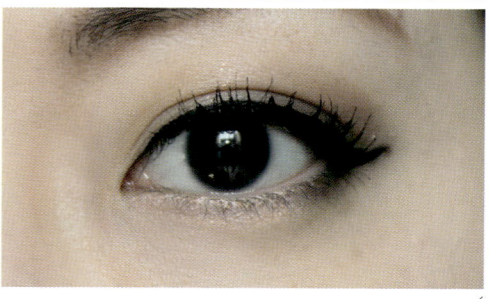

위쪽 아이라인이 더 강조되도록
위 속눈썹에 마스카라를 여러 번 덧발라주고,

마리끌레르 쓰리 이펙트 마스카라 포 컬링

8

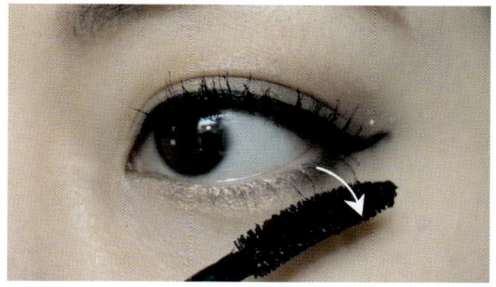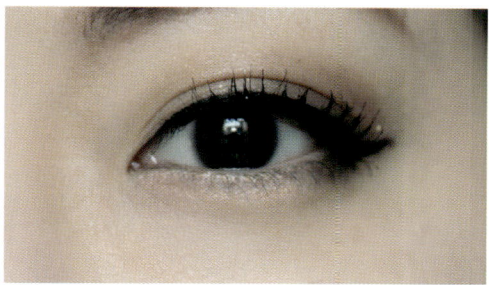

아래 속눈썹은 눈썹에 닿을 듯 말 듯 마스카라를 힘없이 움직여 살짝만 발라
위 속눈썹이 강조되어 보이도록 마무리합니다.

9

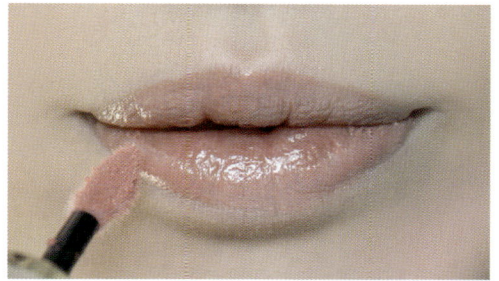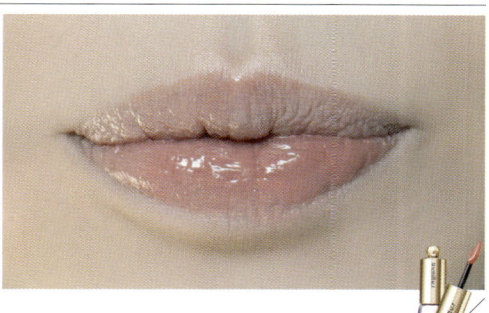

이 화장에는 두꺼운 입술보다는 얇은 입술이 더 잘 어울려요.
리퀴드 루즈를 이용해 립을 세운 채로 라인을 살려 발라주세요.

마끼아쥬 에센스 글래머러스 루즈 BE721

10

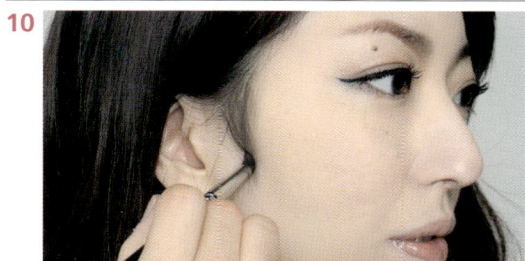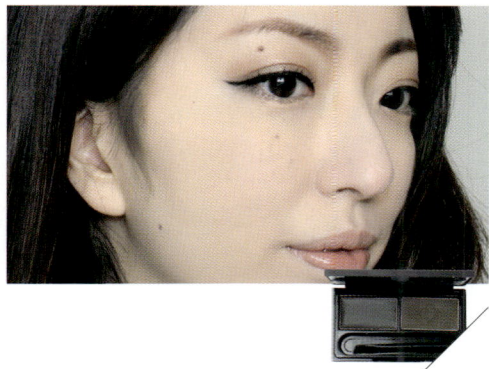

털이 많으면 미인이라고 하니 미인 소리를 듣기 위해
아이브로 케익을 브러시에 묻혀 구레나룻 부분에 발라주세요.
이렇게 구레나룻을 진하게 강조하면 얼굴도 좀 작아 보여용!

마리끌레크 파우더리 아이브로 케익
#102 그레이 브라운

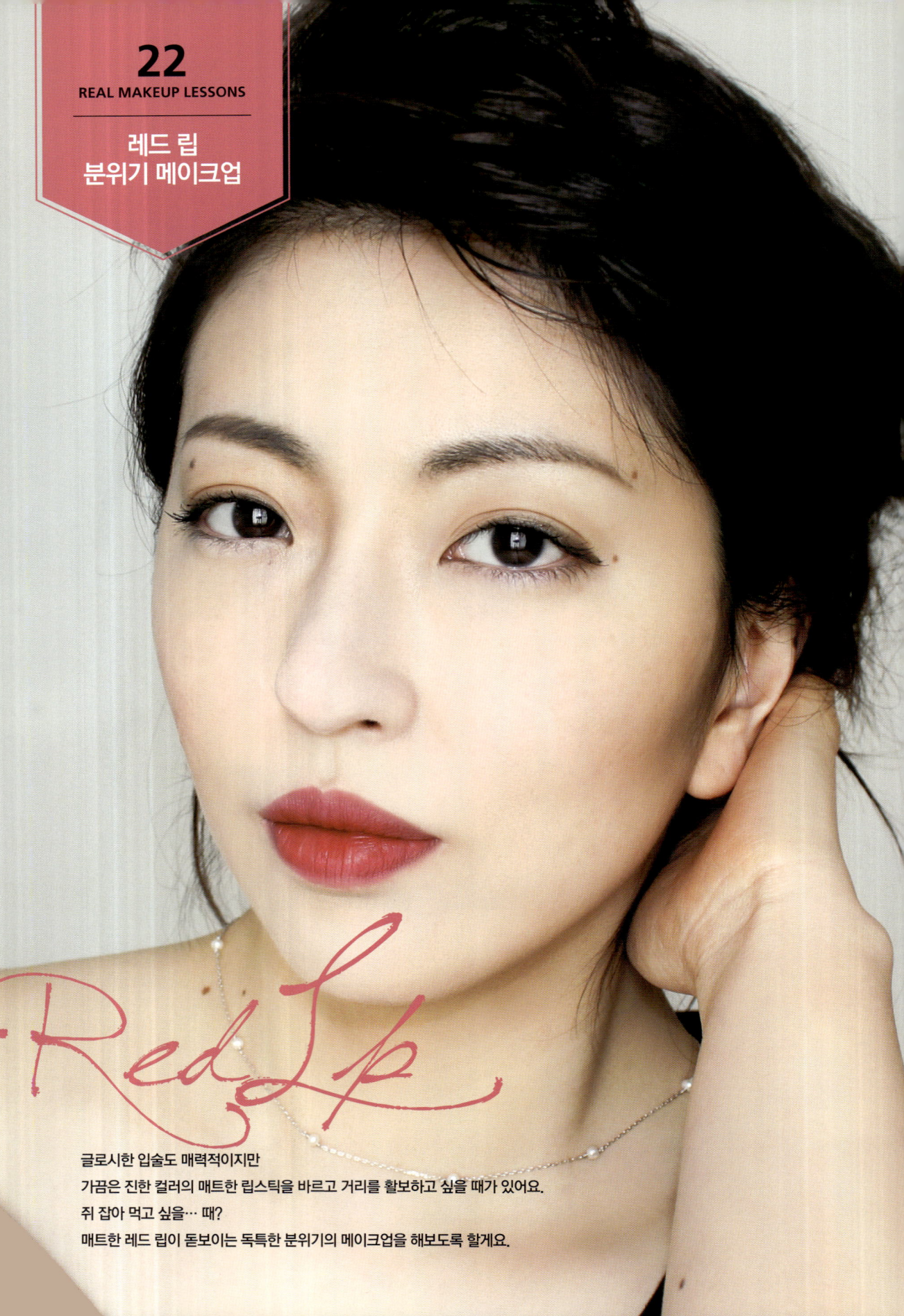

레드 립
분위기 메이크업

Red Lip

글로시한 입술도 매력적이지만
가끔은 진한 컬러의 매트한 립스틱을 바르고 거리를 활보하고 싶을 때가 있어요.
쥐 잡아 먹고 싶을… 때?
매트한 레드 립이 돋보이는 독특한 분위기의 메이크업을 해보도록 할게요.

HOW TO MAKE

1

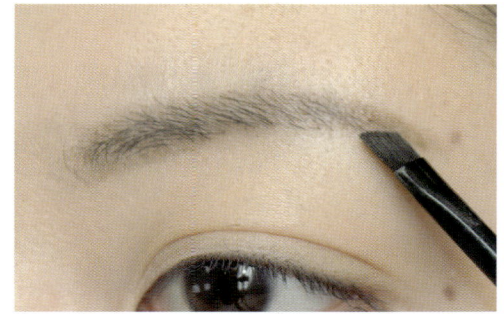 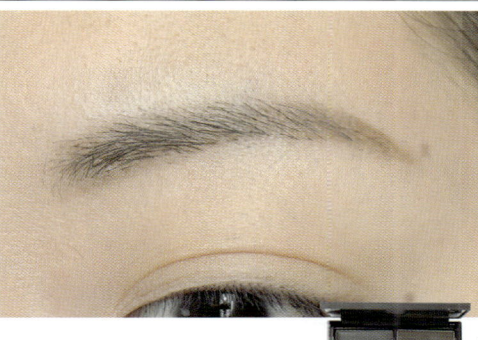

어두운 머리 색에 어울리도록 다크 그레이 색상의 아이브로 케익으로
속눈썹 사이사이 비어 있는 부분을 채워주세요.
다크 그레이 색상의 경우 발색이 진하면 짱구 눈썹이 되기 십상이라
너무 꼼꼼히 채우기보다는 듬성듬성 비어있는 곳만 채운다는 생각으로 해야 합니다.

마리끌레르 파우더리 아이브로 케익
#102 그레이 브라운

2

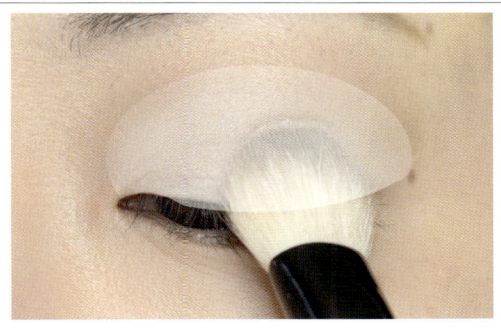 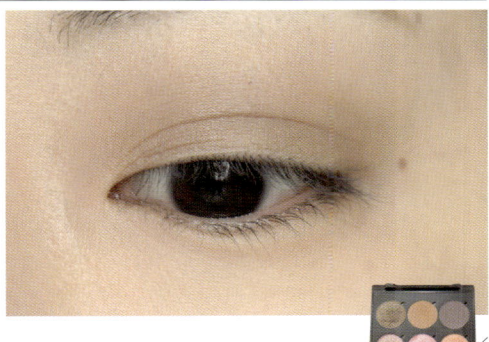

무펄의 브라운 셰도를 눈두덩 전체에 바르는데
경계가 지지 않도록 브러시를 여러 번 움직여 셰도를 펴 발라주세요.

아리따움 모노아이즈 팔켓트

3

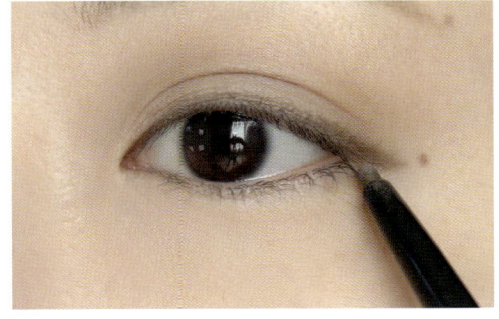 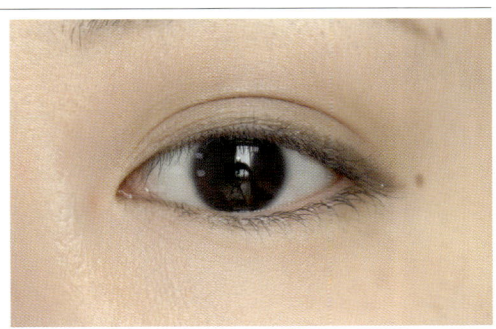

이번 메이크업은 입술이 뽀인뜨, 눈이 쩌리예요.
블랙 아이라이너 대신 은은한 카키 브라운 아이라이너로 아이라인을 그려주세요.
살짝 눈꼬리가 처지게 그리면 한층 독특한 분위기가 연출됩니다.

샤넬 스틸로 이으 워터프루프 카키프레시오

4

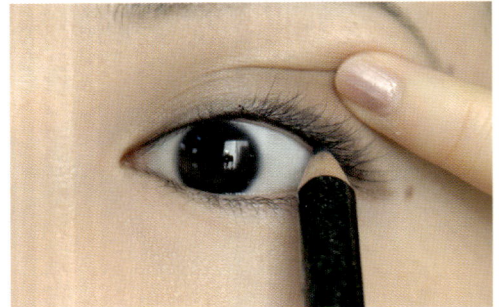 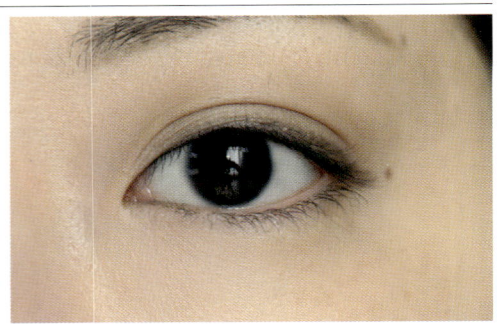

하지만 눈이 흐리멍텅해 보이는 건 참을 수 없으므로 눈두덩을 살짝 들어 올린 다음
블랙 펜슬 아이라이너를 이용해 속눈썹이 자란 부위를 꼼꼼히 채워주세요.
이렇게 하면 눈을 떴을 때 선명한 아이라인이 생겨 또렷한 눈매가 연출됩니다.

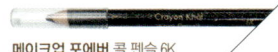

메이크업 포에버 콜 펜슬 6K

5

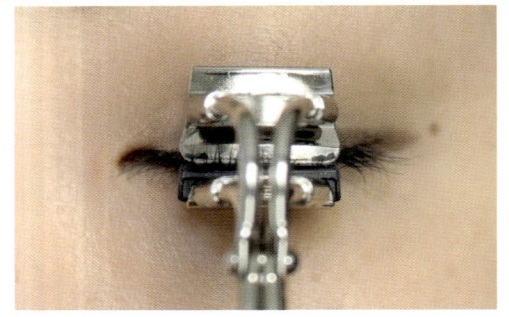 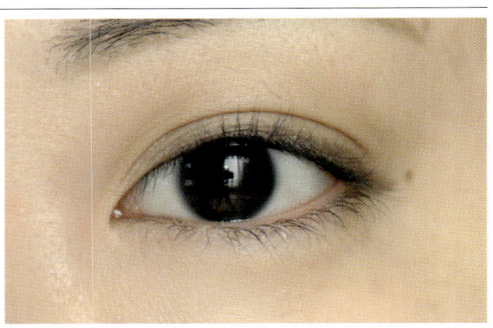

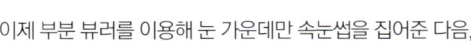

이제 부분 뷰러를 이용해 눈 가운데만 속눈썹을 집어준 다음,

6

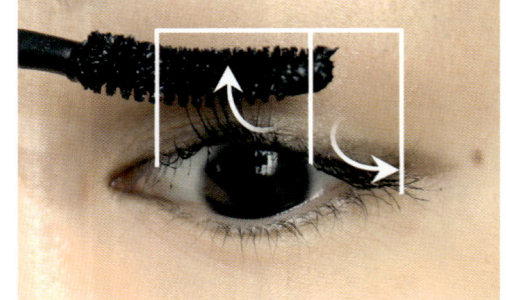 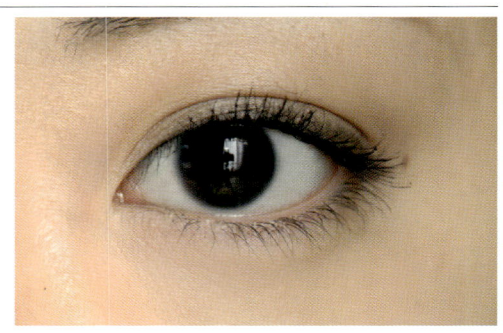

뷰러로 집은 가운데 속눈썹은 마스카라를 위로 바짝 올리면서 바르고
나머지 꼬리 부분의 속눈썹은 아래로 처지게 발라주세요.

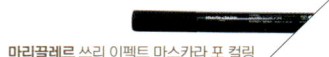

마리끌레르 쓰리 이펙트 마스카라 포 컬링

7

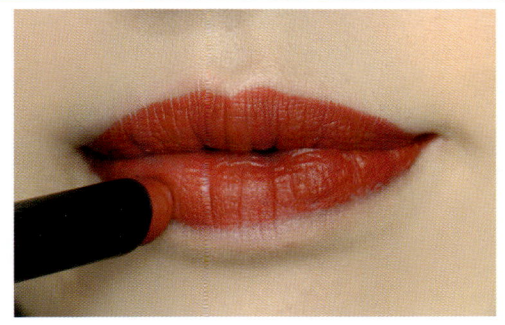 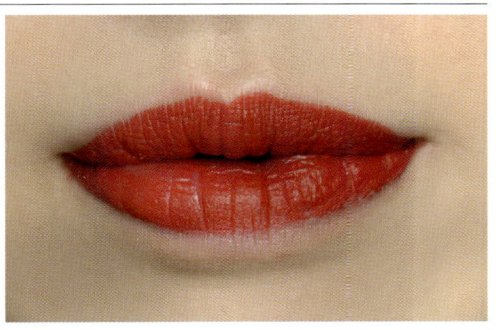

이제 메인인 입술 차례입니다.
진한 레드 컬러의 립스틱을 내 입술라인보다 약간 안쪽에 바르고,

아리따움 워너비 쿠션 틴트 3호 비요크

8

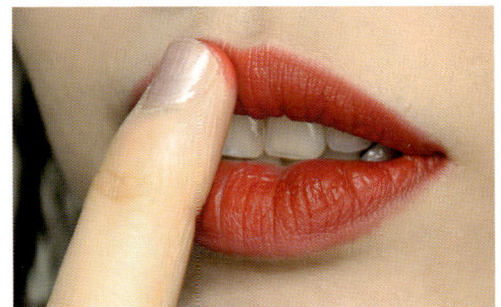 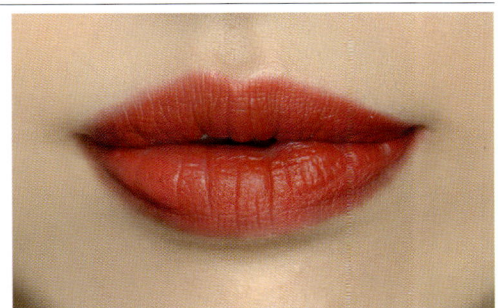

손가락을 이용해 립스틱이 원래 입술 라인까지 번지도록 톡톡 두드려 펴 발라주세요.
이렇게 하면 립스틱의 우분 기와 립 라인의 경계가 사라져
레드 컬러의 립스틱을 덜 부담스럽게 발라볼 수 있어요.

9

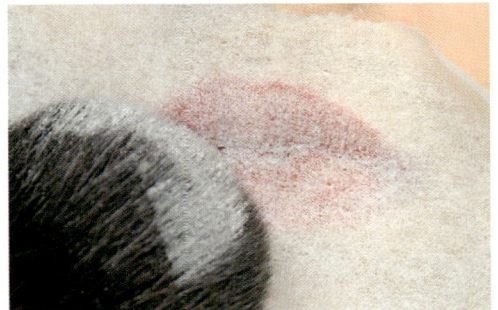 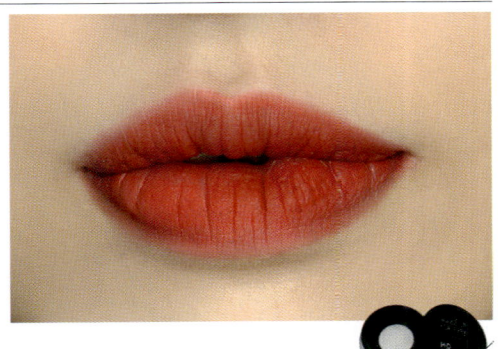

마지막으로 좀 더 매트한 입술을 만들기 위해
두 겹짜리 티슈를 나눠서 한 장짜리 얇은 티슈를 만든 다음
입술 위에 얹고 그 위에 파우더를 살짝 발라주면 유분 기는 사요나라!

메이크업 포에버 HD 파우더

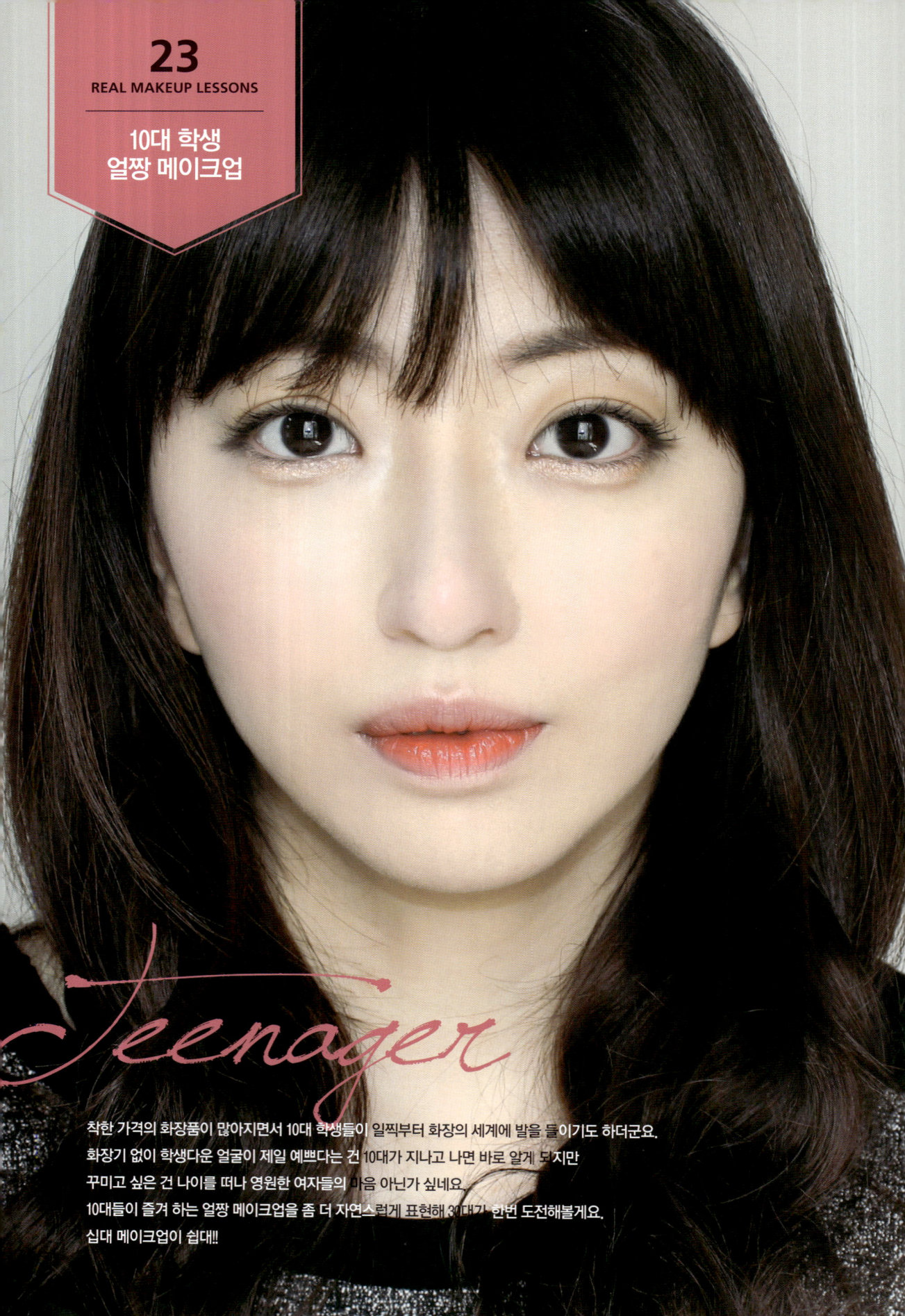

Teenager

착한 가격의 화장품이 많아지면서 10대 학생들이 일찍부터 화장의 세계에 발을 들이기도 하더군요.
화장기 없이 학생다운 얼굴이 제일 예쁘다는 건 10대가 지나고 나면 바로 알게 되지만
꾸미고 싶은 건 나이를 떠나 영원한 여자들의 마음 아닌가 싶네요.
10대들이 즐겨 하는 얼짱 메이크업을 좀 더 자연스럽게 표현해 30대가 한번 도전해볼게요.
십대 메이크업이 쉽대!!

HOW TO MAKE

1

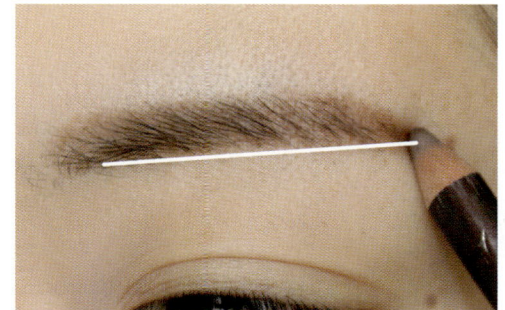 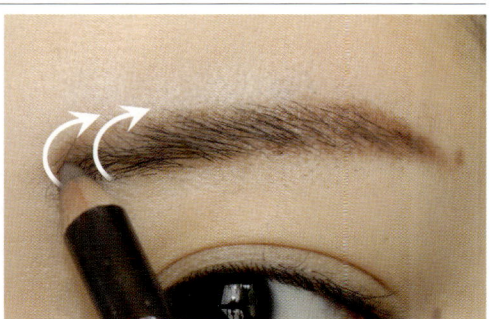

눈썹 아랫부분이 일자가 되도록 의식하며 아이브로 펜슬로 눈썹 결 방향으로 채워준 다음 눈썹 앞머리는 위로 올려 그려주세요.

슈에무라 하드 포뮬라 브라운

2

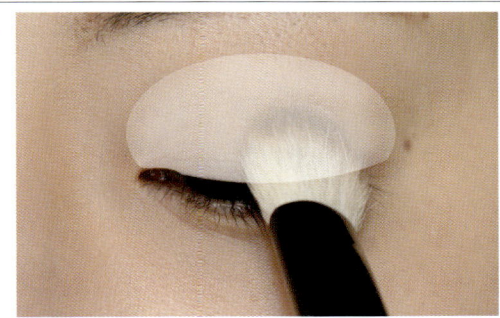 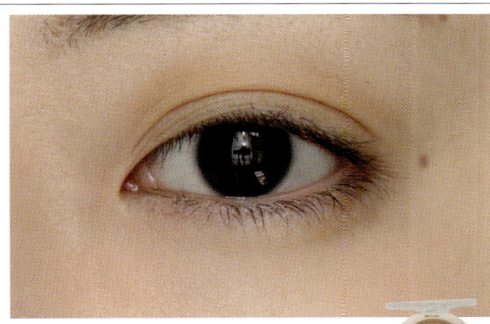

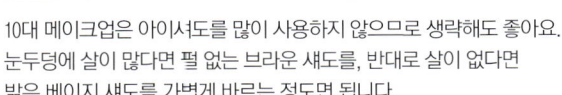

10대 메이크업은 아이셔도를 많이 사용하지 않으므로 생략해도 좋아요. 눈두덩에 살이 많다면 펄 없는 브라운 셰도를, 반대로 살이 없다면 밝은 베이지 셰도를 가볍게 바르는 정도면 됩니다.

벨레미 페드 텐 브론저

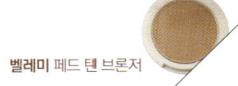

3

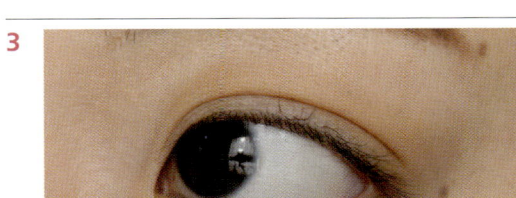 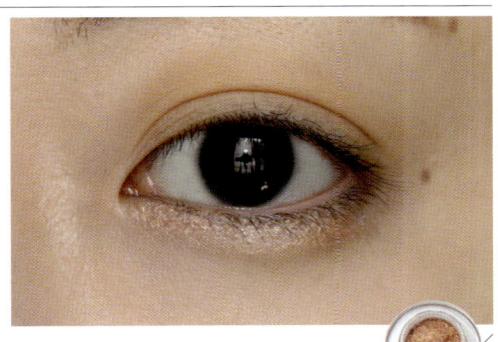

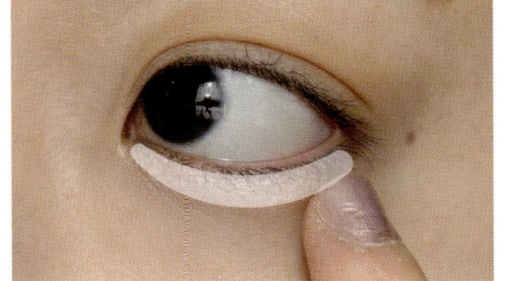

10대 메이크업의 뽀인즈는 애교살. 애벌레 이식 준비를 우해 펄감이 강한 베이지 셰도를 눈 밑에 바른 다음,

아리따움 샤인 픽스 아이즈 09 산타 베이비

4

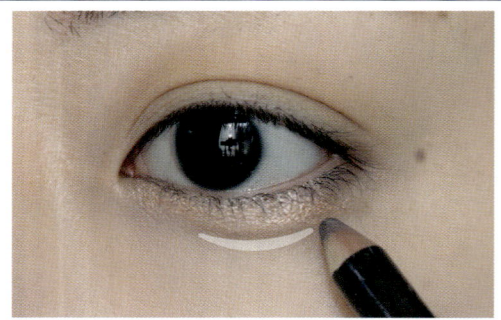
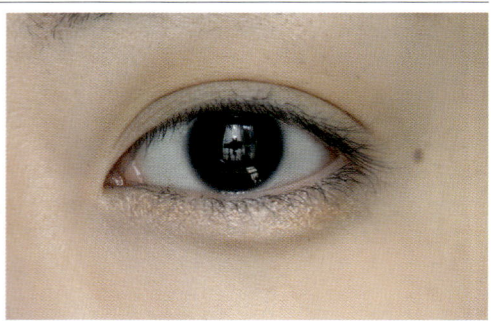

펄 없는 브라운 아이라이너(없을 땐 아이브로 펜슬을 이용)로
눈 아래 푹 들어가는 부분 중 가운데에만 라인을 그려 그림자를 만들어주세요.
눈 앞머리를 다 채우면 주름져 보이므로 이렇게 가운데에만 그림자를 만들어야 자연스러워요.

슈에무라 하드 포뮬라 브라운

5

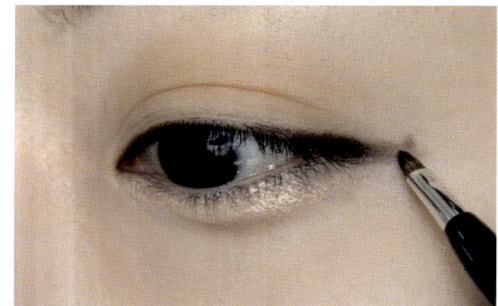
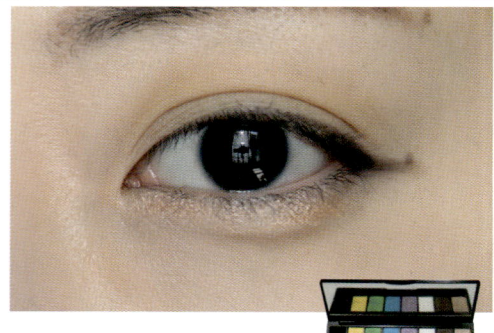

그런 다음 다크 브라운 섀도를 아이라이너 브러시로 찍어서 눈꼬리를 길게 빼주고,

메이크업 포에버 테크니 컬러 팔레트

6

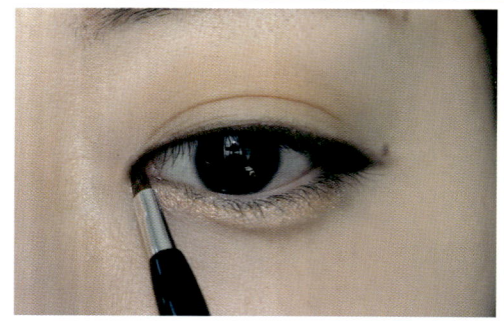
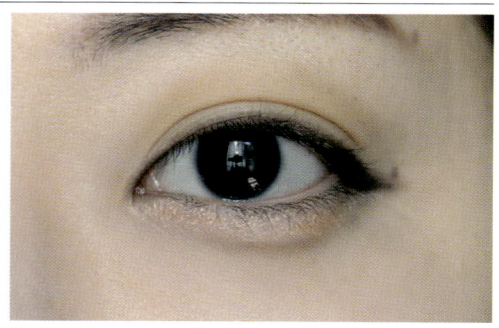

눈 앞머리까지 꼼꼼하게 아이라인을 그려 완벽한 아이라인을 완성해주세요.

7

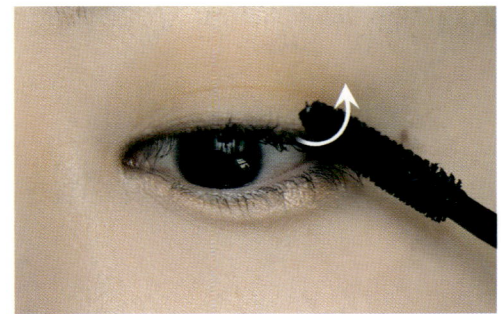
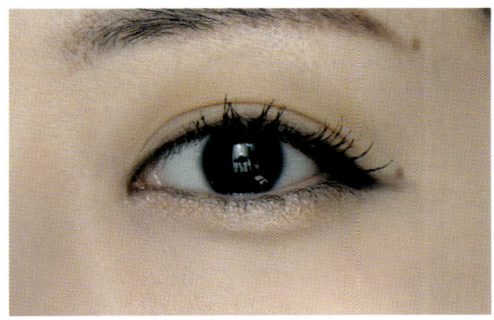

마지막으로 뷰러를 하고 속눈썹 윗부분에만 마스카라를 발라주면 아이 메이크업 완성!

마리끌레르 쓰리 이펙트 마스카라 포 컬링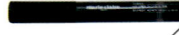

8

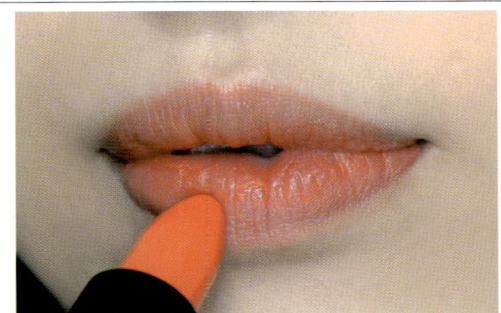
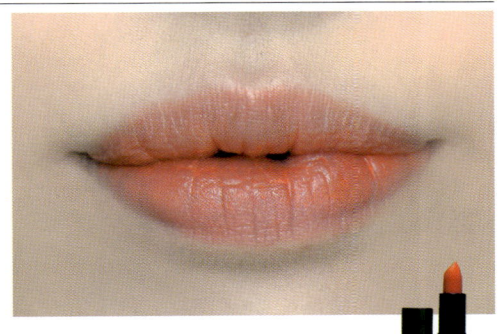

간단한 방법으로 그러데이션 립을 만들 거예요.
먼저 원하는 립스틱을 톡톡 두드려 입술 전체에 연하게 발색해주세요.

마리끌레르 루즈 끌레르 오렌지 홀릭

9

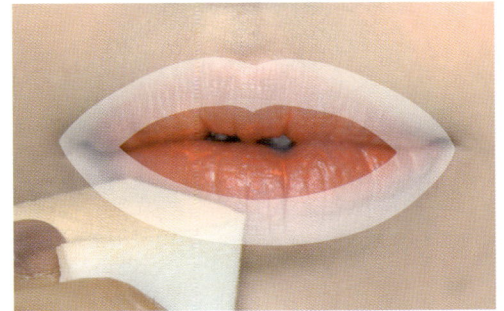
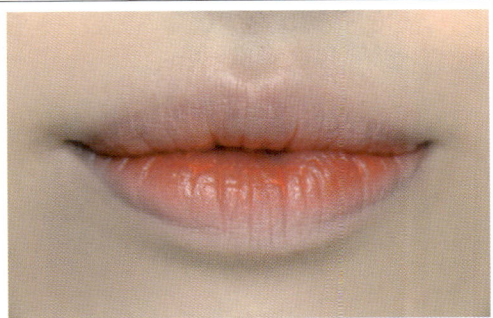

메이크업 스펀지에 리퀴드 파운데이션을 조금 묻혀 스며들게 한 다음
입술 안쪽을 제외한 바깥 부분을 메이크업 스펀지로 톡톡 두드려주세요.

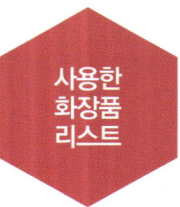

사용한 화장품 리스트

베이스 제품

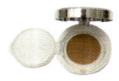

라네즈
BB쿠션

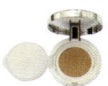

아이오페
에어쿠션 XP 21

조르지오 아르마니
래스팅 실크 UV
파운데이션

메이크업 포에버
HD 파운데이션 115

샤넬 르 블랑
메이크업 베이스 # 로제

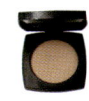

샤넬 레 베쥬 헬시
글로우 쉬어 파우더 10

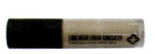

마리끌레르 롱 웨어
리퀴드 컨실러

케빈 어코인
센슈얼 스킨 인핸서

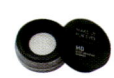

메이크업 포에버
HD 파우더

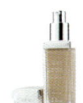

디올
누드 파운데이션 010

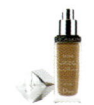

디올
누드 파운데이션 030

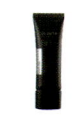

닥터 자르트
BB 실버라벨

아이 제품

아리따움 샤인 픽스
아이즈 01 스노우 매직

아리따움 샤인 픽스
아이즈 02 핑크 오이스터

아리따움 샤인 픽스
아이즈 03 코코넛 베이

아리따움 샤인 픽스
아이즈 09 산타 베이비

아리따움 샤인 픽스
아이즈 10 어텀브리즈

아리따움 샤인 픽스
아이즈 12 모던타임즈

아리따움 샤인 픽스
아이즈 13 브라운 버니

아리따움 모노 아이즈
57 스프리츠

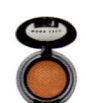

아리따움 모노 아이즈
71 스파이시터치

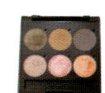

아리따움 모노 아이즈
팔레트

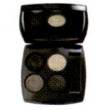

샤넬 레 꺄트르 옹브르
43 미스테르

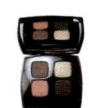

샤넬 뤼미에르 파세뜨
537 까드리유

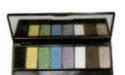
메이크업 포에버
테크니 컬러 팔레트

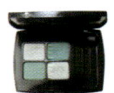
옹브르 앱솔뤼 팔레트
50 베르땅 드레스

메이크업 포에버
다이아몬드 파우더 4

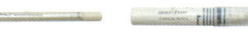
벨레미 렛츠 드로우 컬
러드 펜슬 05 레몬쉬폰

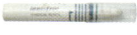
이니스프리 아이섀도
펜슬 04

샤넬 스틸로 이으 워터
프루프 카키프레시오

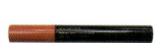
메이크업 포에버
아쿠아 아이즈 블랙

비세 컬러 임팩트
젤 라이너 브라운

마리끌레르
실키 드로잉
아이라이너 블랙

아리따움 러블리
아이즈 볼류머 듀오

메이크업 포에버
아쿠아 스모키 엑스트라
버건트 마스카라

마리끌레르
쓰리 이펙트
마스카라 포 컬링

슈에무라
빅아이 마스카라

슈에무라
하드 포뮬라 브라운

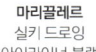
메이크업 포에버
아쿠아 브로우 애쉬

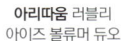
아리따움 스타일
팝 브로우 마스카라

메이크업 포에버
콜 펜슬 6K

아리따움 사인픽스
아이즈 7 스윗 블러드

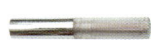
RMK
에어리 매트 아이즈 #
에어리 로즈핑크

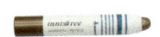
이니스프리
섀도우 펜슬 4호
눈부슨 브라운 시티

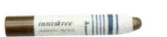
이니스프리
섀도우 펜슬 10호
별 헤는 까만밤

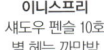
가네보
메디아 아이라이너
펜슬

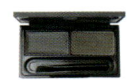
마리끌레르
파우더리 아이브로 케익
#102 그레이 브라운

마끼아쥬
에센스 글래머러스
아이즈 BE232

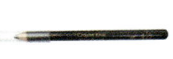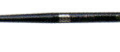

블러셔, 브론저

샤넬 르 블러쉬 크렘드
샤넬 69 인토네이션

나스
블러쉬 수퍼 오르가즘

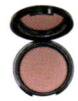
메이크업 포에버
HD 블러쉬 215

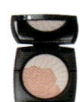
랑콤
라 로즈레 블러쉬 01

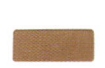
슈에무라
글로우 온 애플리콧

벨레미
페드 탠 브론저

립 제품

마리끌레르
라커 루즈 02
퓨어 레드

마리끌레르
라커 루즈 04
코랄 오렌지1

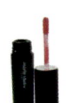
마리끌레르
라커 루즈 05
스위트 핑크

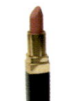
샤넬 루즈 알뤼르
129 시프러냐

샤넬 루즈 코코
61 쉐리

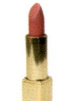
샤넬 루즈 코코 샤인
91 보헤드

샤넬 루즈 알뤼르
131 에토냐

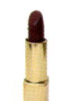
샤넬 루즈 알뤼르
145 레오나

샤넬 루즈 알뤼르
벨벳 44 라 디바

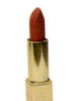
샤넬 루즈 알뤼르
벨벳 46 라 말리시우즈

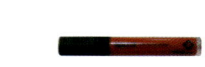
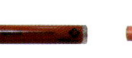
마리끌레르
루쥬 글로스 01
시크릿 레드

메이크업 포에버
아쿠아 루즈1

마리끌레르 루즈
글로스 04 새틴 피치

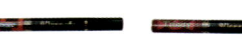
아리따움 워너비
쿠션틴트 1 필모어

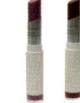
아리따움 워너비
쿠션틴트 8 트리니티

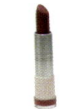
이니스프리
컬러 글로우
립스틱 7호 6호

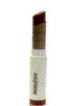
이니스프리
크리미 틴트 02
달콤한 칵테일 핑크

이니스프리 크림
멜로우 립스틱 #8
촉촉 물 먹은 레드

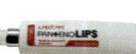
라보케어
판테노립스 힐밤

마끼아쥬
에센스 글래머러스
루즈 BE721